틀니의 핵심 원리와 실전 노하우

실전보철임상시리즈 (Ⅰ)

틀니의 핵심 원리와 실전 노하우

신 상 완 · 이 정 열

dh 대한나래출판사

서문

그동안 고려대학교 의료원 전공의들과 고려대학교 임상치의학대학원 고급치과보철학과 대학원생들을 교육하면서 항상 "어떻게 하면 가장 쉽게 가르치고 그들이 쉽고 빠르면서 익숙하게 되도록 할 수 있을까?" 고민하여 왔다.

돌이켜 보면, 치과대학을 다닐 때 총의치에 대한 교육은 진용환 교수님과 미국 오하이오대학교 유학 후 귀국하신 김영수 교수님에 의해 Boucher 교수의 저서로 교육을 받았다. 한양대학교병원 보철과 전공의 시절에는 뉴욕대학교의 Silverman 교수의 제자이신 유광희 교수님으로부터 배웠다. 그리고 군의관으로 복무 중에도 Goodman의 저서인 "Complete denture"와 이태리 저자의 "Color atlas of Complete Denture", UCLA대학의 Levin 교수의 "Complete Denture Impression" 등의 저작을 즐겨 읽으며 '총의치학'이라는 학문적 주제를 천착해왔다.

1990년대 초 영국유학시절 Kings College London(KCL), Guy's Dental Institute의 Neill과 Nairn 교수의 저서인 "Complete Denture Prosthetics"에 의해 수련을 받게 되었던 것은 내게 총의치학에 대한 커다란 인식의 전환점이 되었다. 그 후 10여년 마다 안식년으로 방문하였던 캐나다 Toronto대학 Zarb 교수의 저서 "Complete Prosthodotics for Edentulous Patients"와 British Colombia 대학의 McEntee 교수의 저서 "Complete Denture Manual" 등을 통해 총의치학에 대한 학문적 완성도를 높일 수 있었다.

아울러 고려대학교에서 30여 년 재직하는 동안 수많은 무치악 환자의 임상시술과 교육 경험을 비추어 보았을 때, 치조골이 아주 심하게 흡수되어 어려운 증례에도 상관없이 가장 쉽게 배우고 터득할 수 있는 방법은 KCL의 Neill과 Nairn 교수의 방법이 비교적 간결하고 배우기 쉽다고 판단되어 그 분들의 저서와 그동안에 배웠던 지식을 바탕으로 임상에서 총의치 시술에 어려움을 느끼는 치과의사, 공부하는 치과대학 학생들에게 도움이 되고자 이 책을 만들었다.

이제까지 임상과 연구에서 노력을 아끼지 않은 많은 전공의 선생들과 고려대학교 임상치의학연구소 연구원들에게 감사를 드린다.

2017년 5월

신 상 완, 이 정 열

목차

contents

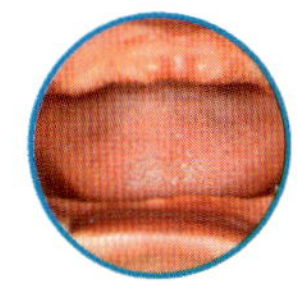 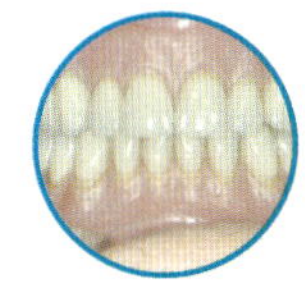

01 서론

건강한 치아는 음식을 먹고, 말을 하고, 아름다운 외모를 만들지만, 사람들은 자신의 치아에 대하여 정확하게 인식하지 못하고 있다. 환자가 자신의 치아들을 모두 상실해서 무치악이 되면 저작, 발음, 안면 표정 등의 기능 상실뿐 아니라, 아름다운 외모도 잃어버리게 된다. 이런 심미적인 손실은 단지 치아의 상실에 의한 것뿐만 아니라 치아 주변의 안면부 조직의 지지 상실에 의해서도 생기게 된다. 그래서 이러한 손실의 대체물인 총의치는 상실된 치아, 지지골과 연조직뿐만 아니라 상실된 기능과 심미성까지도 회복시켜 주어야 한다.

이러한 목적을 효과적으로 달성하기 위해서는 다음과 같은 악구강 기능들이 무엇과 연관되어 있는지를 이해할 필요가 있다.

음식의 섭취	개구, 음식의 삽입, 음식 위치의 조절, 저작, 연하
발음	개구, 연구개의 운동, 치아 혹은 구개에 대한 혀의 운동, 입술의 치아에 대한 운동이나 입술끼리의 운동
안면 표정	구강과 안면을 덮고 있는 연조직들의 운동, 구강 주위와 안면 근육들의 수축
심미적 외모	연조직(피부, 결합조직, 근육 등) 자체의 특성(색상과 탄력성 등), 아래의 골조직의 지지, 눈, 치아, 머리카락 등의 색깔

총의치는 기능적인 근육운동의 범위 내에 위치되어야 한다. 만일 총의치가 상실된 기능을 회복하기에 충분한 효과를 가지려면 구강 내에서 함부로 움직여서는 안 되며, 주변 근육들의 움직임을 방해해서는 안 된다. 기능과 안모의 회복은 총의치가 해결해야 하는 문제의 반밖에 되지 않으며, 더 중요한 것은 총의치가 잔존 조직들에 대해 해로운 영향을 주지 않아야 한다는 것이다.

총의치의 제작에 대한 올바른 이해와 시각을 가지기 위해서는 이런 최종적인 목표들에 대해 항상 명심하는 것이 중요하다. 그리고 모든 치료 과정과 술식들을 이런 목표들과 연관시켜야 한다.

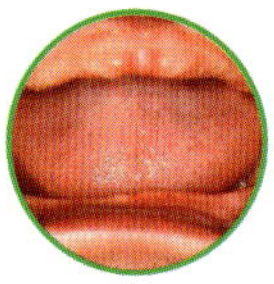 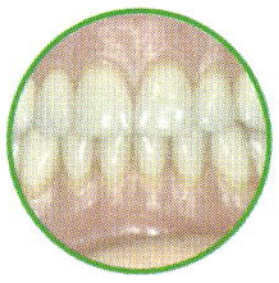

02 진단 및 치료 계획

1 과거력 청취와 임상검사

환자는 의치를 처음 만들기 위해 내원하기도 하지만, 기존 의치를 가지고 내원하기도 한다. 이미 사용하고 있는 의치가 너무 낡아 교체하고 싶어 오는 경우도 있지만, 얼마되지 않은 의치인데 환자는 매우 불편해 하거나 불만을 가지고 그것을 개선하고 싶어 내원하는 경우도 있다. 그 점을 알아내기 위해서는 환자의 주소(chief complaint)를 잘 청취해야 하고, 의치와 구강을 면밀히 관찰해야 한다. 그러면 이것으로부터 환자에 대한 치과의사의 정확한 진단이 출발되는 것이다. 환자가 처음 의치를 하기 위해 내원하는 경우에도 환자의 구강을 검사하여 비정상적이거나 어떤 문제점들이 존재하지 않는지를 잘 확인해야 한다. 그러면 치과의사는 이제 성공적인 보철 치료의 결과에 대한 가능성을 예상할 수 있게 될 것이며, 이것이 예후를 결정하는 중요한 요소이다.

치과의사는 무엇이 올바르게 제작된 의치인지, 무엇이 정상적인 구강상태인지, 그리고 무엇이 일어날 수 있는 비정상적인 특성인지를 알아야 진단과 예후를 결정할 수 있을 것이다.

2 진단

자신의 의치에 만족할 수 없는 환자들은 대부분이 의치가 헐겁거나, 아프거나, 모양이 좋지 않다는 불평을 하거나, 때로는 발음에 어려움을 호소할 것이다.

이제 효과적인 의치를 만들기 위해 환자의 불만에 귀를 기울여야 하며, 불만의 원인이 무엇인지를 추론해야 한다. **의치와 환자의 구강을 관찰하기 전에 과거력 청취를 통해 문제가 무엇인지 가늠해보는 것이 중요하다.** 면밀한 관찰을 통해서 기존의 의치에 대해 많은 문제점을 찾아낼 수도 있으며, 이런 환자들에 있어서 문제를 일으키는 원인은 매우 중요하다. 이것은 또한 환자가 이야기하는 것을 주의 깊게 들어야만 정확히 알 수 있다. 이렇게 해야만 새로운 의치를 제작함에 있어서 어떤 요소들이 특별한 주의를 요하는지에 대해서 알 수 있게 된다. 환자가 불평하는 것들을 객관적으로 구분하여 요약하는 것이 좋다.

1) 헐거운 의치

사용할 때에 의치가 헐겁다면, 의치상의 유지력이 없거나 의치가 불안정하기 때문이다. 환자가 개구할 때 상악 의치가 아래로 떨어지는 것은 대부분 의치상이 변연봉쇄가 이루어지지 않아서 유지력이 없거나 과도하게 연장되어서 너무 많은 조직의 변위를 가져왔거나, 과도하게 연장된 의치의 변연이 하악의 coronoid process의 운동을 방해하는 경우이다. 개구 시에 위로 올라오는 하악 의치 또한 대부분이 유사한 원인들에 의해 유지력을 잃게 된다.

만일 개구 시에는 의치가 그 위치에 유지되는데, 저작이나 발음 시에 떨어진다면, 의치의 안정성이 떨어졌기 때문이다. 이러한 불안정성은 아래의 원인들 때문일 것이다.

① **조기 교합접촉**(특히 최후방 구치)을 가진 잘못된 중심 악간 관계

② 혀, 구순 혹은 볼에 의해 생긴 과도한 불균형적 힘과 **잘못된 치아의 위치**. 너무 설측으로 치아를 배열하면 혀의 움직임을 방해할 수 있다. 또는 만일 하악 치아가 너무 높게 위치되면 개구할 때나 음식을 혀로 움직일 때 혀가 교합면 위로 놓일 수 없다.

③ **측방운동 시에 생기는 교합장애**. 이 중 특히 심각한 예로는, 하악 치아가 자연치열이고 상악에 총의치가 적용되는 경우에 일어날 수 있다.

환자의 상태가 유지력이 있는 의치상을 만들기 어려울수록 의치를 불안정하게 하는 요인들을 없애기 위해 더 많은 고려가 필요하다. 만일 의치상들이 매우 유지력이 좋은 경우에는 실제로 불안정한 힘들이 유지력을 넘어서서 의치를 탈락시킬 만큼 충분하지는 않을 것이다.

반대로, 안정성의 잠재력이 낮은 치조융기가 심하게 흡수된 경우에는 유지력이 최대한 발휘되도록 하는 것이 중요하다.

2) 통증을 일으키는 의치

만일 의치상이 과도하게 연장되었고 이것이 동통을 야기한다면, 이것은 변연조직들의 발적과 궤양을 동반하게 되어 아주 분명히 알 수 있다. 만일 이것을 눈으로 확인할 수 없다면, 동통은 과도한 변연의 연장에 의한 것이 아니다. 또 동통이 치조제상에서 존재하고 날카로운 치조골에 의해 생겼다면, 이런 치조골은 촉진할 수 있고, 만질 때 동통이 있으며, 발적과 궤양 등이 나타날 수 있다.

원인이 분명하지 않다면, 동통은 대부분 잘못된 악간 관계에 의해 생겼을 가능성이 크다. 만일 짧은 기간 동안 의치를 장착한 후에 하악 치조제에 전반적이 동통이 있고, 이것이 결국 참을 수 없을 정도가 될 때까지 더 악화된다면, 거의 occlusal vertical dimension이 너무 높기 때문일 것이다. 때로 이러한 상태는 구개의 작열감을 가져오며, 악골근육과 구강저 근육에 피로를 가져온다.

동통이 전반적이지는 않지만, 치조제상에 계속되는 동통점이 생긴다면, 중심 악간 관계의 오류를 의심해 보아야 한다. 불균일한 교합접촉에 의해 생기는 교합압 아래에서 의치의 운동은 곧 불편감을 야기할 것이다. 잘못된 악간 관계들은 지속적인 의치 하방의 불편감을 가져오는 가장 일반적인 원인이다.

그리고 동일한 자극일지라도 환자들이 경험하는 불편감은 매우 다르다는 것을 명심해야 정확한 진단을 내리는 데 도움이 될 수 있다.

3 총의치 치료의 예후에 영향을 미치는 요소

총의치의 성공은 앞서 이야기한 과정들을 얼마나 능숙하게 수행하는가에 달려있지만, 성공적인 치료를 더욱 어렵게 만드는 데에는 그 밖의 많은 요소들이 있다.

1) 환자의 성격

환자의 지적인 수준은 분명히 매우 다양하다. 어떤 사람들은 그들에게 내려지는 지시와 설명을 잘 이해하고 치과의사와 매우 협조적인 관계를 보인다. 그러나 어떤 사람들은 반응이 전혀 달라 만족스러운 의치들을 제작하는 데 있어서 어려움을 주기도 한다.

개개인의 성격은 그 환자를 얼마나 쉽게 치료할 수 있는가에 큰 영향을 준다. 이것은 매우 설명하기 복잡한 문제이다. 다만 많은 환자들을 치료한 경험은 인간의 성격에 대한 지식을 향상시키며, 잠재적으로 다루기 어려운 성격에 대한 인식 능력 또한 향상시킬 수 있다. 환자와 만족스럽게 대화하지 못하는 사람에게는 더 많은 어려움이 생긴다. 즉, 환자의 낮은 지적수준에 의해 생길 수도 있지만, 또한 환자에게 청각장애가 있거나 언어장애가 있는 경우에도 생길 수 있다.

2) 노령층의 환자

노령 환자의 보철 치료에 대한 저작물들이 최근 많이 소개되고 있고, 이런 치료는 일반 환자들에 대한 치료와는 약간 달라야 한다는 것이 알려져 있다. 따라서 만일에 노령층의 환자가 노인성 치매 등에 의해 심하게 장애받지 않는다면, 치료는 젊은 사람들과 같을 수 있고 같아야만 한다. 좋은 의치 제작의 원칙들은 이런 환자들에 있어서도 다른 사람들에서처럼 중요성을 가지며, 변형되거나 대체적인 방법이 필요하지는 않다.

의치 치료의 성공은 연대기적인 연령보다는 조직의 연령에 더욱 민감하다는 것 또한 기억해야 하며, 이런 요소들을 고려하는 것은 예후에 있어서 매우 중요하다.

4 보철 치료의 성공에 영향을 주는 요소

1) 치조골의 광범위한 흡수

치조골의 광범위한 흡수는 의치의 전후방운동과 측방운동에 대한 저항력의 감소를 가져온다. 또한 의치에 대한 효과적인 지지를 제공할 수 있는 악골의 영역을 감소시킨다. 심한 경우에는 이신경이 의치에서 발생하는 압력하에 놓일 정도로 위치될 수도 있다.

2) 날카로운 골융기

불규칙한 흡수에 의해 생겼거나 mylohyoid ridge 같은 정상적인 구조물들이 돌출되어 생길 수 있으며, 그 상방의 점막이 날카로운 골과 단단한 의치상의 사이에 눌리게 되므로 동통을 일으킨다. Tuberosity undercut 안으로 상악 총의치를 연장시킬 때 대부분 동통을 일으키거나 혹은 전정 내로의 의치상의 적절한 연장을 방해한다. 이런 바람직하지 못한 형태들을 외과적으로 수정하지 않는다면 성공적인 치료가 위협받게 된다.

3) 구개의 성장에 있어서의 비정상적인 형태

매우 특별한 문제인 구개열뿐만 아니라 구개의 성장에 있어서의 다른 비정상적 형태도 만족스러운 상악 총의치를 만드는 데 문제점을 일으킨다. Torus palatinus의 경우에 있어서, 두 개의 구개돌기들이 정중선에서 융합하여 골이 구강쪽으로 돌출되어 양측성 융선의 형태를 보인다. 이런 것들은 때때로 undercut을 나타내며, 항상 매우 얇은 층의 mucoperiostium으로 덮여 있다. 만일 이런 것들이 의치상에 의해 덮인다면, 의치가 torus상에서 휘는 것을 예방하기 위해 이런 것들을 relief해야 한다. 의치 재료의 부피를 두껍게 하면, 혀의 공간을 두드러지게 감소시키게 된다.

때때로 2개의 구개돌기의 융합에 의해 정중선에 깊은 열구가 남게 된다. 또한 이때 구개점막과 의치상의 사이에 봉쇄를 이루는 것은 어렵게 된다.

4) 악골 간에서 악궁의 형태와 크기의 부조화

대합되는 악궁이 매우 다른 크기를 가진 경우에는 정상적으로 교합되는 방법으로는 의치상에 치아를 위치시킬 수 없는 어려움이 생기며, 총의치의 다른 요구조건들을 충족시킬 만한 위치에 치아를 배열할 수도 없다. 특히 상악과 하악의 전돌(Angle의 Ⅱ급과 Ⅲ급)의 경우에 이런 유형의 문제들이 대두된다.

5) Flabby ridge

한동안 하악 자연치아들과 대합되는 상악 총의치를 장착한 경우에는 치조골이 섬유성 조직으로 대체되어서 'flabby ridge'가 형성되는 것이 일반적이다. 이와 같이 상악 총의치의 전방부를 위한 지지가 결손되는 것은 몇 가지 문제점들을 일으킬 수 있다. Flabby tissue의 변위 없이 이런 부위의 인상을 채득하기 위해서는 특별한 인상기법들이 요구된다.

6) 지지점막의 다양성

치조골과 구개골을 덮고 있는 연조직과 구강을 이장하고 있는 연조직의 성질은 개개인의 연령과 건강 상태에 따라 다양하다. 건강하고 젊은 성인은 두꺼운 상피층과 함께 선조직과 지방조직이 많은 하부 결합조직층을 가지고 있다. 하지만 고령층에서는 연조직의 점진적인 위축이 생기며, 소모성 질환을 가진 사람들과 영양부족 환자들의 경우에서도 이런 연조직의 위축이 관찰된다. 섬유성 조직으로 된 간질에서도 탄성의 점진적인 감소가 관찰되며, 총의치의 유지를 위해 필요한 변연 봉쇄를 이루어내는 데에 있어서 이런 변화들은 어려움을 초래하게 된다. 또한 점막의 위축성 양상은 쉽게 외상을 받는다.

7) 소대의 높은 부착

볼과 입술에서 치조골을 가로지르는 수많은 섬유성 부착대가 상피에 의해 둘러싸여 있다. 소대는 안면근육들의 영향하에서 운동한다. 소대가 치조정 근방에 부착되면 변연봉쇄를 유지하기가 어렵고, 볼과 입술의 운동에 의해 의치의 탈락을 야기하는 경향이 있다.

8) 근육의 장애

총의치의 예후에 부가적인 영향을 끼치는 수많은 근신경계의 장애들이 존재한다. 경직성 마비에서는 근육의 과도한 긴장이 관찰되고, 폴리오와 안면마비 등에서는 근무력증이 생기며, 중증근무력증과 광범위한 경화증은 변연의 봉쇄를 이루어내는 데에 어려움을 배가시켜 근육이 의치를 제어하는 능력을 감소시키는 결과를 가져온다. Parkinson병을 앓고 있는 환자들은 위와 유사한 방식으로 어려움을 겪게 되어, 제어가 안 되는 근경련에 의해 때때로 의치가 구강에서 떨어지게 된다. 향정신성 약물의 부작용 중 하나로 생기는 운동이상은 최근에 대두된 문제이다.

9) 의치 연관성 구내염

의치 지지점막의 염증은 기계적인 외상, 감염 및 화학적 자극에 대한 반응으로서 생길 수 있다. 이것은 보통 '의치에 의해 유도된 구내염'으로 일컬어진다. 이런 질환의 발생빈도는 매우 다양하며, 미 육군의 의치 장착자 중에서 발견되는 것과 같이 적게는 21%에서부터, 덴마크에서는 Budtz-Jørgensen 등이 보고한 바와 같이 많게는 40%에 이를 정도로 높다. 이것은 남성에서보다 여성에서 최소한 두 배 높게 발생한다. 구내염이 있는 구강에서 candida가 많이 발견되는 것은 의치에 의해 유도된 구내염의 일차적인 원인으로서의 candida에 대해 학자들의 관심을 집중시켰기 때문이다. 이 candida는 구강의 정상적인 공생미생물이며, 이것이 균사의 형태를 띨 때에만 조직의 병적 변화에 관련된다는 것을 알아야 한다. 즉, 병적인 상태가 되는 것은 정상 상태가 아닌 경우가 되었을 때이다.

보철 환자에 있어서 candida 감염증의 요인이 될 수 있는 요소들로는 아래와 같다.

① 불결한 구강위생
② 외상
③ 빈혈
④ 당뇨병
⑤ 영양장애와 영양분의 흡수이상
⑥ 폐경
⑦ 노인성 타액선 위축에 의한 타액분비의 감소
⑧ 방사선 치료에 의한 타액분비의 감소
⑨ 구강 항생제 치료
⑩ 스테로이드 치료
⑪ 악성 질환
⑫ 면역억제제를 이용한 치료

대부분의 경우 단순히 잘못된 교합을 수정하고, 외상을 제거하기 위해 의치를 relining해주면 거의 회복된다. 일반적으로 Nystatin과 Amphotericin B와 같은 항진균 약물들을 사용하면 약 2주 이내에 조직이 정상적으로 회복된다. 하지만 이런 미생물들은 의치상 그 자체를 감염시키므로, 만약 감염된 의치를 재사용한다면 구강에서 진균을 없애봐야 아무런 소용이 없다는 것을 명심해야 한다. 의치의 멸균과 세척만으로도 종종 임상 소견들의 경감을 가져올 수 있을 것이다. 만일 원인이 치료되지 않았다면 의치성 구내염은 대개 재발된다. 즉, 외상과 감염을 제거한 후에도 candida 감염증이 지속될 때에는 완전한 의학적인 검사를 시행할 필요가 있다는 의미이다.

10) Tissue conditioning

만일 환자의 구강조직이 의치를 지지하기에 충분히 건강하지 않다면, 어떤 사전 조치가 필요할 것이다. 2~3일 동안 의치를 끼고 있지 않으면 구강조직의 외상은 거의 회복되지만, 대부분의 환자들은 이런 조치를 힘들어 하기 때문에 'tissue conditioner'라고 하는 임시 이장재료를 환자가 의치를 계속적으로 장착하는 동안 조직이 회복되도록 도움을 주기 위해 사용할 수 있다. 이런 재료들은 방향성 ester와 methyl alcohol의 조합을 이루어 혼합된 polymer powder로 구성되어 있다. 이는 초기 경화가 일어난 후 3~4일까지는 소성을 유지하며, 따라서 변형된 연조직이 회복될 수 있을 것이다. 과도한 압력이 발생하는 부위에는 tissue conditioner가 변위되어 의치상의 조직 적합면이 노출되면 이런 과도한 압력 부위를 삭제하여 조절하면서 3~4일 간격으로 tissue conditioning 과정을 반복할 필요가 있다.

5 보철 전 외과적 처치

1) 적응증

명확한 의치 제작의 원칙 없이 또는 이런 원칙에 의거하지 않고 보철적 외과수술을 하는 것은 환자들에게 이익이 되지 않는다. 외과적인 처치가 의치의 제작에 도움이 되지 않으면 보철 전 외과적 처치는 불필요한 시간 낭비가 된다. 적절히 진행된 보철 전 외과적 처치는 성공적인 총의치와 일부 국소의치의 제작에 있어서 헤아릴 수 없는 큰 가치를 갖는다. 최대한 적은 부위에서 보존적으로 외상을 최소화하는 외과적 처치 과정은 큰 보철적인 이익을 제공해 준다. 연조직에 대한 세심한 주의와 함께 수행된 이와 같은 보철 전 외과적 처치들은 환자들의 불편감을 최소화시킬 수 있고, 빠른 치유를 유도할 수 있다.

2) 분류

보철적인 원칙에 따른 목적에 의해 분류될 수 있으며, 다음 세 가지 군으로 나누어질 수 있다.

① 유지력이 있는 의치상을 만들기 위한 경우

② 안정된 의치상의 제작을 위한 경우

③ 올바른 occlusal vertical dimension의 확립을 부여하기 위한 경우

(1) 유지력이 있는 의치상을 만들기 위한 수술

대부분의 보철 전 외과수술은 유지력이 있는 의치상의 제작을 가능하게 하기 위한 것에 목표

를 두고 있으며, 의치 유지력에 대한 원칙들을 어느 정도 알지 못하면 이런 술식을 이해하고 수행하는 것이 거의 불가능하다. 의치상의 유지력은 유지의 물리적인 힘들을 이용하는 것에 의해 얻어지며, 이런 힘들은 의치상을 의치의 변연이 가동성 조직에 도달할 때까지 연장시키고, 조직 변위량을 정확하게 확립하여 봉쇄를 이루도록 하며, 의치상이 하부 조직들과 긴밀하게 접촉되도록 함으로써 생기게 된다.

이런 원칙들과 관련된 외과적 술식은 다음과 같다.

① 의치상의 연장

의치상의 연장을 적절히 연장하려면 치조제 측면의 방해되는 undercut을 제거할 필요가 있다. 상악결절(maxillary tuberosity)의 측방에 있는 골증대는 가장 흔한 예이다. 이러한 골성 undercut은 확실하게 제거되어야 한다. 이는 의치상의 연장을 방해할 뿐 아니라 coronoid process의 전방운동 또한 방해한다. 양측성으로 undercut이 있는 경우 한 쪽만 삭제하면 된다는 의견도 있지만, undercut을 제거하지 않고 한 쪽은 짧게 연장한 채 두거나 의치상을 relief하는 것은 의치가 부분적으로만 유지력이 있게 되는 결과를 초래하기 때문에 좋지 않다.

즉시의치의 적합을 위해서 여섯 개 혹은 그 이상의 전치부 치아들을 발치한 후에는 undercut 때문에 혹은 undercut을 덮는 순측 flange가 입술을 변형시켜 전치부 순측 치조제가 순측 flange의 연장을 방해할 수 있다. 이때에 alveolotomy로 undercut을 없애면 의치상을 연장할 수 있으며, 잠재적으로 의치의 유지력이 증가될 수 있다. 순측 flange가 결손되면(gum fit) 유지력이 확실히 없어지게 된다. 또 순측 flange의 결손 또는 하악의 순측 소대가 위치한 정중선상의 균열은 의치상의 정중파절의 잠재적 원인이 된다.

② 변연봉쇄

좋은 변연봉쇄를 얻기 위해서는 변연의 조직들이 부드럽고, 변위 가능하며, 탄성을 가져야 한다. 이것은 sulcus reflection에서의 정상적인 점막과 점막하조직의 특징이다. 소대(근섬유들을 포함하지 않는 섬유성 띠), 반흔조직 또는 이식된 조직들은 이런 특성을 보이지 않는다. 그래서 변연부 조직에 반흔을 남기는 보철 전 외과적 술식들은 변연봉쇄를 오히려 좋지 않게 만들게 된다.

소대 절제술은 조심스럽고 간단하게 시행하면 좋은 결과를 얻을 수 있다. 상악 순측 소대를 가장 많이 수술하게 되지만, 때로는 협측 혹은 설측 소대를 절제해야 할 필요가 생기기도 한다.

돌출된 genial tubercle 혹은 골화가 진행된 genioglossus muscle의 기시부는 전치부 설측의 변연봉쇄를 방해한다. 그러나 이런 해부학적 구조물들의 제거는 이 구조물들이 구강저 하부의 경부 space와 연결되어 있으므로 수술 시 특별한 주의가 필요하다. 변연부에서의 의치에 의해 유도된 조직의 과증식(denture-induced hyperplasia)은 잔존 반흔조직의 양을 감소시키려면 일정한 치유기간이 지나야 한다.

③ 긴밀한 접촉

의치상과 조직이 긴밀한 접촉을 하기 위해서는 날카로운 골융기 등이 없는 부드러운 치조제가 필요하다. 원래의 형태가 불규칙하게 튀어나오고 울퉁불퉁한 치조제보다는, 부주의한 발치의 후유증 혹은 매우 날카로운 mentalis tubercle, mylohyoid ridge 등이 주 원인이 된다. 이런 치조골의 모양은 매끈하게 삭제하기만 하면 된다. 근육을 잘라버리거나 치조제를 절제해 낼 필요는 없고, 전정을 깊게 할 필요도 없고, 실제로 깊게 만들 수도 없다. 보존적인 방법으로 수술한다면 시간도 적게 걸리고 술후 동통이나 부종 혹은 혈종이 적게 된다. 의치상을 모든 설측 전정과 retomylohyoid area로 충분히 연장하면 일반적으로 치조제를 증대시키거나 재건시킬 필요성은 거의 없게 된다.

그러나 소위 'knife edge ridge'는 그 꼭대기에 변위되는 연조직이 구슬모양으로 달려 있으며, 만족할 만한 외과적인 제거가 어렵다. 또 수술 후 가동성의 연조직 때문에 구강저를 볼에 부착시키게 될 위험성이 있다.

(2) 안정된 의치상의 준비와 그 과정

안정성이란 교합면을 통해 저작기능을 수행하는 근육들, 볼과 구순의 근육들, 의치의 연마면에 작용하는 혀 등 의치를 둘러싸고 있는 근육들로부터 발생하는 힘에 의해 의치가 움직임이 생기지 않는 것을 의미한다.

치조골의 외형과 이것을 덮고 있는 연조직의 성질은 수평으로 가해지는 힘에 대한 저항의 정도를 결정하게 된다. 단단한 점막으로 피개되어 있는 치조제는 가동성 연조직으로 피개되어 있는 치조제보다 더욱 우수한 측방력에 대한 저항성을 가지게 될 것이다.

선택적이고 예상 가능한 조직의 변위를 만들거나 아무런 조직변위도 일으키지 않는 것에 목표를 둔 인상 술식들은 매우 불확실한 가치를 가진다. 어찌 되었든 변위되는 조직을 제거하는 것이 바람직하다. 이 때문에 치조제가 매우 작게 남을 수도 있지만, 가동성 연조직이 의치상의 안정성에 이용되는 상황보다는 바람직하다.

광범위한 골흡수가 있을 때 외과적 술식에 의해 얻어낼 수 있는 치조제 높이의 증가량은 매우 제한적이며 그 결과가 만족스럽기 어렵지만, 가동성 조직의 제거와 동반되어 시행한 경우에는 때로 치조제의 높이를 약간 증가시킬 수 있다. 드물게는 피부이식을 통해 이런 부위에 있어 약간의 도움을 얻을 수 있다.

(3) 올바른 occlusal vertical dimension의 확립을 돕기 위한 수술

의치의 제작에 있어서 가장 일반적인 오류는 너무 높은 occlusal vertical dimension을 만드는 것이다. 이렇게 되는 이유는 여러 가지가 있지만, 그 중의 하나는 상악결절이 수직방향으로 증대되어 생기는 형태학적인 어려움이다. 일반적으로 이런 섬유성 조직의 생성 원인은 불분명하지만, 그것이 있으면 의치상이 완전히 상악결절과 구후결절(retromolar pad)을 덮도록(의치의 유지를 위하여) 연장시키기 힘들거나, 안정적인 occlusal vertical dimension을 확립하는 것을 방해하게 된다. 그러한 경우에 있어서는 상악결절을 수직적으로 감소시키는 것 외에는 아무런 대안이 없다. 불행하게도, 악간 관계를 수정하기에 충분한 양의 치조골이 있는 경우는 매우 드물기 때문에 이런 경우에는 광범위한 수술이 필요하다.

6 결론

사전 계획과 그 적절한 적응증이 잘 확립된 단순한 보철 전 외과적 수술은 그것에 소요되는 시간과 노력을 훨씬 뛰어넘는 장점들을 가져온다. 어쨌든, 노화나 병약함 때문에 이런 술식들을 시행할 수 없는 환자들의 경우 치과의사는 상황에 대한 절충을 해야 하고 그 결과가 어떨지를 예견할 수 있어야 한다. 만일 치과의사가 보철 전 외과수술에 대한 이유와 장점을 분명하게 알고 있다면, 이것을 시행할 수 없을 경우에 발생할 수 있는 어려움들을 정확하게 예견할 수 있어야 할 것이다.

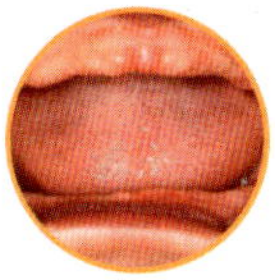

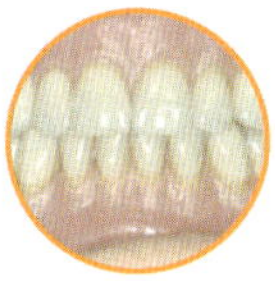

03 총의치 인상

1. 총의치 인상을 채득하기 위한 준비
2. 1차인상
3. 개인용 트레이
4. 최종인상
5. 요약

총의치 인상에 관해서는 여러 학자들이 많은 저서를 통하여 여러 가지 방법을 제시하고 있지만 실제 임상에서 치과의사들은 선택의 어려움을 상당히 느끼고 있는 실정이다. 이에 대하여 Neill 교수와 Nairn 교수는 그들의 저서 "Complete Denture Prosthetics"에서 좋은 guide를 보여주고 있다. 이 두 사람이 추천하는 총의치 인상 방법은 일반적으로 추천되는 방법과 다르다. 가장 크게 다른 점은 최종인상 채득 시 의도적인 혹은 과다한 border moulding 과정 없이 행해지기 때문에 시간이 절약되고 다른 방법에 비해서 비교적 쉽게 배워 임상 시술에 적용할 수 있으며, 의치상은 기능운동에 제한이 되지 않는 범위 내에서 최대한 연장시켜 주어 총의치의 유지를 얻는 데 우수한 방법이라고 생각된다.

두 교수가 발표한 총의치 인상채득에 관한 원리를 근간으로 하고 임상 경험을 토대로 하여 고안한 새로운 총의치 인상 채득방법을 소개하고자 한다.

총의치를 위하여 인상을 채득하는 과정은 denture base를 만드는 과정이라고 볼 수 있다. 총의치의 기능을 회복하기 위해서는 기능운동 시 base가 안정되어 움직이지 않아야 한다. 총의치의 운동을 억제하는 첫 번째 방법은 총의치 base가 유지(retention)되어야 한다. 총의치의 유지에 관여되는 physical force는 surface tension, atmospheric pressure, saliva의 viscosity, adhesion 및 cohesion 등이 있으나 이러한 물리적인 힘을 효과적으로 이용하기 위해서는 denture base가 mucosal membrane에 정확하게 적합되어야 하며, 가능한 한 넓은 부위를 덮어야 하고, denture border 부위에서 조직과 sealing이 잘 되어야 한다. 즉, 의치의 border를 지지하는 연조직과 denture border 사이에 sealing이 되어야 하고, 이 sealing은 모든 기능 운동 시 유지되어야 한다.

의치 지지조직인 골은 형태가 다양하며 또 그것들을 덮고 있는 연조직은 두께와 consistency가 다양하다. 그래서 어떤 조직은 인상 채득 시 쉽게 변형이 되고 어떤 것들은 쉽게 변형되지 않기도 한다. 하나의 인상으로 정확한 denture base의 연장과 변연조직의 적절한 displacement를 얻기는 어렵다(그림 3-1). 그래서 1차인상에서는 몇 가지 해부학적인 구조를 얻는 데 그 목적이 있다. 이때 border tissue의 over extension은 어느 정도 허용될 수 있다. 그리고 최종인상(secondary impression, final impression)은 더욱 정확한 border tissue의 displacement를 얻는 데 그 목적이 있다. 이러한 목적을 달성하고 좋은 최종인상을 얻기 위해서는 인상채득을 위한 준비와 1차인상이 제대로 되어야만 가능하다. 총의치 인상채득에 대하여 각 단계별로 설명하고자 한다.

환자의 구강조직 처치로는 preprosthetic surgery, tissue conditioning 등을 들 수 있다. 심하게 흡수된 치조골일 경우 genial tubercle이나 mylohyoid ridge의 reduction 등이 요구될 수 있고, 그 외에 alveoloplasty, frenotomy 등이 요구될 수 있다. 그러나 가장 흔한 경우는 잘 맞지 않는 기존의 의치를 갖고 있는 경우에 의치의 지지조직이 잘못 눌려 있게 되면 환자가 48~72

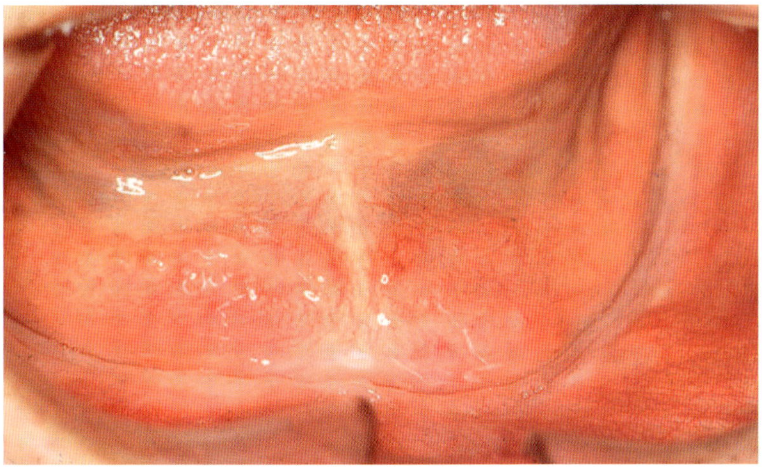

그림 3-1. 인상 채득 시 어려움을 주는 하악 무치악의 모습.

시간 틀니를 끼지 않아야 적절한 인상을 채득할 수 있게 된다. 이러한 경우 첫날 내원 시 1차인상을 채득한 후 tissue conditioner로 relining을 해주고 3~4일 후에 최종인상을 채득하면 그동안 눌렸던 지지조직이 rebound되어서 기능인상을 얻는 데에도 문제가 없고 그동안 환자도 음식을 적절히 섭취할 수 있어 좋은 방법이라 생각된다. 또한 이런 방법을 이용하면 환자가 기존에 사용하던 의치의 유지가 증가되어 치과의사를 신뢰하게 된다.

1 총의치 인상를 채득하기 위한 준비

좋은 총의치 인상을 채득하기 위해서는 환자나 술자 모두의 바른 자세가 요구되며 적절한 트레이의 선택과 구강 내에 트레이를 정확하게 seating시키는 것이 중요하다.

1) 환자의 자세

① 우선 환자를 위해서 unit chair를 조절한다. 이때 환자는 upright position으로 앉아 있어야 하며 머리는 몸과 일직선상에 있어야 한다. 그리고 unit chair의 head-rest가 머리를 잘 받쳐 줄 수 있도록 조절한다(그림 3-2). 환자의 자세가 바르지 못하면 인상채득 시 환자가 불편하게 느낄 뿐만 아니라, 우리가 원하는 근육의 운동을 유도하지 못해서, 특히 하악에서 설측 부위의 정확한 인상채득이 어렵게 된다(그림 3-3).

② Apron을 해주어 환자가 옷이 더렵혀지지 않도록 한다.

③ 의자의 높이를 조절해 준다.

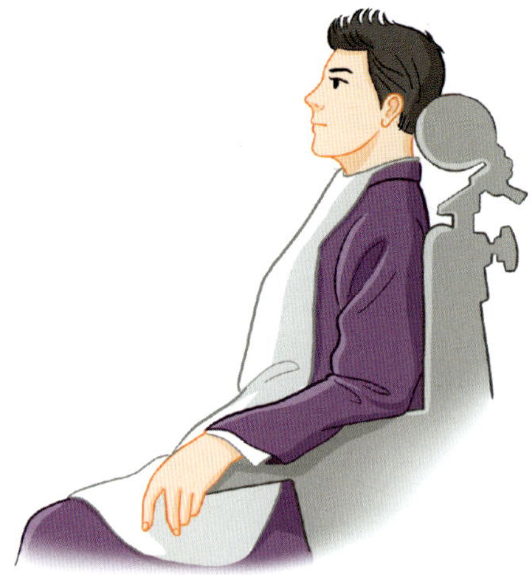

그림 3-2. 올바른 자세.

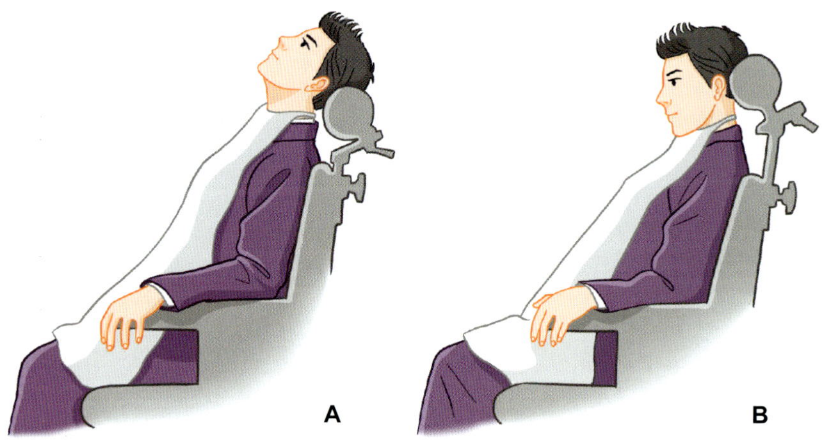

그림 3-3. A, Head rest가 너무 낮고 뒤로 젖혀진 상태. B, Head rest가 너무 높고 전방으로 젖혀진 상태.

- 하악 인상: 환자 입의 높이가 술자의 어깨와 같은 높이가 되도록 해준다(그림 3-4).
- 상악 인상: 환자 입의 높이가 술자의 팔꿈치에 오도록 해주고 chair를 약간 뒤로 기울여 준다(그림 3-5). 환자의 입 높이가 잘못 조절된 경우에는 인상채득 시에 적절한 압력을 가하지 못하거나 너무 심한 압력을 가하게 된다.

2) 술자의 위치

① 하악 인상: 술자는 환자의 전방 우측에 있어야 한다(그림 3-4).

② 상악 인상: 술자는 환자의 우측 약간 뒤편에 있어야 한다(그림 3-5).

그림 3-6에서는 환자의 자세 및 술자의 위치가 잘못된 경우를 보여주고 있다.

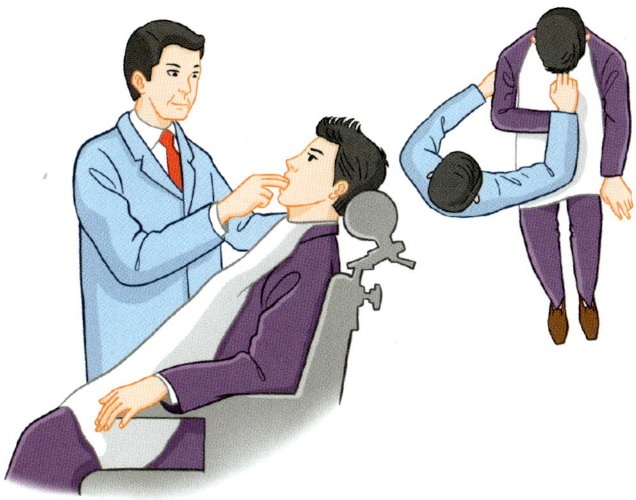

그림 3-4. 하악 인상을 위한 환자와 술자의 위치 및 자세.

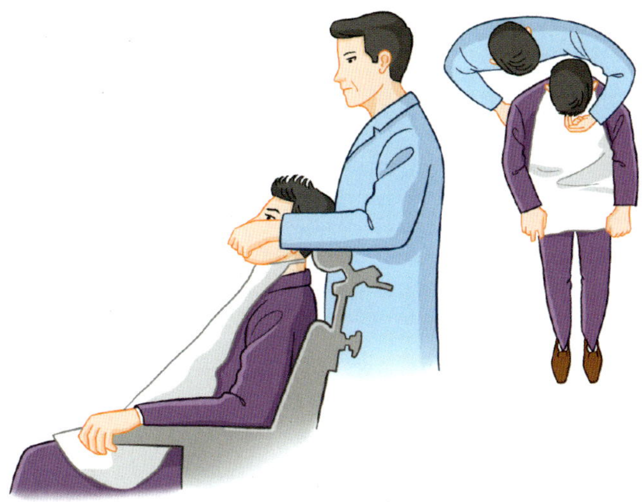

그림 3-5. 상악 인상을 위한 환자와 술자의 위치 및 자세.

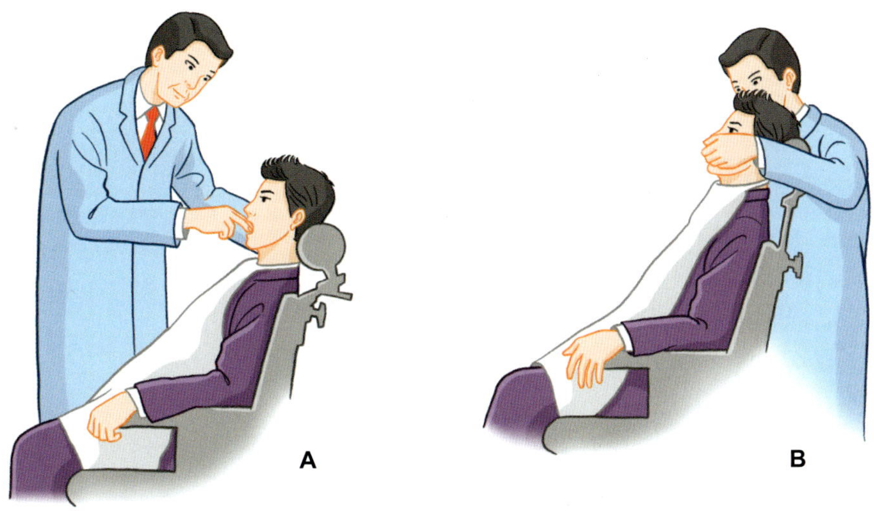

그림 3-6. 잘못된 환자의 높이. A, 하악 인상을 위해서 chair가 너무 낮다. B, 상악 인상을 위해서 chair의 높이가 너무 높다.

3) 트레이의 선택

적절한 트레이의 선택은 좋은 인상을 채득하는 데 매우 중요하다. 환자가 기존의 틀니를 가지고 있을 때는 기존 틀니를 기준으로 해서 트레이를 선택할 수도 있다. 총의치 인상을 위한 트레이는 하악에서는 retromolar pad를, 상악에서는 hamular notch를 충분히 덮어줘야 한다. 이때 환자가 입을 반쯤 벌린 상태에서 점검하는 것이 중요하다.

(1) 무치악용 하악 트레이

Retromolar pad의 바로 아랫부분의 좌우측 치조제의 설측 넓이와 트레이의 설측 flange 사이의 거리가 적합한 트레이를 고르면 된다. 구강 내에 트레이를 넣은 후 트레이의 윗부분이 retormolar pad를 덮도록 위치시킨다. 그리고 전방부를 낮추면서 트레이가 치조제에 잘 접합되는지를 관찰한다(그림 3-7).

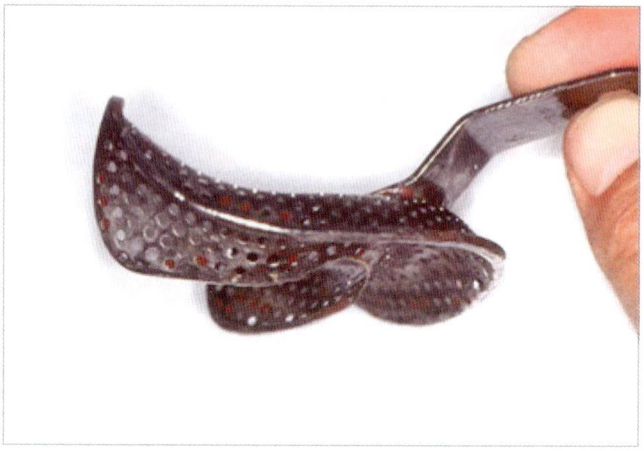

그림 3-7. 무치악용 하악 트레이.

(2) 무치악용 상악 트레이

Maxillary tuberosity의 buccal vestibule의 거리와 트레이의 flange 넓이를 비교하여 선택한다. 트레이는 구강 내에 넣은 후 뒷부분을 눌러서 hamular notch에 닿도록 해준 후 전방부가 치조궁에 잘 적합되는지 관찰한다(그림 3-8).

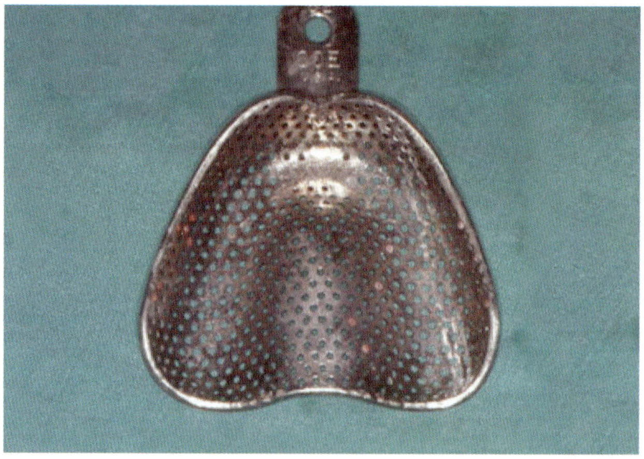

그림 3-8. 무치악용 상악 트레이.

4) 인상용 트레이를 구강 내로 삽입하는 방법

인상을 채득하기 전에 구강 내에 빈 트레이를 handling하는 법을 먼저 배우는 것이 중요하다. 흔히 입의 크기가 트레이 넓이의 1/2보다 적은 경우도 있어서 트레이를 구강 내로 넣기 위해서는 돌려서 넣어야 한다.

(1) 하악 트레이를 구강 내에 삽입하는 방법

트레이의 handle을 환자의 왼쪽에서 잡고 트레이를 90°로 돌려서 입안으로 넣는다. 즉, 환자의 오른쪽 mouth corner를 젖히고 트레이를 시계방향으로 돌리면서 구강 내에 넣는다(그림 3-9).

A
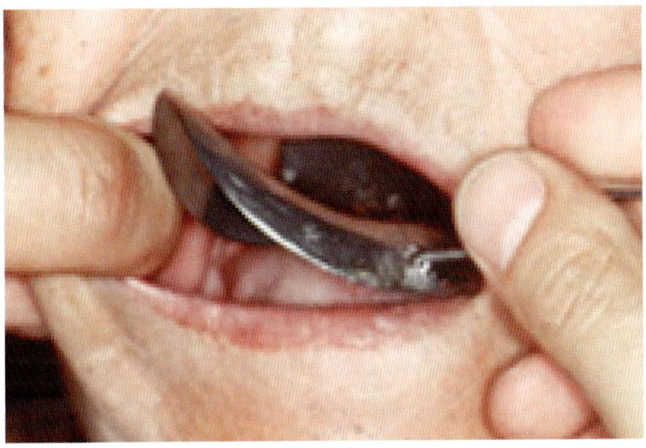
B
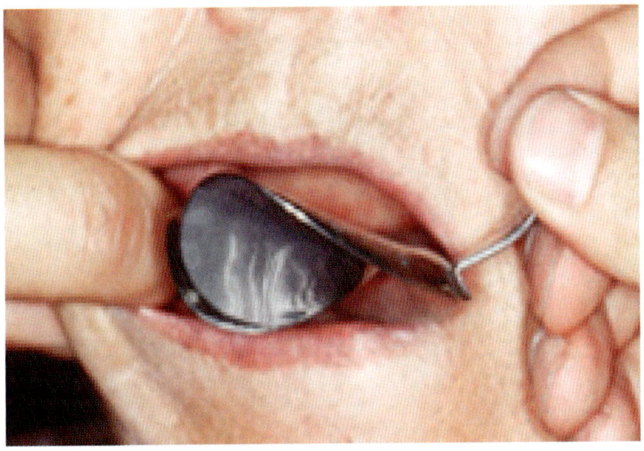
C
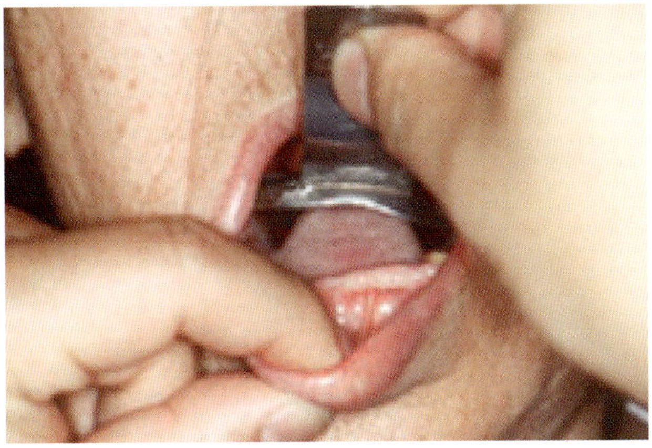
D
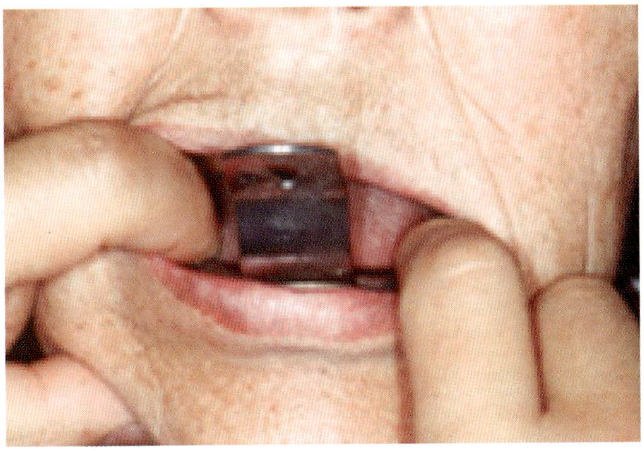

그림 3-9. 구강 내에 하악 트레이를 시적하는 과정.

(2) 상악 트레이를 구강 내에 삽입하는 방법

트레이의 handle을 환자의 우측에서 잡고 왼손 둘째손가락으로 상순을 젖히고 우측 손으로 인상용 트레이를 시계 반대 방향으로 돌리면서 구강 내에 넣는다(그림 3-10).

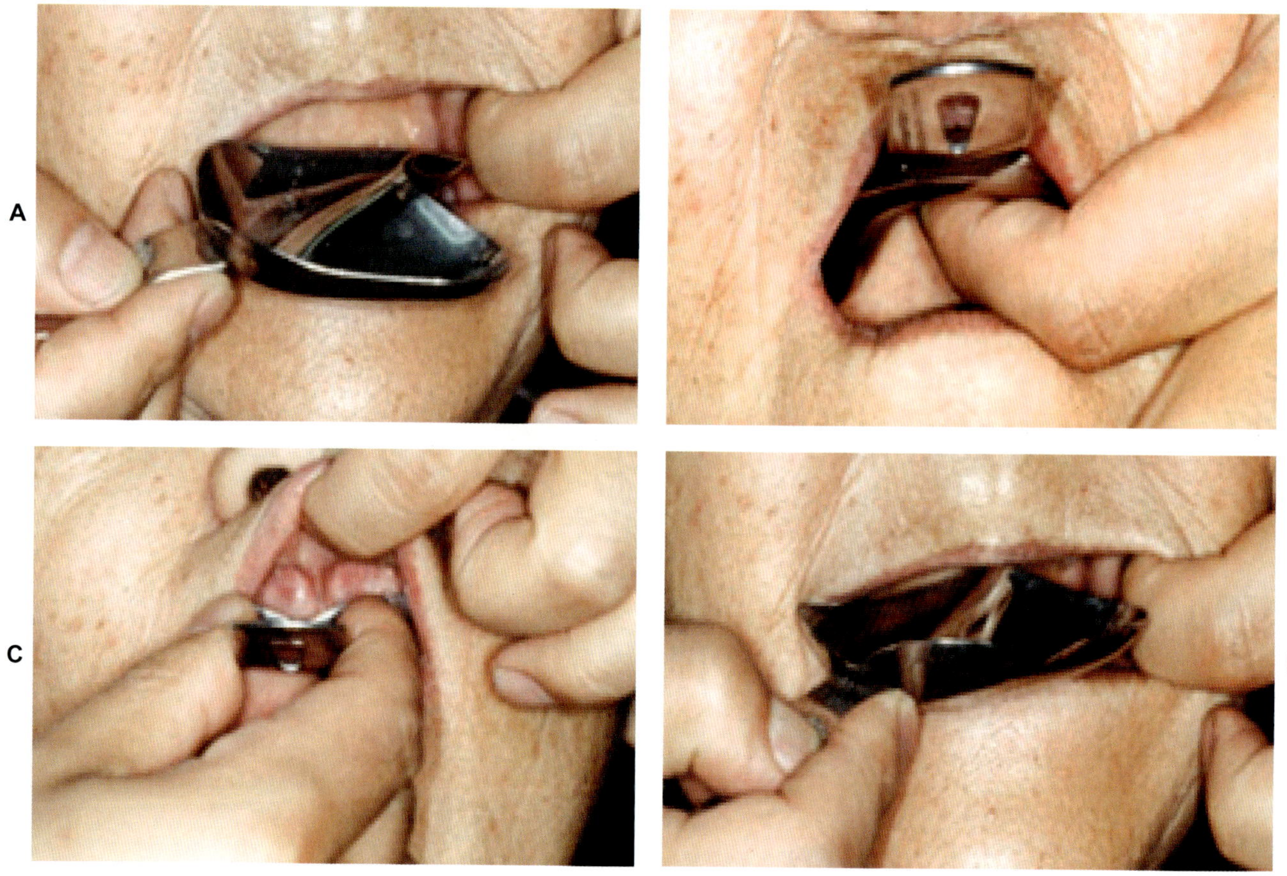

그림 3-10. 상악 트레이를 시적하는 과정.

2 1차인상(Primary impression)

1) 1차인상의 목적

① 의치의 지지조직 전체를 인상한다.

② Sulcus 전체를 온전하게 채득한다.

③ 몇 가지 중요한 무치악의 해부학적 구조가 나오도록 인상을 채득한다.

이러한 목적을 달성하기 위해서는 적절한 트레이의 선택이 중요하며, 1차인상에 의해서 얻어진 모형에서 최종인상을 위한 정확한 개인용 트레이(individual tray)를 만들 수가 있다.

1차인상이 만족스럽지 않으면 만족스러운 최종인상을 얻을 수가 없다. 즉, 최종인상 시기에 1차인상에서의 부족한 점을 cover할 수 있는 방법은 없다. 그래서 정확한 1차인상을 채득해야 한다.

여러 가지 1차인상용 재료가 이용되고 있으나 그 중에서도 impression compound가 가장 적절한 재료라 말할 수 있다(그림 3-11).

2) 기구 및 재료

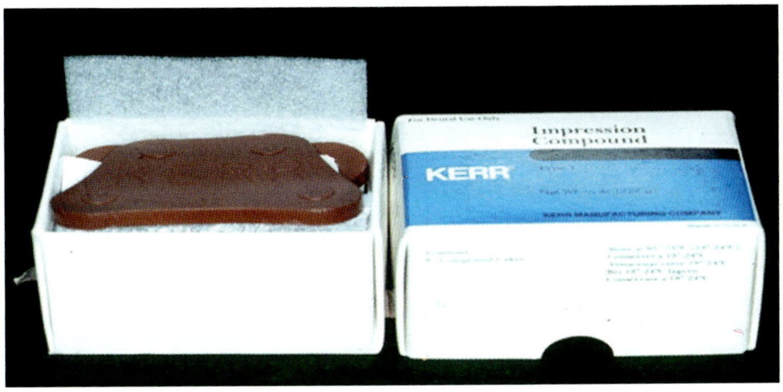

그림 3-11. Impression compound 제품의 모습.

① 무치악 트레이
② Stanley knife
③ Water bath
④ Impression compound
⑤ Plastic bowl 및 spatula
⑥ Low fusing compound
⑦ Indelible pencil
⑧ Alginate 및 measuring cup

3) Impression compound의 연화방법

Impression compound를 60℃의 더운물에 연화시킨 다음 compound가 잘 섞이도록 주물러 준다. 끓는 물에 넣으면 휘발성 물질이 빠져나와 compound의 성질이 변하기 때문에 안 된다. 필요한 만큼 적당량을 water bath에서 꺼내 손가락으로 주물러 균일한 색깔이 되도록 해준다(그림 3-12).

다시 compound를 reheat시키기 위해서 수초 동안 water bath에 넣어둔 후 compound를 꺼내어 인상용 트레이에 올려놓을 준비를 한다.

A

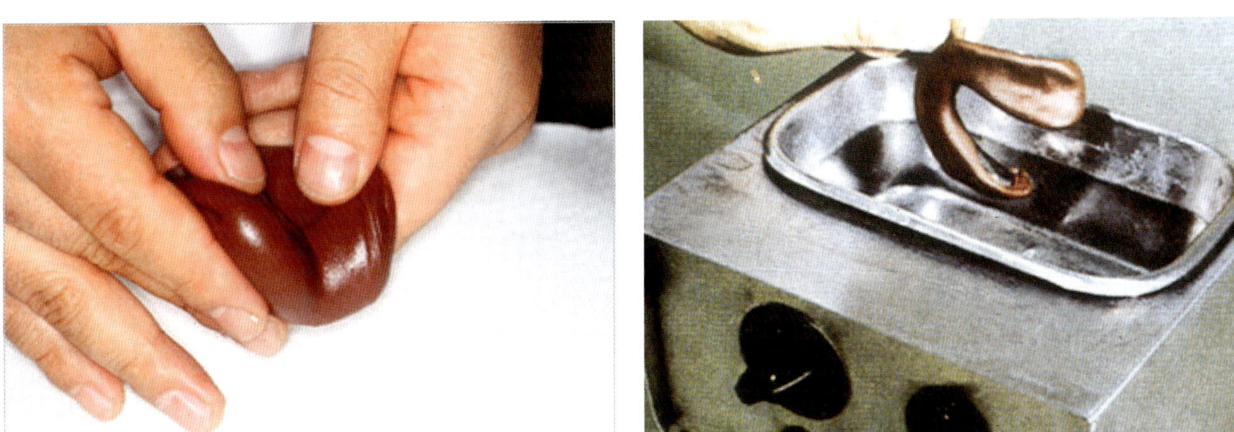

B

그림 3-12. Impression compound를 water bath에서 꺼내 균일한 색깔이 될 때까지 주물러주고 구강 내에 넣기 전 더운물에 담가 온도를 조절해준다.

4) 하악의 1차인상

(1) Impression compound를 트레이에 올려 놓는 방법

Impression compound를 먼저 하악 무치악 트레이에 loading하는 방법은 impression compound를 직경 1.5cm의 role을 만들어 트레이를 감쌀 수 있도록 길게 하고 중간 2/3 부위는 직경이 1cm 정도 되도록 한다(그림 3-13A, B).

트레이의 내면은 alcohol lamp나 bunsen flame을 이용하여 뜨겁게 하여 modeling compound가 잘 달라붙도록 한다. 트레이에 compound를 loading하여 손가락으로 치조능의 음형을 만들어 준다(그림 3-13C, D). 이때 주의해야 할 사항은 compound의 표면에 주름이 져서는 안 된다는 것과 compound의 moulding은 정중선에서 시작해야 된다는 것이다. 트레이를 뒤집어서 흐르는 찬물을 이용하여 냉각시키고 alcohol lamp나 bunsen flame에 compound의 상충부를 연화하여 조직면을 정확하게 재현할 수 있게 한다. 이때 구강 내에 넣기 전에 더운물에 담가 점막면이 화상을 입지 않도록 해야 한다.

A B

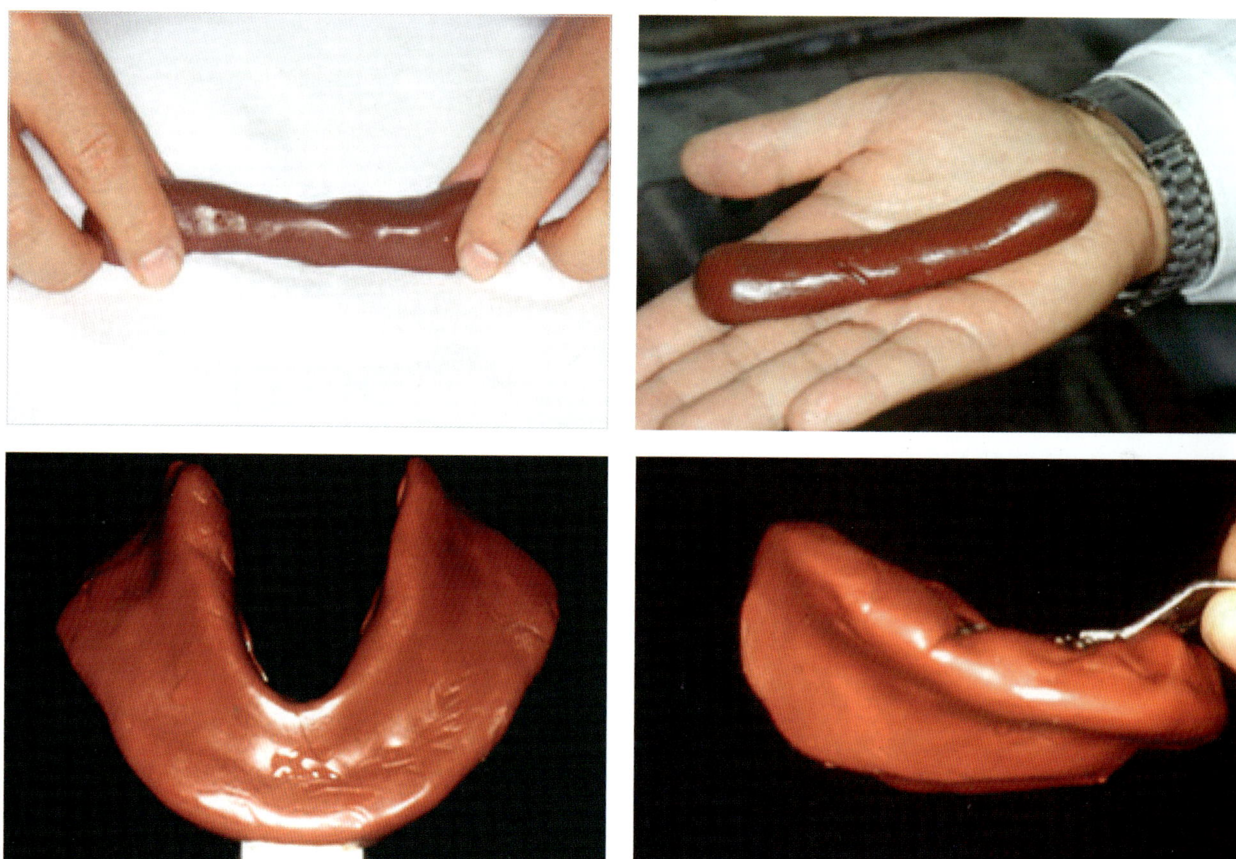

C D

그림 3-13. 하악 트레이에 올릴 impression compound는 양쪽은 1.5cm, 중간은 1cm 정도 직경이 되도록 만들어주고 하악 치조골의 음형과 비슷하게 트레이에 적용해준다.

(2) Impression compound를 이용한 하악 인상

환자의 오른쪽 앞쪽에서 술자는 환자가 입을 약간 다물게 한 후에 혀를 들게 하여 compound가 loading된 트레이를 구강의 중심에 위치시키고 트레이를 하방으로 단단하게 눌러준다. 이때 입술을 젖혀서 트레이의 전방부가 seating이 잘 되게 한다. 좌우 인지와 중지를 트레이의 좌·우측 소구치 부위에 위치시켜 약한 힘을 주며, 이와 동시에 혀를 전방으로 내밀게 한다. 이 상태에서 compound가 냉각될 때까지 정지한 상태로 유지한다(그림 3-14).

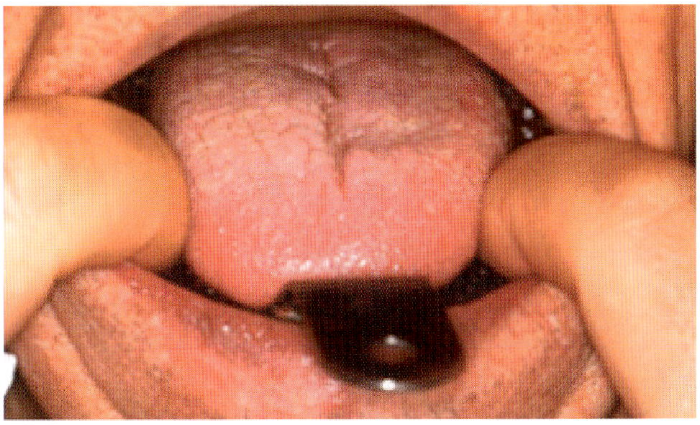

그림 3-14. 트레이를 구강 내에 seating시키고 혀를 전방으로 내밀게 한 후 고정하는 모습.

Modeling compound로 환자의 구강 내에서 인상을 채득한 후 이를 구강 내에서 제거하는 방법은 입을 부분적으로 다물게 하고 뺨을 젖혀서 air sealing을 breaking한 후 트레이의 손잡이를 엄지와 중지, 검지로 잡아 후상방으로 힘을 주어 구강 내에서 제거하도록 한다.

구강 내에서 인상을 제거한 후에 인상체를 검사하고 필요한 landmark가 나와 있는지 확인한다. 즉, mylohyoid ridge, retromolar pad와 external oblique ridge를 덮고 순설측과 협측 frenum이 인상에서 기록되어야 하며, postmylohyoid fossa 부위의 연장이 완전해야 한다(그림 3-15, 3-16). 이후 mylohyoid muscle에 해당하는 설측면에서 2~3mm 정도의 compound를 제거해 준다.

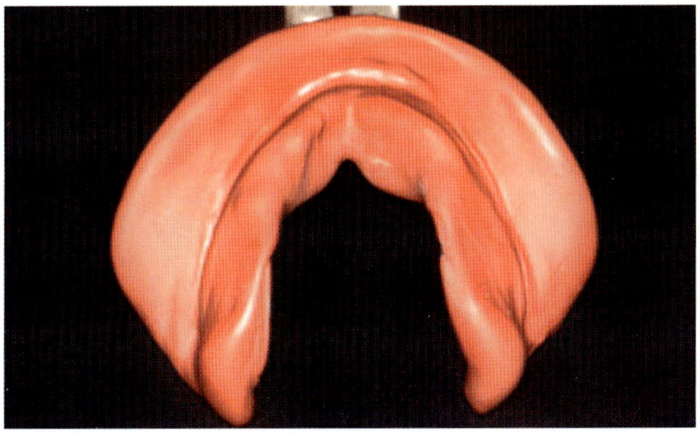

그림 3-15. Impression compound에 의한 하악 인상.

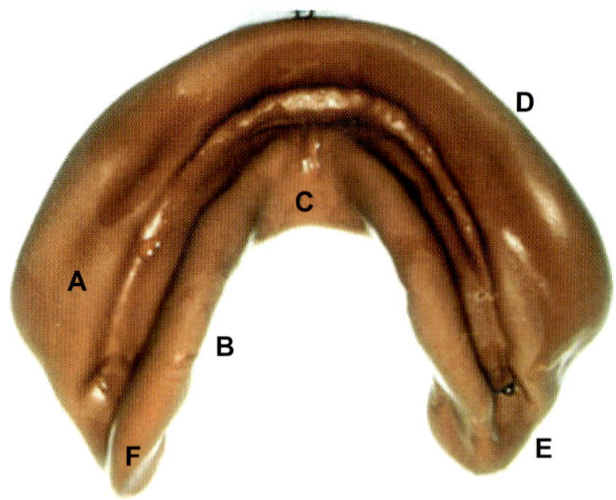

그림 3-16. 하악 인상에서의 해부학적 구조. A: external oblique ridge에 의해 형성된 groove, B: mylohyoid muscle 수축에 의한 depression, C: lingula frenum, D: labial과 buccal fraena, E: postmylohyoid fossa(Neill and Nairn, Complete Denture Prosthetics, Wright, 1990).

Modeling compound를 이용한 하악 무치악 인상에서 가장 흔한 실수

1. 트레이의 앞쪽에 compound가 많아 여분의 것들이 구강저로 흘러 들어가 lingual sulcus를 변형시키고 혀의 운동을 제한하는 경우
2. 후방 설측으로 연장이 불충분한 경우
3. 입술이 너무 긴장하여 labial sulcus로 modeling compound가 불충분하게 연장되는 경우
4. 뺨을 stretching시키지 않아 뺨이 인상에 함입되는 경우
   → 환자의 구강 내에서 인상을 채득한 후 이를 제거하고 검사
5. Compound가 과도한 경우 Stanely knife 등을 이용하여 제거하고 모자라는 경우에는 low fusing compound(Kerr's green)를 첨가하여 수정

① Modeling compound 인상의 수정(trimming)

보다 정밀한 인상면과 mylohyoid muscle의 수축된 양상을 기록하기 위해서는 initial compound impression을 alginate wash impression을 위한 트레이로 이용한다.

Undercut 부위는 잘라내고 mylohyoid muscle에 해당되는 lingual surface는 2~3mm 정도의 깊이로 파내어 mylohyoid muscle의 수축을 수용할 수 있도록 한다. 그리고 border 부위의 compound 두께를 3mm 정도가 되도록 줄여주고 높이를 약 3mm 정도 삭제한다. 이러한 변형의 과정이 끝나면 modeling compound에 alginate wash 인상을 채득하기 위하여 hydrocolloid 인상재(alginate)의 접착제인 hold spray(그림 3-17)를 뿌린다.

A

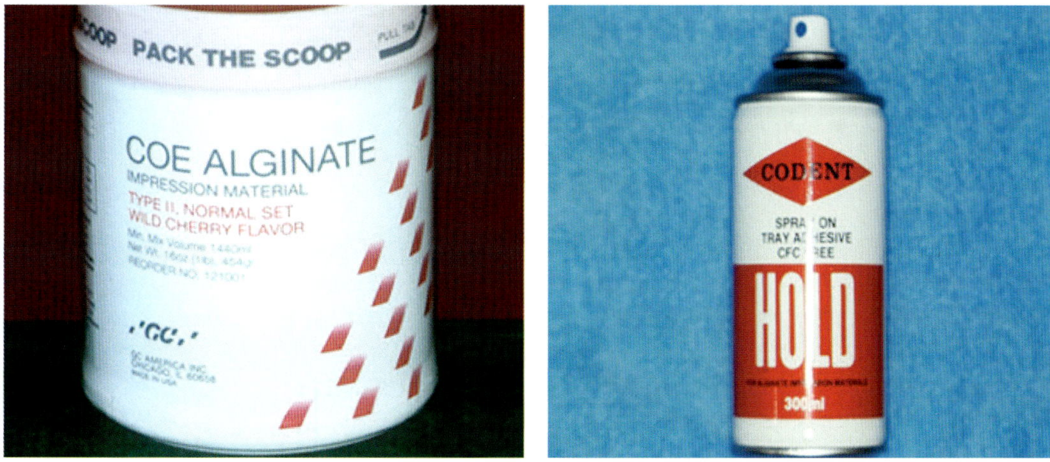

B

그림 3-17. Alginate와 접착제인 hold spray.

② Alginate wash를 하는 방법

이때는 보통 alginate의 water/powder ratio와 다르게 해야 한다. 일반적으로 사용할 때보다 약간 묽게 혼합한다. 그 이유는 정확성이나 혹은 강도보다 alginate가 묽게 mix되어 low viscosity를 갖는 것이 더 중요하기 때문이다.

Alginate를 mixing한 이후에 alginate paste를 compound impression의 표면에 균일하게 얹어 준다. 이때 mylohyoid groove area에 충분한 양의 alginate가 채워지도록 주의를 해야 한다. Alginate paste를 트레이에 채운 후 앞에서 열거한 방법대로(그림 3-14 참조) 환자의 구강 내에 트레이를 넣는다. Alginate가 setting된 후 구강 내에서 제거하여 compound impression을 검사할 때와 같은 기준을 사용하여 점검하도록 한다(그림 3-16). Alginate wash material은 너무 두껍게 되어서는 안 되고, ridge 부위에서는 약 1mm 정도되어야 하며 denture border 부분에서만 어느 정도 두께를 가져야 한다.

5) 상악의 1차인상

(1) Impression compound를 트레이에 올려놓는 방법

Impression compound를 이용하여 상악 무치악 인상를 채득하는 과정은 먼저 compound를 반죽하여 공 모양으로 만들고 트레이를 뜨겁게 하여 compound가 잘 부착되도록 한다. 공모양의 compound를 moulding하여 트레이의 바깥쪽에 올려놓고 치조능에 상응하는 groove를 만들어 준 후에 하악 인상과 같이 뜨거운 물에서 연화시키도록 한다.

(2) Impression compound를 이용한 상악 인상

Impression compound를 트레이에 loading한 후에 술자가 환자의 오른쪽 뒷편에 서서 환자의 구강 내로 트레이를 회전시켜 집어넣는다. 환자가 입을 살짝 다물게 하고 술자가 상순을 전상방으로 들어 올리고 트레이를 전방으로 위치시켜 최종의치에 오도록 한다. 그래서 치조돌기의 전방부를 먼저 seating한 후에 트레이의 후방부를 seating한다. 트레이의 양쪽에서 양손의 검지를 이용하여 후상방에 힘을 가하여 compound가 vestibule area를 채우고 트레이의 posterior border 뒤쪽으로 compound가 흘러나오도록 한다. 왼쪽 검지를 트레이의 palatal 부위에 가볍게 고정한 후에 compound가 냉각될 때까지 이러한 상태를 유지한다(그림 3-18).

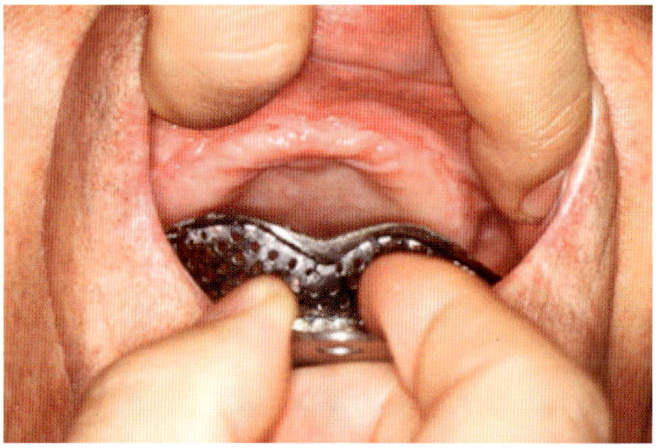
A

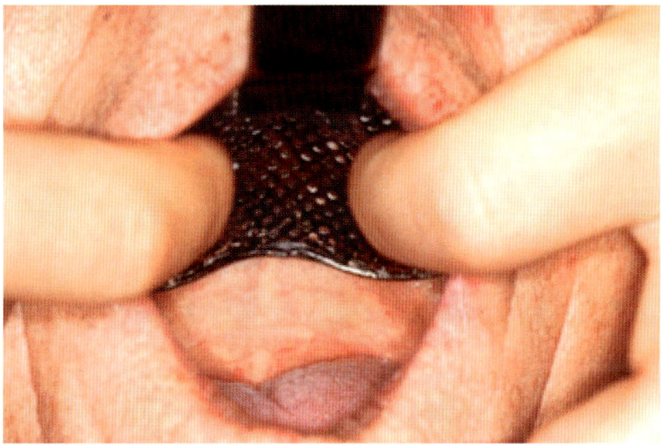
B

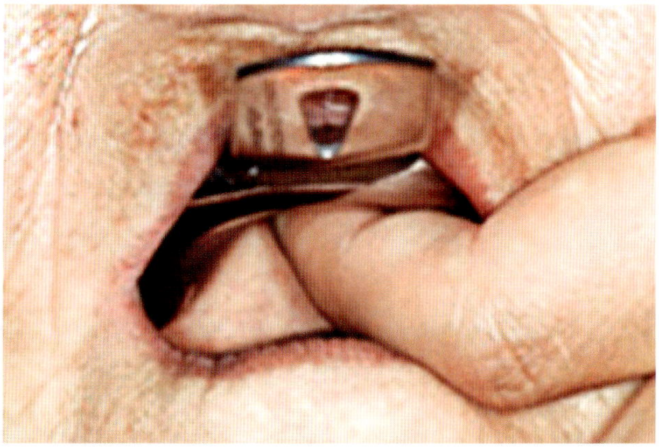
C

그림 3-18. 트레이를 구강 내에 seating시키고 고정하는 방법.

Impression compound가 냉각되면 환자의 입을 약간 다물게 하고 뺨을 들어 올려 조직과 인상면 사이에 공기가 들어가도록 한 다음 트레이의 손잡이에 전하방으로 힘을 주어 구강 내에서 제거한다. 환자의 구강 내에서 인상을 제거한 후 점검하도록 한다. 이때 필요한 landmark가 나와 있는지 확인한다. 즉, alveolar ridge, hamular notch로의 연장, verstibule reflection, tuberosity sulcus로의 연장, 순측과 협측 frenum에 대한 기록이 완전해야 하며, 특히 구개에서는 fovea palatinae가 암시하는 vibrating line까지 인상이 인기되어야 한다(그림 3-19, 3-20).

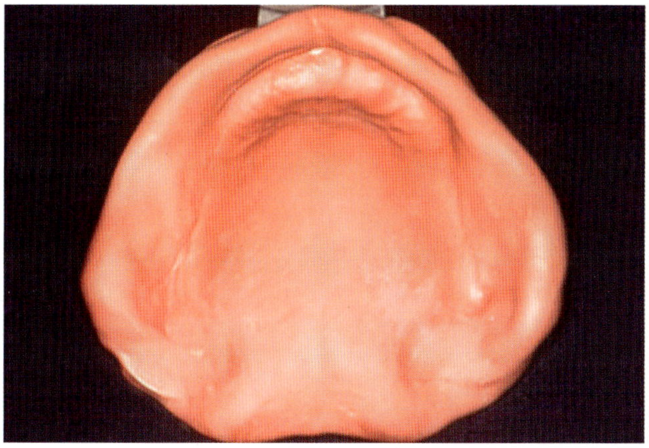

그림 3-19. Impression compound에 의한 상악 인상.

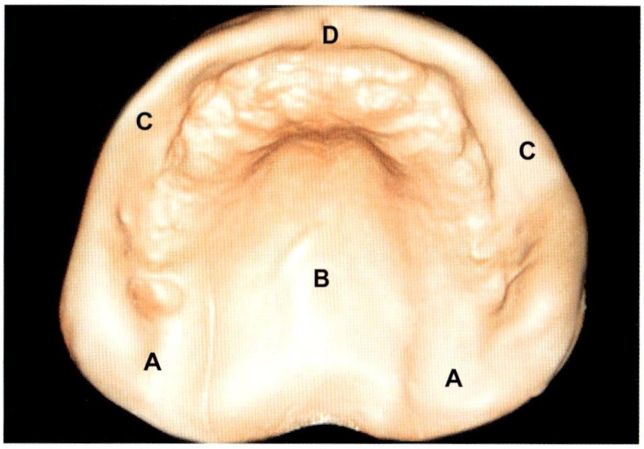

그림 3-20. 상악 인상에서의 해부학적 구조. A: hamular notch, B: fovea palatinae, C: notch for buccal frena, D: notch for labial frenum(Neill and Nairn, Complete Denture Prosthetics, Wright, 1990).

상악의 무치악 인상에서 흔히 일어나는 실수

1. Impression compound가 부족하거나 트레이의 장착이 제대로 되지 않거나,
2. 인상 재료가 너무 빨리 냉각되어 생겨나는 구강조직의 불완전한 인상,
3. 트레이를 seating하는 동안 환자가 입을 너무 과도하게 벌려서 하악의 coronoid process가 tuberosity의 sulcus를 협착하여 생겨나는 tuberosity region에서의 modeling compound의 부족,
4. 환자가 입을 너무 벌려 환자의 상순이 윗쪽으로 올라가지 않고, sulcus 내로 compound가 흘러들어 가지 않아서 생겨나는 labial sulcus에서의 부족 등이 있다.

① Impression compound 인상의 수정

Alginate wash를 하기 전에 연구개로 흘러 들어간 과도한 compound를 제거하고 순측과 협측 부분의 과도한 compound도 제거한다. Undercut 부위를 없애고 border의 두께를 줄여주고 높이를 3mm 정도 삭제해 준다.

Impression compound가 불충분한 경우에는 low-fusing compound를 첨가하여 뜨거운 물에서 연화시켜 다시 구강 내에 삽입하도록 한다.

② 상악에서 alginate wash를 하는 방법

하악과 약간 다른 점은 구개 부위에서 border까지 먼 거리를 alginate가 빠져나가야 하기 때문에 하악보다 약간 더 묽게 alginate를 mix해야 된다. 물을 정상 W/P ratio보다 15% 정도 더 첨가해서 mix하는 것이 좋다. Alginate가 굳으면 구강 내에서 제거하여 compound impression에서 적용되었던 기준을 이용하여 인상면을 점검하도록 한다(그림 3-20).

실제로 이러한 방법으로 상·하악 총의치를 위한 1차인상을 채득하는 방법은 다른 여러 방법에 비해서 숙달될 때까지는, 특히 하악 인상에서, 어렵게 느끼고 시간이 많이 소요될 수 있다(그림

3-21, 3-22). 그러나 이렇게 해서 만들어진 모형 위에서 제작된 개인용 트레이로 최종인상을 채득할 때는 훨씬 시간이 절약되고 정확한 인상을 채득하기 쉽다.

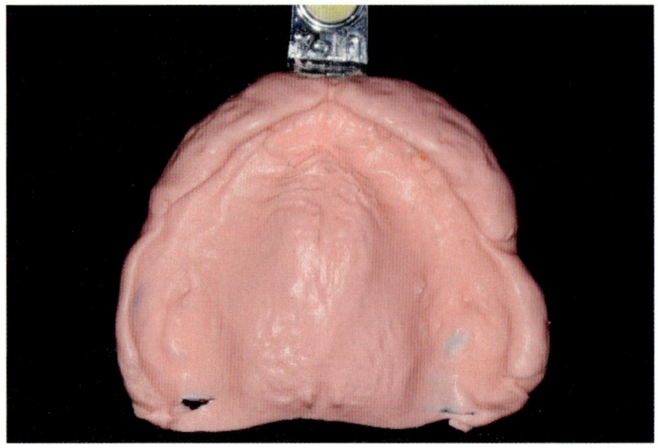

그림 3-21. 알지네이트만 이용하여 시행한 1차인상.

A B

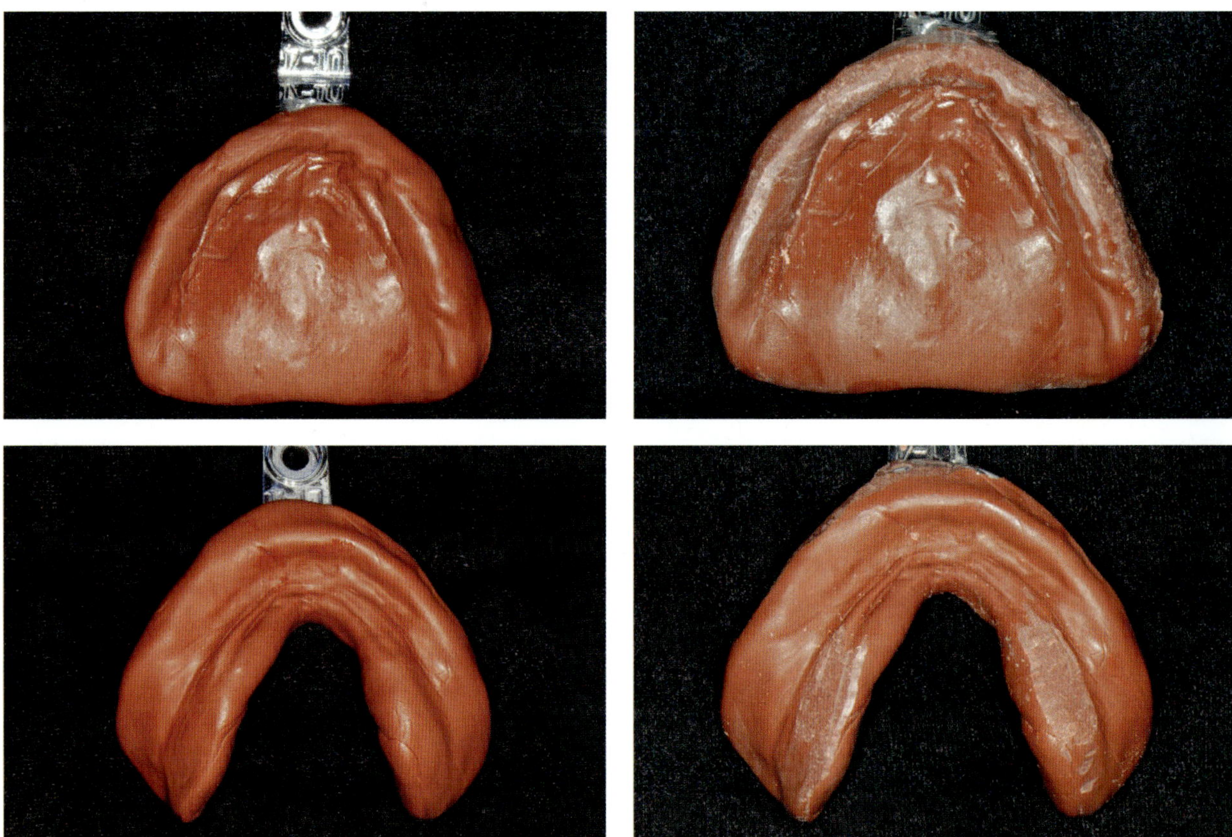

C D

E F

G H

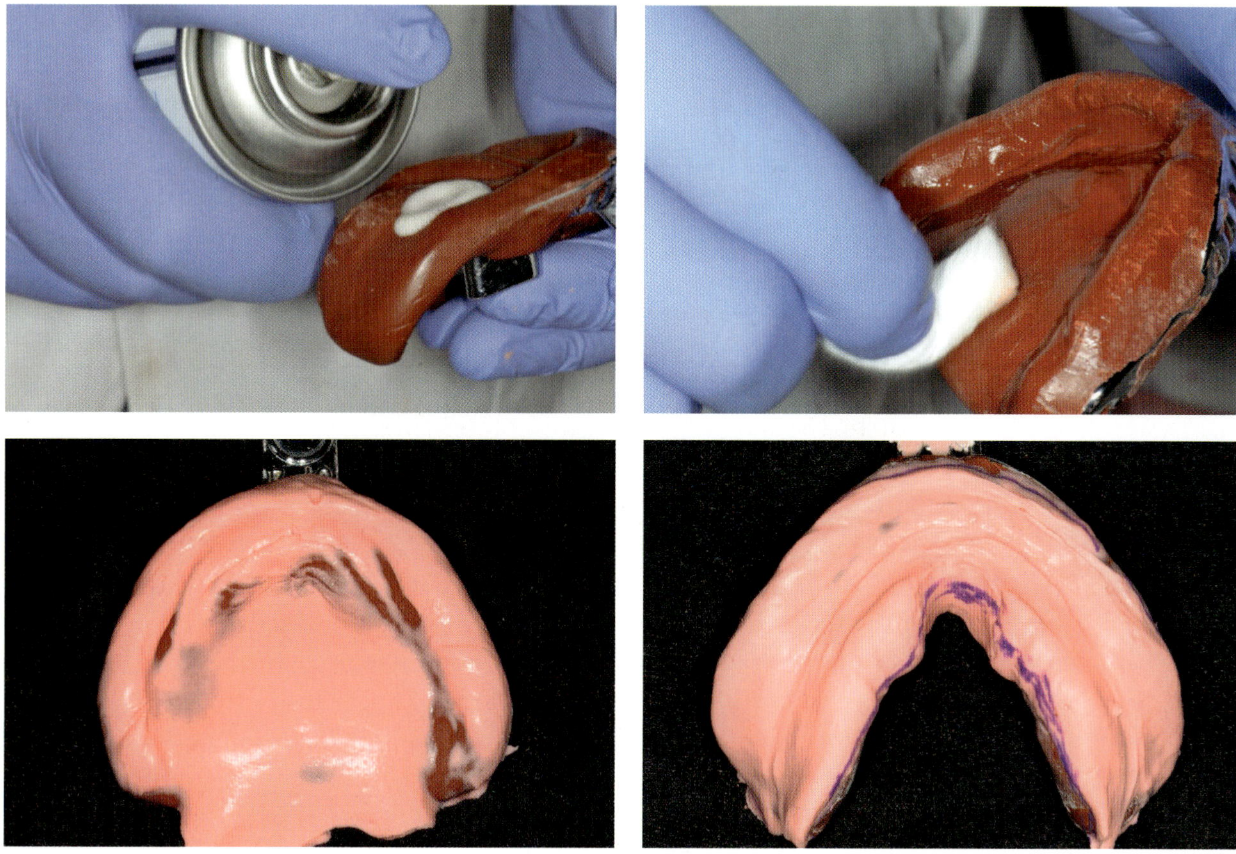

그림 3-22. 상·하악의 1차인상 진행 과정.

3 개인용 트레이

최종인상을 채득하기 위해서는 개인용 트레이를 미리 만들어야 하므로 여기에서는 1차인상으로부터 cast를 만들어 필요한 개인용 트레이를 만드는 과정을 먼저 소개하도록 하겠다(그림 3-23).

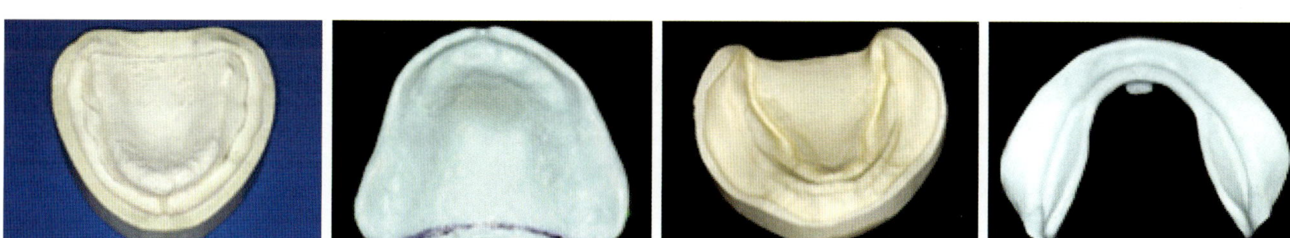

그림 3-23. 상악과 하악의 진단모형과 개인용 트레이.

1) 1차인상으로부터 모형 제작

Alginate impression은 곧바로 모형을 만들지 않으면 변형이 생길 수 있다. 따라서 Alginate impression은 흐르는 찬물로 즉시 환자의 타액을 씻어낸다. 하악 인상의 경우에는 혀 부위를 종이나 헝겊으로 block out하고 stone을 powder/water ratio를 3 : 1 정도로 mix하여 소량씩 stone을 흘려 붓는다. 남은 stone을 casting tile에 쌓아 올려 트레이를 거꾸로 하여 여기에 올려 가볍게 밀도록 한다. 이 위를 젖은 천으로 덮어서 1시간 정도 setting이 되도록 하고 더운 물에 5분 동안 담근 후 인상 트레이를 제거하고 모형을 plaster와 model trimmer를 이용하여 수정한다.

2) 개인용 트레이의 제작

자가중합레진을 이용하여 트레이를 만든다. 트레이의 border가 지나치게 연장된 경우 치료실에서 이를 삭제하는 데 상당한 시간이 소요되므로 모형에 트레이의 outline을 설정해 주어 기공실에 조절해 주는 것이 좋다. 일반적으로 트레이의 outline은 조직이 rest 상태일 때 mucosa의 reflection되는 부위보다 1mm 짧게 설정하는데, 이런 방법으로는 어느 정도 조직이 변형된 경우에는 정확하게 설정하기가 쉽지 않다. 따라서 mucosa가 sulcus 쪽으로 돌아나가는 point를 선택하는 것이 좋다. 이 부위를 tissue reflection point라고 한다(그림 3-24).

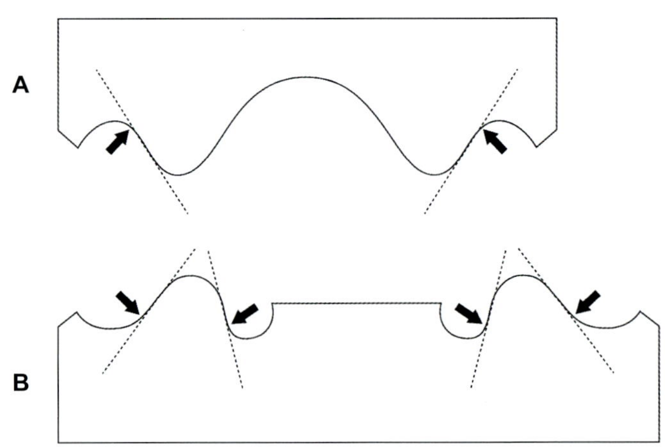

그림 3-24. 상·하악 모형의 단면도. 화살표 부위는 tissue reflection point를 나타낸다.

(1) 상·하악 트레이의 outline 설정

① 상악 개인용 트레이의 outline 설정

Hamular notch의 1mm 후방, fovea palatina의 2mm 후방을 지나는 선을 긋도록 한다. 이것의 목적은 vibrating line을 포함하는 트레이의 후방 경계 부위를 만들기 위해서이다. 이 선에서 tissue reflection point를 따라 전방을 향해 선을 긋는다. Frenum 부위에서는 트레이의 border를

1mm 정도 짧게 해준다(그림 3-25).

A 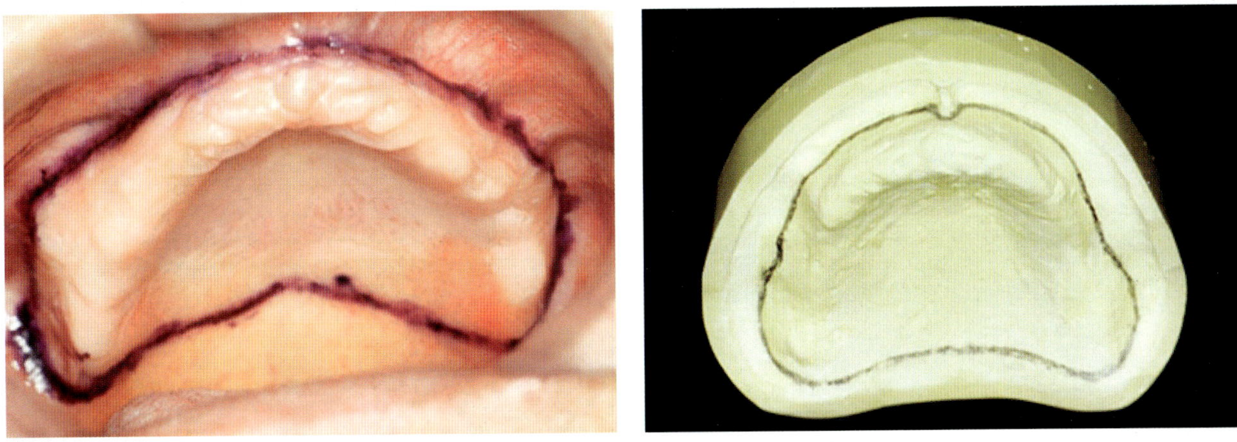 B

그림 3-25. 상악 individual 트레이의 outline.

② 하악 개인용 트레이의 outline 설정

Retromolar pad의 후방에서 ridge에 직각이 되도록 선을 긋고 external oblique ridge 바깥 1mm되는 부위에 선을 그어 후방선과 만나도록 한다. External oblique ridge의 전방 부위에서 tissue reflection point를 따라 전방으로 선을 긋고, 반대편도 이와 같은 방법으로 선을 그어준다. 설측 sulcus에서도 tissue reflection point를 따라 선을 긋고 후방쪽으로는 retromylohyoid fossa 후방에서 상방으로 선을 그린다. Mylohyoid muscle 부위의 트레이에 공간을 형성해 주어 인상채득 과정 중 근육의 수축이 자유롭게 이루어질 수 있게 wax로 2mm 정도 두께가 되도록 relief 해준다.

(2) 상·하악 트레이의 제작

모형에 outline을 설정한 후 자가중합레진을 이용하여 트레이를 만드는 방법은 일반적이다. 상악에서는 spaced 트레이와 close-fitting 트레이의 2가지 방법이 있다.

① 상악 트레이의 제작

상악에서는 spaced 트레이와 close-fitting 트레이의 2가지 방법이 있다. Spaced 트레이는 impression plaster를 위한 것이며, 0.9mm casting wax를 outline이 그려진 모형에 깔고 2mm 정도 두께의 자가중합레진을 적합시킨다. 그리고 치조골의 정중부와 양측 제1대구치 부위에 손잡이를 만들어 주면 된다.

Closs-fitting tray는 Z.O.E paste나 vinyl poly siloxane의 인상을 이용하는 경우에 적합하며, 이 경우에는 undercut area 부위만 block out하고 자가중합레진을 적합시켜 만들어 준다(그림 3-26).

A B C D

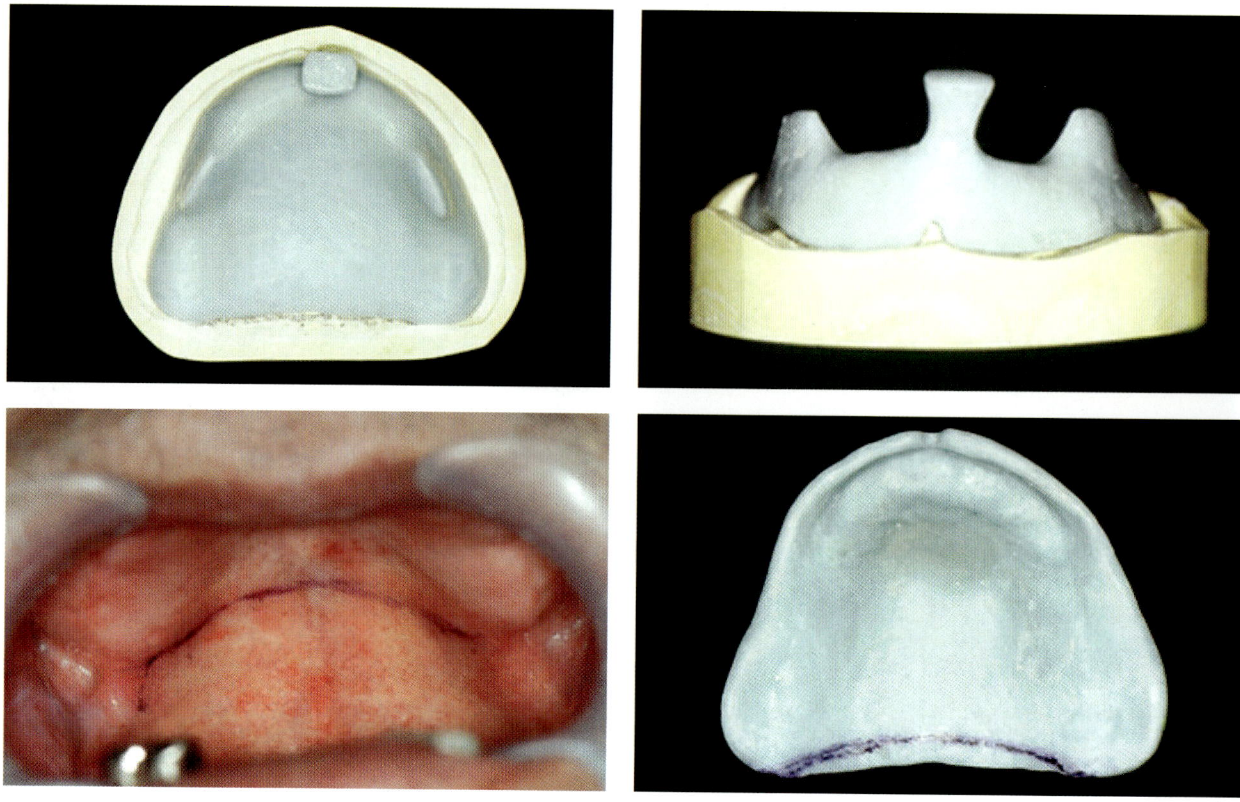

그림 3-26. 상악 개인용 트레이.

② 하악 트레이의 제작

하악의 경우는 상악의 close-fitting 트레이를 만드는 방법과 유사하다. 손잡이는 정중부와 양쪽 제1대구치에 해당되는 부위에 형성해 준다(그림 3-27).

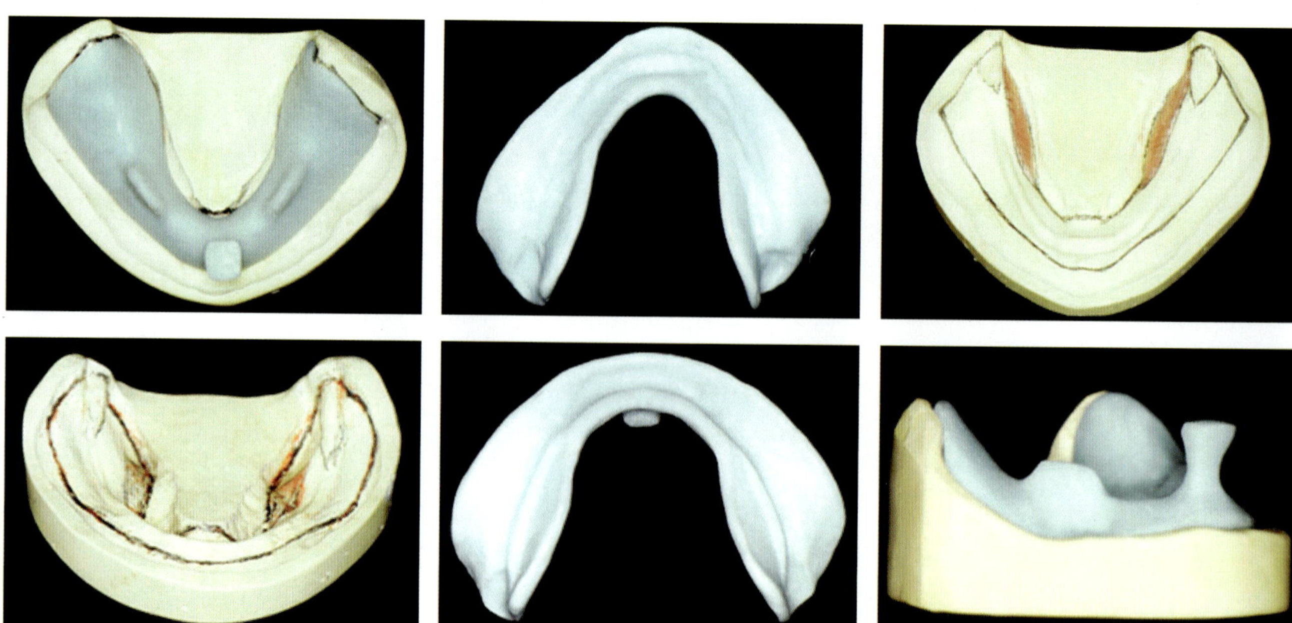

그림 3-27. 하악 개인용 트레이.

4 최종인상

1) 목적

유지가 좋은 의치상을 만들기 위한 인상을 채득한다. 이러한 유지가 좋은 의치상은 다음의 조건을 만족해야 한다.

① 의치상은 변연 부위에서 sealing이 일어날 수 있게 displaceable tissue 위에 놓이도록 연장되어야 한다.

② 의치상 변연부에 인접한 조직은 sealing을 위하여 적당하게 변형되어야 한다.

③ 의치상은 하방의 점막조직과 가능한 한 밀접하게 접촉되어야 한다.

④ 유지를 위하여 maximum coverage가 되도록 연장되어야 한다.

그러나 이러한 목적을 달성하기 위한 조직의 displacement의 양은 인상에 사용되는 재료의 특성과 구강조직의 성질에 달려있다고 볼 수 있다.

그림 3-28에서 보는 바와 같이 최종인상은 개인용 트레이를 이용한 최종인상재의 wash 인상이 되어야 하고, 변연부의 border moulding은 인상재의 점도에 따라 적절하게 moulding이 되어 border sealing을 해주어야 한다.

A

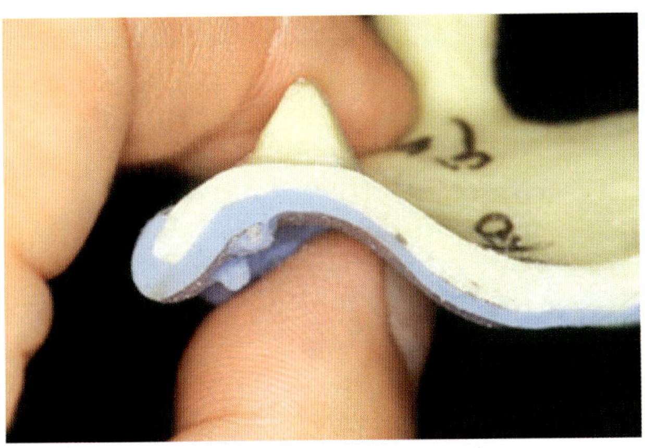

B

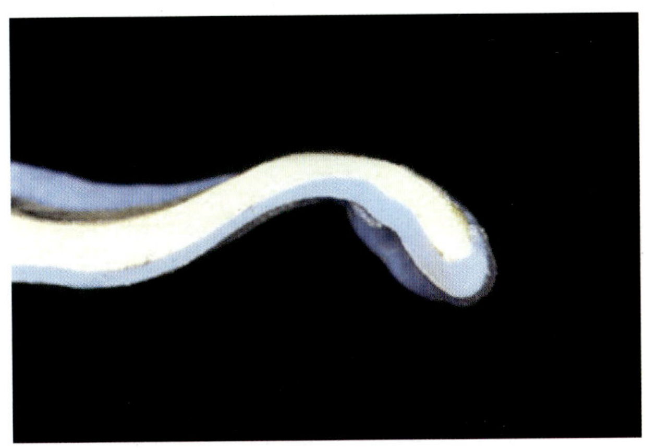

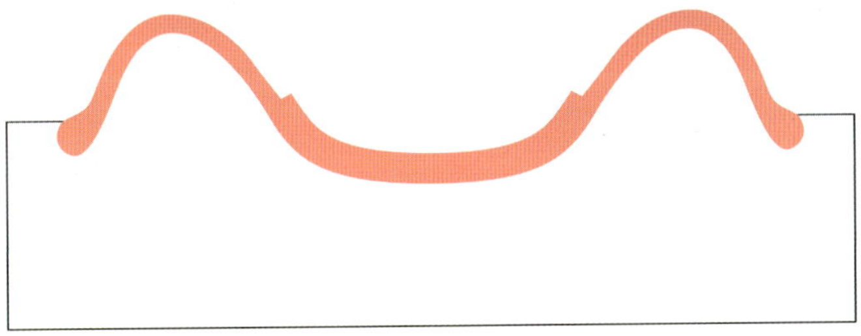

C

그림 3-28. 개인용 트레이를 이용한 최종인상의 단면도.

2) 기구 및 재료

① Acrylic bur(denture bur)

② 개인용 트레이

③ Stick compound

④ Indelible pencil

⑤ 인상재

인상재로는 과거에는 하악 인상에서는 Z.O.E. impression paste가, 상악 인상의 경우 impression plaster, 고무인상재 등이 많이 이용되어 왔다. 그러나 요즈음 상·하악 최종인상재의 대체물로는 vinyl polysiloxane, polyether material 등을 이용할 수 있다. 그러나 인상재가 다르더라도 인상을 채득하는 방법은 똑같다. 여기에서는 주로 vinyl polysiloxane(실리콘 인상재)을 이용한 임상증례를 보여주고자 한다.

3) 하악의 최종인상

(1) 개인용 트레이의 점검

먼저 하악의 개인용 트레이를 점검하여 연장이 적당한가를 본다. 이때 특별한 주의가 필요한 부위는 retromolar pad, external oblique ridge, masseter/temporalis region, mylohyoid muscle과 retromylohyoid fossa, 그리고 sublingual fold와 palliae 부위 등이다(그림 3-29).

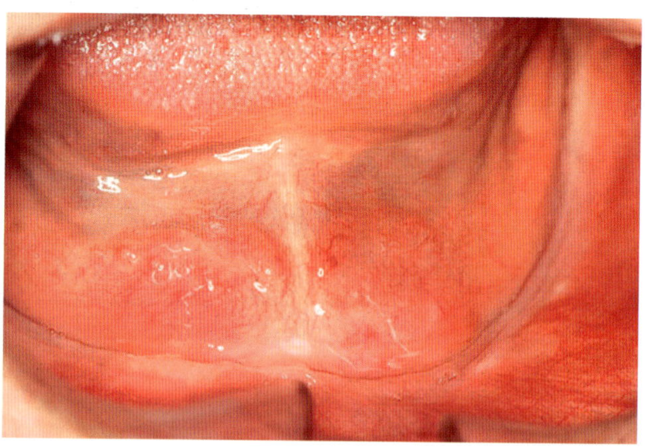

그림 3-29. 하악의 무치악 모습.

① 트레이 후방 경계는 sealing을 얻기 위하여 retromolar pad의 glandular part를 덮을 수 있도록 연장되어야 한다.

② External oblique ridge는 dense cortical bone으로 구성되어 있어서 교합압을 견딜 수 있으며 골의 흡수도 적은 부위이다. 그러므로 이 부위까지 연장되는 게 좋다.

③ Masseter/temporal muscle의 fiber는 denture border에 대해 직각으로 주행하기 때문에 수축을 하게 되면 의치 변연부 주위점막에 대해 압력을 주어 손상을 줄 수가 있다. 이런 근육에 의하여 영향을 받기 쉬운 부위는 retromolar pad와 external oblique ridge 사이에 존재한다. 따라서 이 부위의 트레이 border는 overextension이 되지 않아야 하며 alveolar ridge crest에 대해서 약 45°의 각을 갖게 비스듬히 trimming되어야 한다.

④ 환자의 구강 내로 트레이를 집어넣어 환자가 연하, 입술 핥기, 그리고 혀를 palatal vault 쪽으로 내밀게 하여 mylohyoid muscle을 수축시킨다(그림 3-30). 이러한 움직임으로 환자를 불편하게 만들거나 트레이가 많이 움직이는지 점검한다. 만일 그런 상황이라면 트레이가 과연장되거나 mylohyoid muscle의 움직임이 방해된다는 것을 말해준다. 과연장된 변연은 덴춰바로 조절하고, mylohyoid muscle의 움직임에 장애가 있으면 트레이의 설측 flange의 내면을 조절하면 된다(그림 3-31, 3-32).

Retromylohyoid fossa 쪽으로 트레이의 연장이 가끔 트레이가 안착되지 못하게 방해할 수 있다. 이런 경우 트레이를 조금 뒤쪽으로 밀어 넣어 설측 연장부가 안착된 다음 전방으로 완전히 들어가도록 해야 한다.

⑤ 혀의 움직임에 따라 구강저도 상당히 많이 움직인다. 이러면 의치변연은 조직과 접촉해 있을 수 없다(그림 3-33). 가장 낮은 위치에서 조직과 접촉하도록 의치변연이 연장되었다면 구강저의 위치가 올라올 때 크게 변형될 수밖에 없다. 또 가장 높은 위치에서만 접촉되도록 연장된다면, 구강저가 내려갈 때 유지력을 상실하게 될 것이다. 다행히도 sublingual fold와 papillae가 있어 이런 문제를 어느 정도 해결할 수 있다. 입을 벌리고 혀를 약간 전방으로 내밀었을 때 sublingual fold와 papillae에 의치상연이 연장되면 변연봉쇄를 얻을 수 있을 것이다. 혀는 그 끝부분이 하악 전치의 끝에 위치하도록 살짝 내밀면 음식을 먹기 위해 입을 벌릴 때와 같은 상태가 된다. 이 순간의 혀와 구강저의 위치가 가장 유지력이 필요한 위치이다.

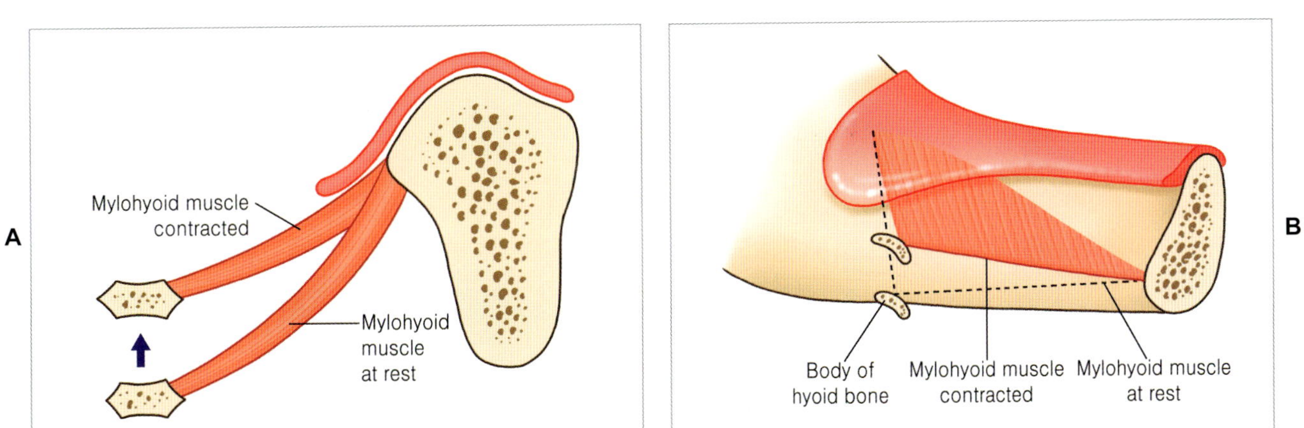

그림 3-30. 하악골을 cross-section한 것으로 rest 상태와 swallowing 시 mylohyoid muscle과 hyoid bone의 위치를 보여준다(Neill and Nairn, Complete Denture Prosthetics, Wright, 1990).

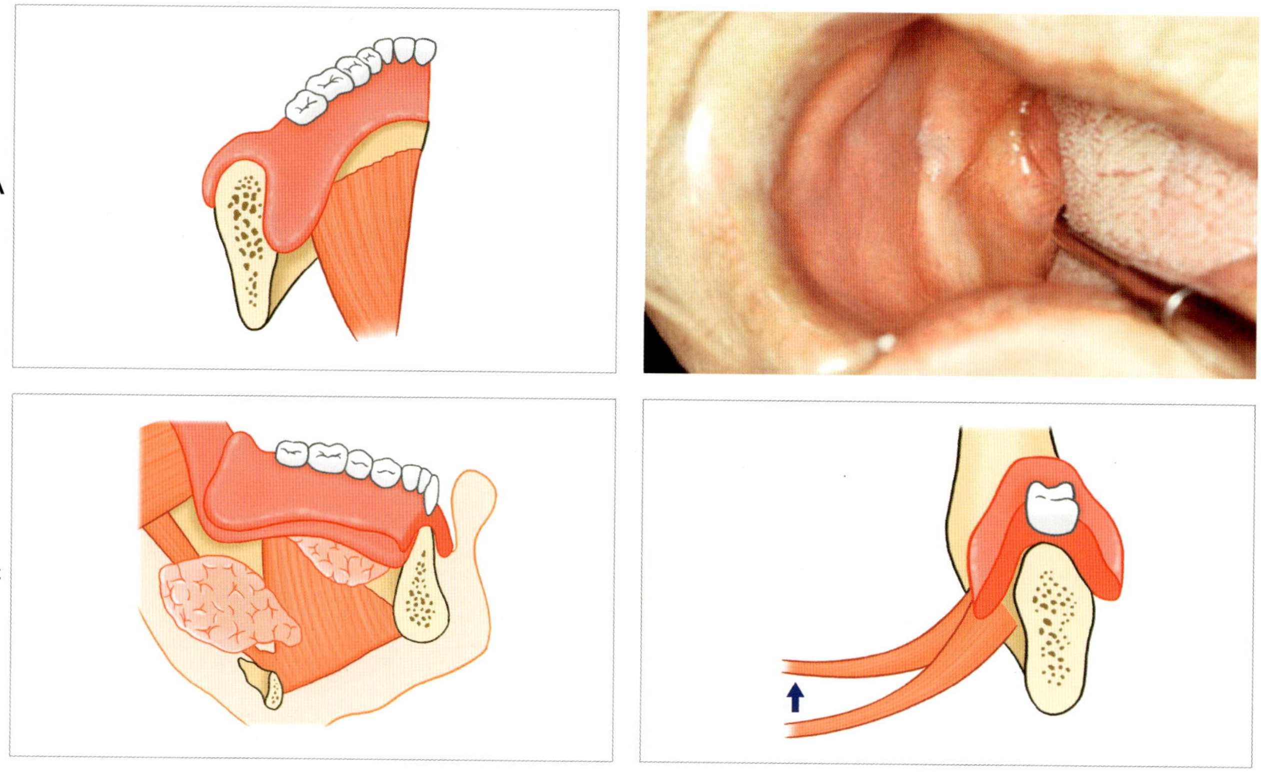

A B C D

그림 3-31. 하악 denture base의 인접 주요 조직과 위치 관계를 보여준다. 하악 denture base가 mylohyoid muscle의 뒤쪽으로 연장되어 있다. **A~C,** 하악 의치의 설측 변연의 후방 모양과 retromylohyoid space를 보여주고 있다. **D,** Mylohyoid muscle이 수축되어 상방으로 위치된 상태에서 하악 설측 인상이 채득되어야 한다(Neill and Nairn, Complete Denture Prosthetics, Wright, 1990).

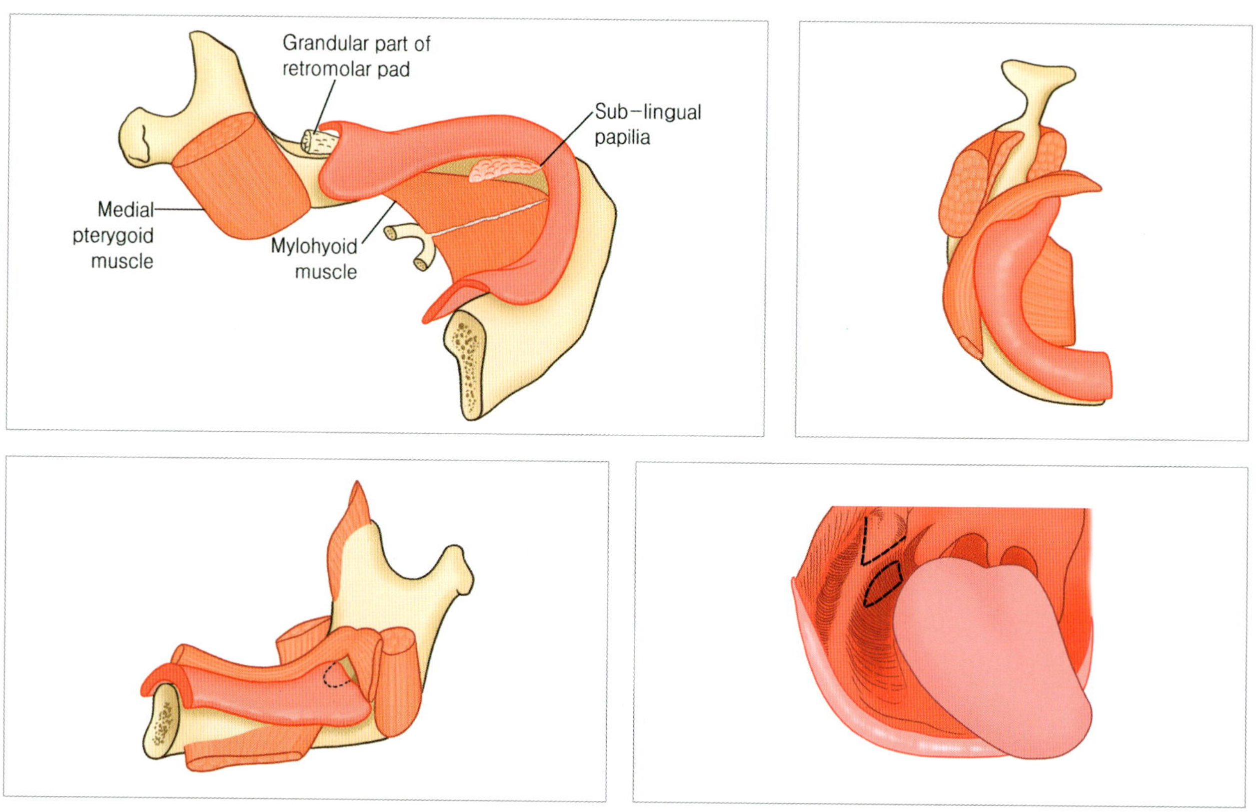

A B C D

E 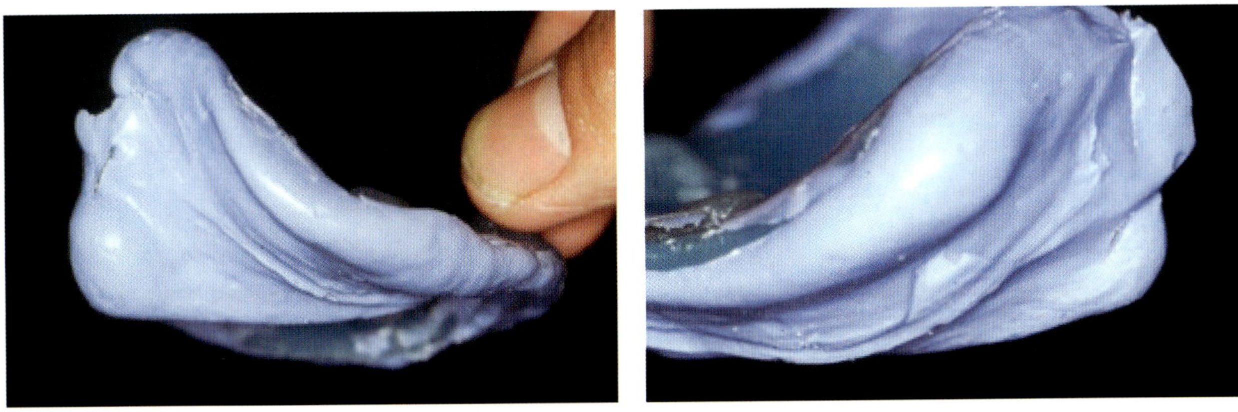 F

그림 3-32. A~D, Retromolar pad와 mylohyoid muscle의 관계를 보여준다. E, F, 잘 형성된 retromylolyoid space.

A 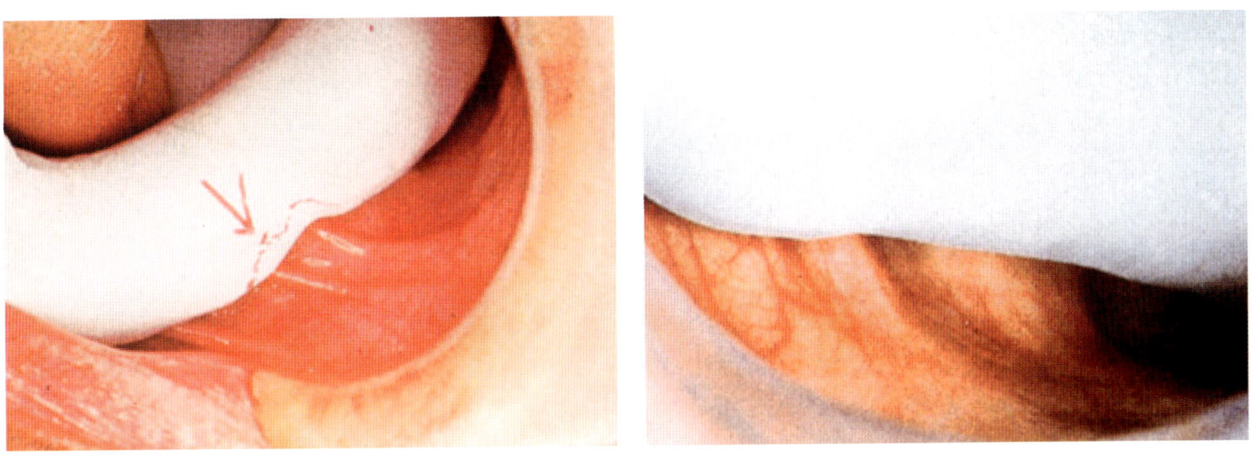 B

그림 3-33. 개인용 트레이의 변연부위에서 인상재가 들어갈 공간이 확보되어야 하며, 특히 frenum의 운동을 허용할 수 있도록 공간이 확보되어야 한다. 특히 Frenum 부위(↓)는 삭제되어야 한다.

⑥ 개인용 트레이를 seating시켰을 때 vestible 부위에서 인상재가 들어갈 공간이 존재해야 한다. 변연 Alginate를 약간 묽게 mix하여 인상을 채득해 보면 트레이를 쉽게 점검할 수 있다.

(2) 인상채득

Low-fusing compound를 lingual flange의 후방의 조직면에 올려 놓고 연화시킨 후 구강 내에 시적한다. 이때 환자에게 침을 삼킨 후 입을 벌렸다 닫으라고 유도한다. 그러면 compound를 이용하여 retromylohyoid fossa를 쉽게 인기할 수 있다. 트레이를 후방으로 움직여 제거한 후 냉각시켜 여분의 compound를 삭제한다. 트레이를 건조시킨 후 실리콘 인상재의 접착제를 바른다. Medium body를 이용, 트레이에 인상재를 올린 후 트레이를 구강 내에 넣는다.

혀를 올리게 해서 트레이의 lingual flange 아래 끼어 있지 않도록 한다. 입술과 볼을 손가락으로 당겨서 변연부 주위에 공기가 들어있지 않도록 해준다. 오른손 첫 번째와 두 번째 손가락을 후방의 stub handle 위에 올리고, 하악 아래를 엄지로 받쳐 트레이를 단단히 고정시킨다.

그 후 변연 형성을 할 수 있도록 환자를 유도한다. 입을 크게 벌렸다가 다물게 하고 혀를 앞으로 내밀게 한다. 이때 lingual sulcus의 깊이와 형태가 결정된다. 이때 혀의 위치가 가장 중요한데, 이상적인 움직임의 유도는 혀의 운동과 그 주변의 근육의 수축의 범위도 재현할 수 있다. 혀끝이 전방부 손잡이에 닿을 정도로 혀를 앞으로 내민 상태에서 인상체가 경화될 때까지 그대로 유지시킨다(그림 3-34).

A B C D E F

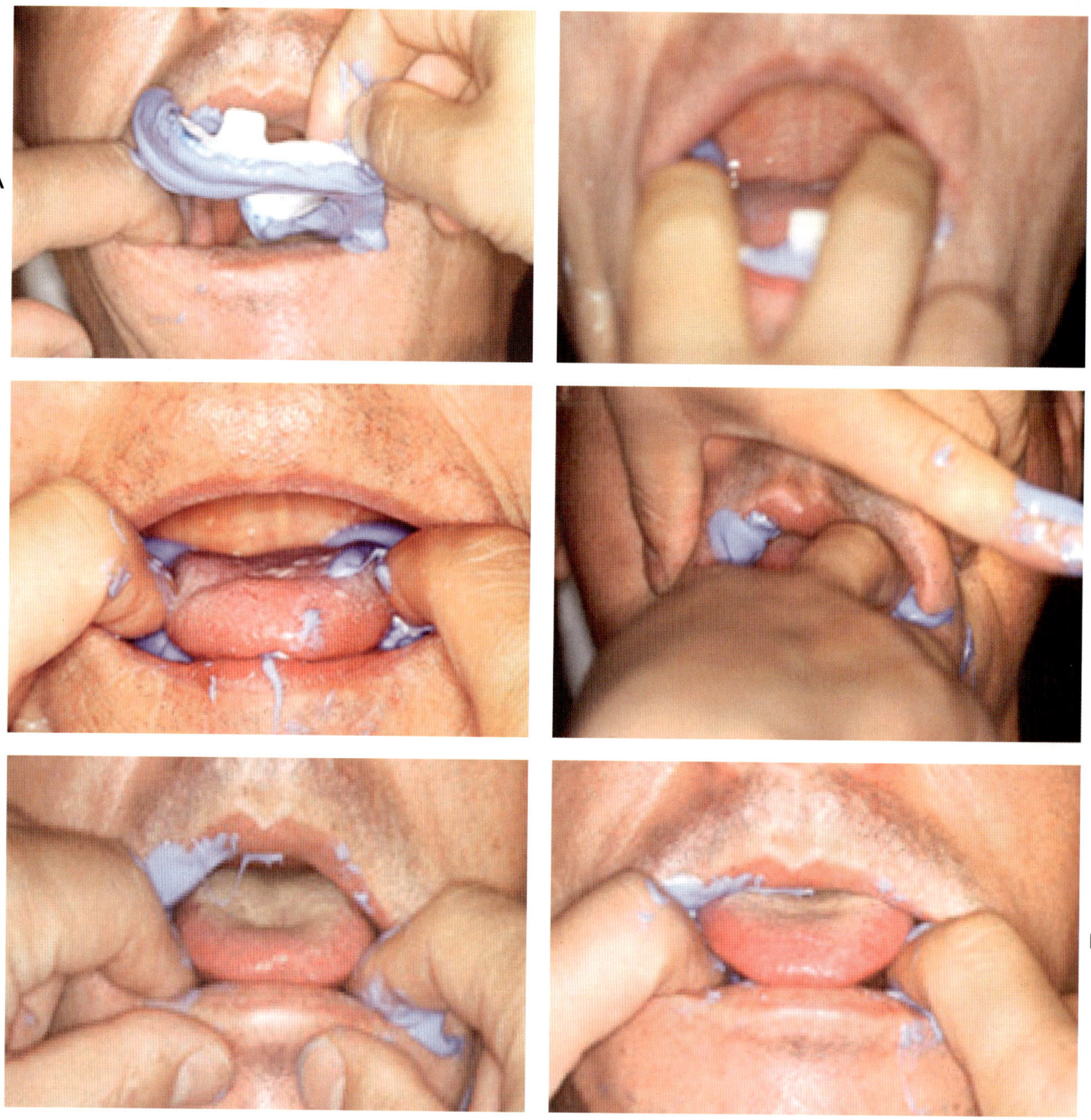

그림 3-34. 최종 하악 인상 채득 과정.

(3) 하악 인상의 점검

구강 내에서 인상을 꺼내어 필요한 landmark가 나타났는지 점검한다. 즉, retromolar pad, external oblique ridge, retromylohyoid fossa 등이 인기되었는지 확인하며, temporalis/masseter muscle은 침범되지 않아야 한다. Labial과 buccal sulcus reflection은 올바르게 되어야 하고 mylohyoid muscle은 수축된 상태로 기록되어야 하며, anterior lingual border는 sublingual papillae까지 연장되어야 한다.

Impression의 border 부위에서 트레이가 보일 때는 overextension되었음을 암시하므로 트레이를 수정해야 한다. 그 다음 인상재를 제거하고 다시 인상을 채득하여야 한다. 만일 impression의 border가 불완전하게 형성되었으면 under-extension을 의미하므로 인상재를 제거하고 low-fusing compound를 border 부위에 첨가한다. 하지만 대부분의 lingual flange에서의 부족은 잘못된 혀의 위치에 의하여 생겨나는 것이 일반적이다. 하악의 인상에서 torque position이 중요하기 때문에, 다시 한 번 강조하면, 혀를 약간 내민 상태에서 고정시켜 인상재가 굳을 때까지 움직이지 않도록 해주어야 한다.

그림 3-35는 혀가 올바르게 내밀어진 것을 보여준다. 혀가 protrusion되어 있고 relax되어 있는데 이는 mylohyoid muscle의 수축으로 구강저가 거상되어 있음을 암시해 주고 있다. 혀의 intrinsic muscle의 수축으로 혀의 끝만 protrusion된 것을 보여주는 경우에는 혀의 dorsum의 후방부는 depression된 상태로 있게 된다. 혀의 끝만 protrusion되어 하악 인상을 채득하게 되면 mylohyoid muscle의 수축이 인상에 반영되지 않아 후방 설측 border가 형성되지 않아 하악 의치의 설측 연장에 실패하는 가장 큰 원인이 된다(그림 3-36, 3-37).

제대로 채득된 인상과 완성된 의치상에서 같은 모습을 볼 수 있다(그림 3-38).

A

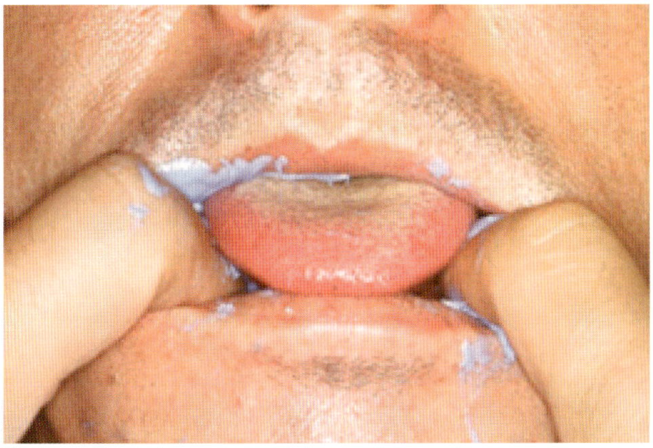

B

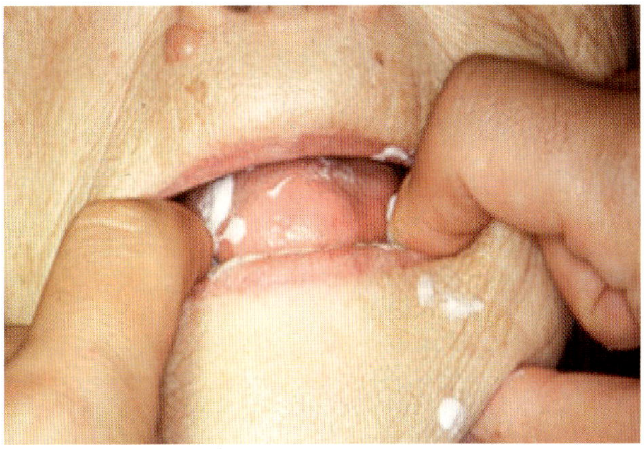

그림 3-35. 하악 인상 채득 시 혀의 위치. A, 적당히 혀를 내민 상태의 하악 인상 채득 시 혀의 위치. B, 혀가 완전히 나오지 못한 상태.

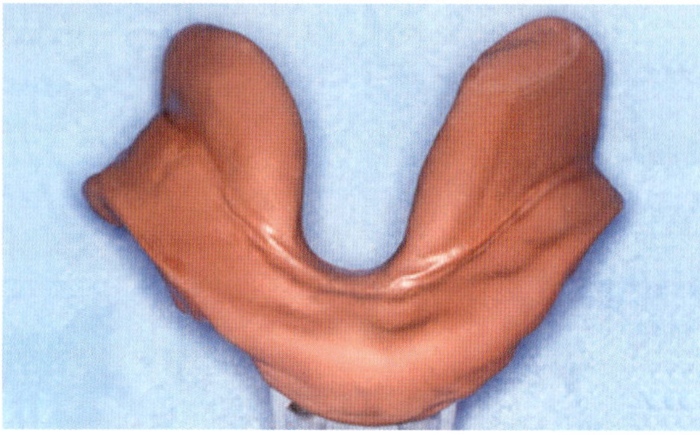

그림 3-36. 혀가 뒤쪽으로 위치되었을 때 설측 인상이 overextension 된다.

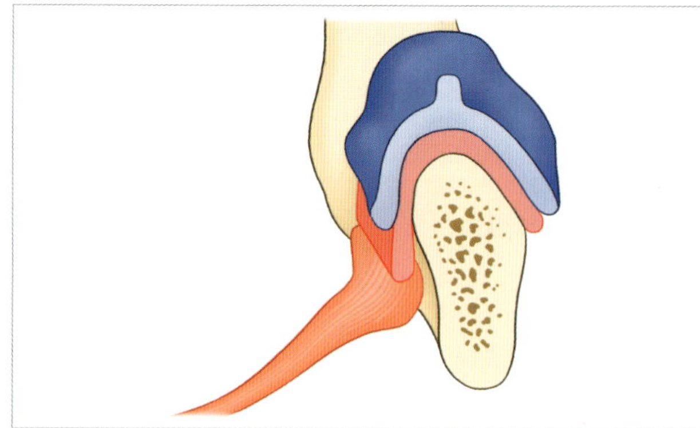

그림 3-37. 인상채득 시 mylohyoid muscle이 rest 상태에서 채득되는 모양. Lingual flange가 수직적으로 하방으로 과도하게 길게 만들어진다.

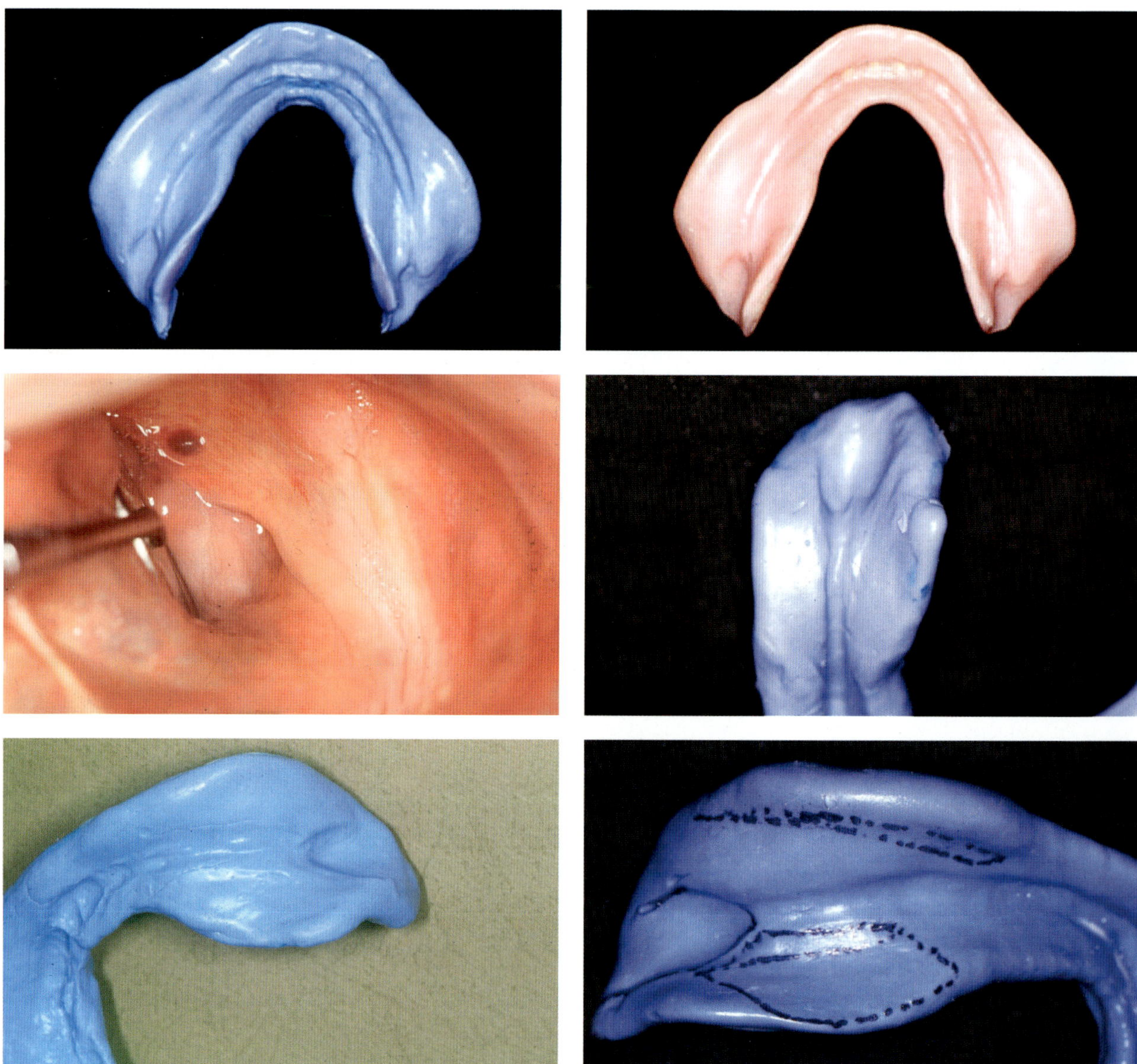

A B C D E F

그림 3-38. A, B, Mylohyoid muscle의 수축과 retromylohyoid fossa의 정확한 인기를 볼 수 있다. C, D, 소대가 잘 인기된 모습. E, F, Mylohyoid muscle이 지나치게 수축되어 인기된 인상체.

4) 상악의 최종인상

(1) 개인용 트레이의 점검

상악 개인용 트레이의 연장이 적절히 되었는지를 확인한다. 환자의 palate에 indelible pencil을 이용하여 vibrating line을 표시하여 이 선이 hamular notch 쪽으로 연장이 되게 하고 트레이의 후방 경계를 이 선에 맞춘다(그림 3-39). 입술과 뺨을 들어 올려 트레이에 border가 sulcus reflection보다 조금 짧은지를 점검한다. Tuberosity sulcus 부위는 mucosa의 reflection을 확인하기가 어려우므로 의심이 되면 low-fusing compound를 border에 조금 첨가하여 확인하며, 트레이의 border가 과연장된 경우 denture bur 등을 이용하여 삭제하고, 저연장된 경우는 low-fusing compound를 첨가하여 보충한다.

A 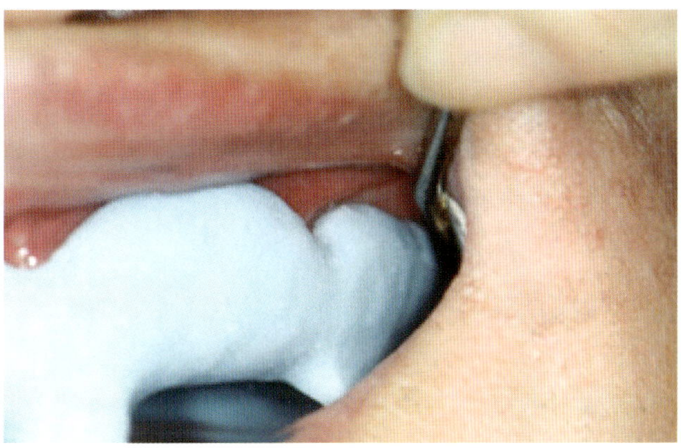 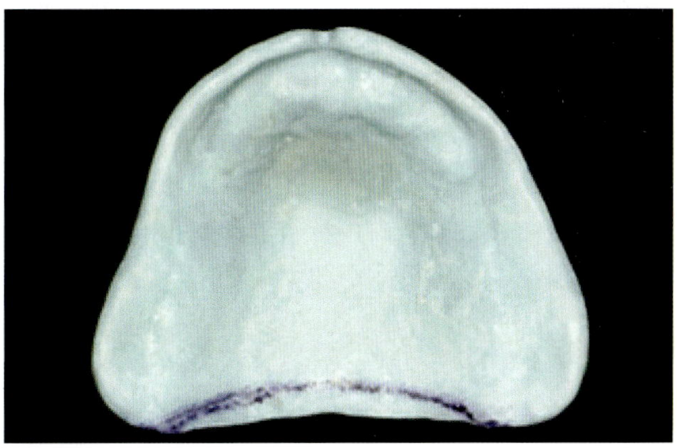 B

그림 3-39. A, 개인용 트레이의 retention check와 border 부위 확인. B, 진동선의 확인.

(2) 인상채득

상악 개인용 트레이의 시적과 수정이 이루어졌으면 개인용 트레이에 실리콘 인상재의 접착제를 바른 후 light body와 medium body를 섞어서 사용하고, 심한 상악 치조제인 경우에는 medium body만을 사용한다(그림 3-40). Mixing된 인상재를 트레이에 loading한 다음 여분의 인상재를 환자의 입을 반 정도 다물게 한 상태에서 plate와 tuberosity의 바깥쪽 buccal vestibule에 발라준다. 환자의 구강 내에 트레이를 집어넣고 seating을 하면서 좌우로 조금씩 vibration을 해준다. 트레이의 seating시 앞에서 열거한 방법과 같이 트레이 앞쪽을 먼저 seating하고 그 다음에 뒤쪽을 seating한다. 트레이의 seating 후 좌측 검지를 이용하여 단단하게 고정한다. 또한 환자는 입을 크게 벌렸다 다물게 하여 tuberosity의 외측 부분 flange의 두께를 결정해 준다. 상악의 인상채득 시 coronoid process의 전방 움직임에 제한을 준다(그림 3-41). 인상재가 경화된 후 구강에서 이를 제거하는 과정은 다음과 같다. 환자가 입을 반쯤 다물게하고 border에 공기가 들어가도록 하기 위해 입을 위로 올리고 트레이를 아래 방향으로 힘을 주어 구강 내에서 제거한다.

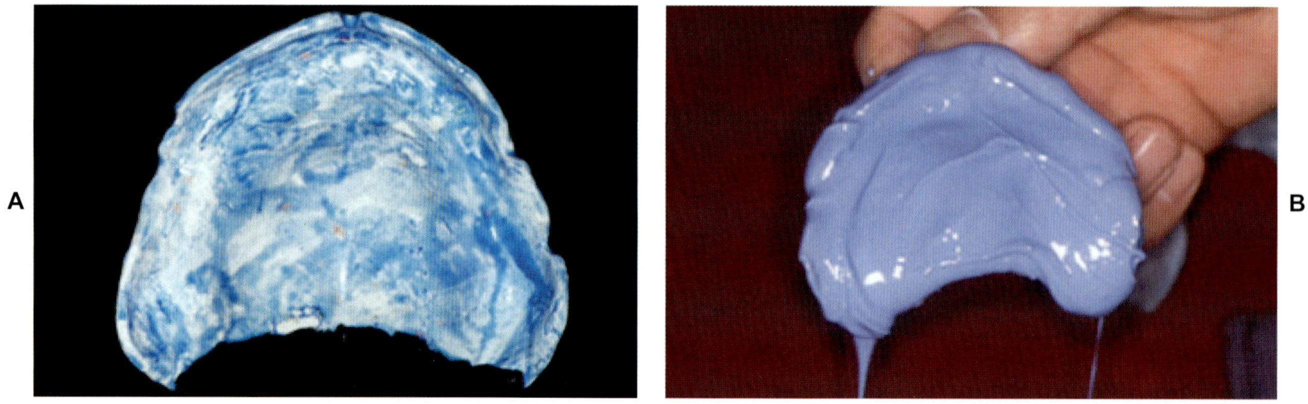

그림 3-40. A, Vibrating line 부위에 green stick compound로 기능 인상채득 후 실리콘 인상재 접착제를 발라준다. B, 실리콘 인상재가 loading된 개인 트레이.

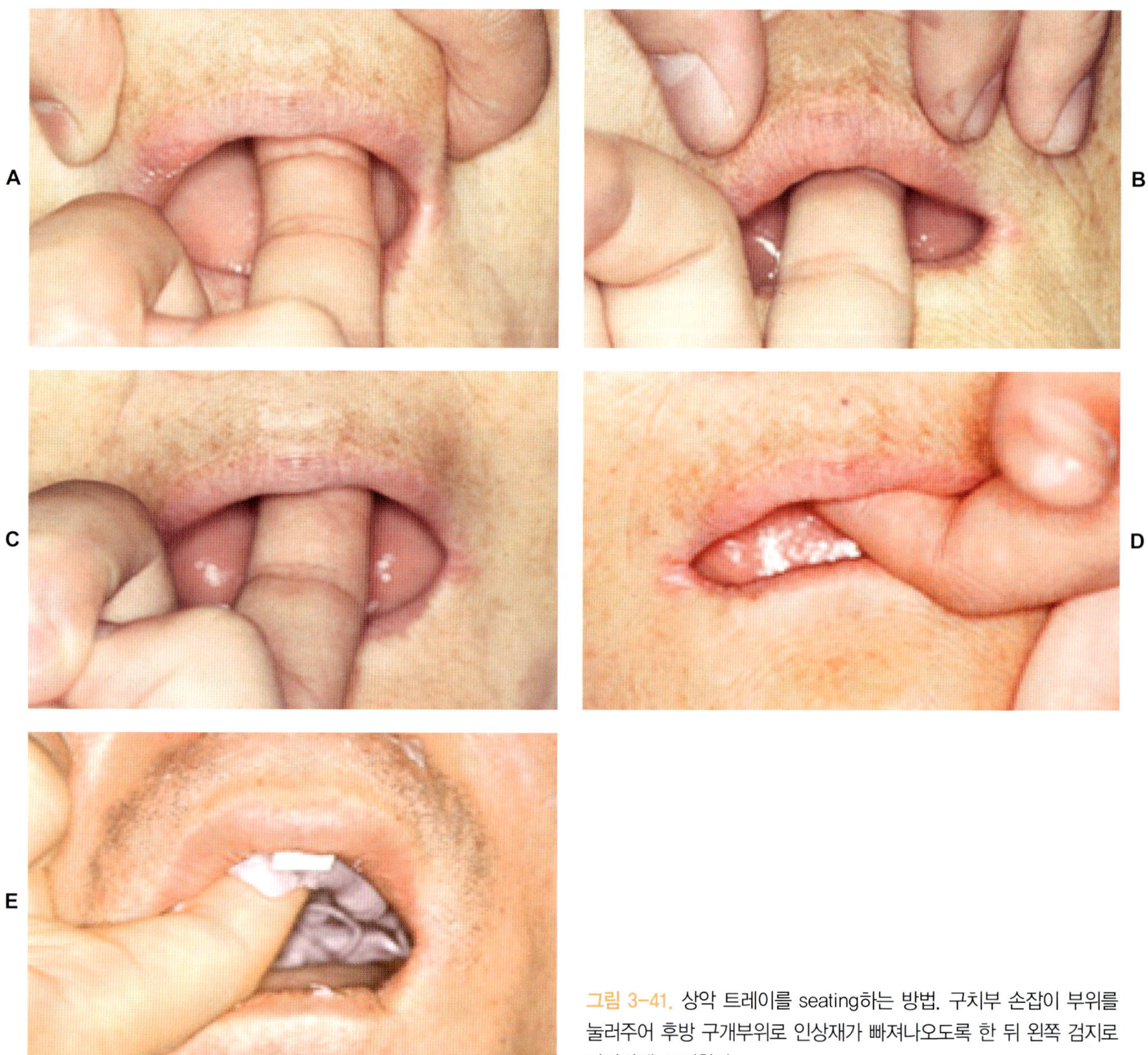

그림 3-41. 상악 트레이를 seating하는 방법. 구치부 손잡이 부위를 눌러주어 후방 구개부위로 인상재가 빠져나오도록 한 뒤 왼쪽 검지로 단단하게 고정한다.

(3) 상악 인상의 점검

구강 내에서 제거한 후 인상체를 검사한다. 구강 내에서 제거된 인상체는 필요한 해부학적 구조가 나와 있는지 확인해야 하는데, 이때 순협측 vestibular reflection은 알맞게 기록되어야 한다. 인상면은 매끈하고 주름이나 흠이 없어야 한다. 또한 hamular notch와 vibrating line을 포함한 palate가 기록되어야 한다. 만약에 impression border 부위에서 트레이나 low-fusing compound가 보인다면 over-extension이 되므로 수정 후 다시 인상을 채득한다. 제대로 채득된 인상과 의치상은 같은 모습을 보여준다(그림 3-42).

A
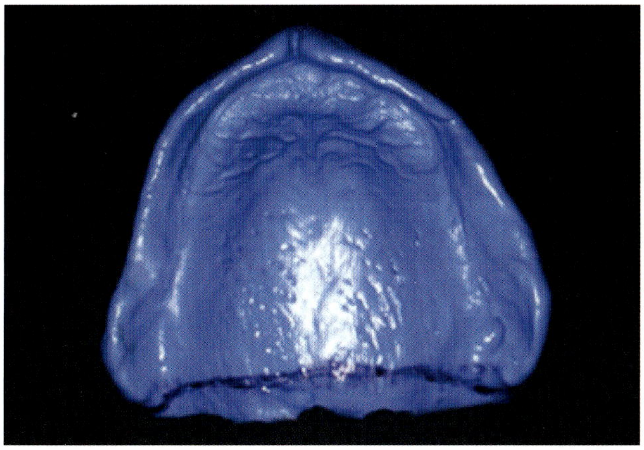
B
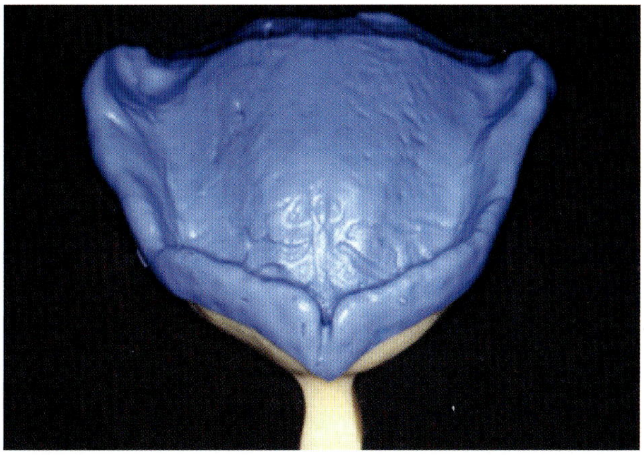

그림 3-42. 상악의 최종인상 형태.

5 요약

지금까지 총의치 인상채득에 관하여 언급하였는데 이제까지의 내용을 요약하면 다음과 같다.

1. 우선 인상을 채득하기 전에 **환자의 자세**와 **술자의 위치**를 바르게 하는 것이 중요하다.
2. 무치악 환자에게 가장 **잘 맞는 트레이의 선택**이 중요하며, 상악은 hamular notch를, 하악은 retromolar pad를 덮은 것을 골라야 한다.
3. 인상을 채득하기 전에 트레이를 구강 내에 삽입하는 방법을 숙지하는 것이 좋다. **하악은 시계 방향**으로 **상악은 시계 반대 방향**으로 rotation시키면서 삽입한다.
4. 1차인상에서 잘못된 것을 최종인상채득 시 보완할 수 없다.
5. 1차인상재로 가장 적절한 재료는 impression compound이며, 정확한 표면과 하악에서 mylohyoid muscle의 수축된 양상을 채득하기 위해서 alginate wash 인상이 우수한 결과를 얻을 수 있다.
6. 하악의 인상채득 시 유지가 좋은 의치를 위해서 가장 중요한 부위는 **mylohyoid muscle**의

부위와 **retromylohyoid fossa** 부분이다.

7. 상악의 인상채득 시 중요한 부위는 hamular notch와 tuberosity sulcus 부위이다.
8. 개인용 트레이의 변연부위는 **tissue reflection point**를 연장한 선까지 해주며, **frenum** 부위에서는 1mm 정도 짧게 만들어 준다.
9. 상악의 경우에 하악에서보다 묽은 인상재로 채득하는 것이 좋다. 상·하악 트레이의 넓이가 다르기 때문에 인상재가 빠져나오는 거리가 다르다. 주로 하악은 silicone 인상재 medium body, 상악은 light와 medium body를 사용한다.
10. 최종인상재의 선택은 흡수가 심한 치조제일수록 viscous한 인상재를 사용하는 것이 좋다.
11. 하악의 인상채득 시 혀의 운동을 지나치게 유도하지 말고 전방 트레이의 손잡이 정도까지 **혀를 protrusion**시킨 후 인상재가 경화될 때까지 그대로 유지시키는 것이 좋다.

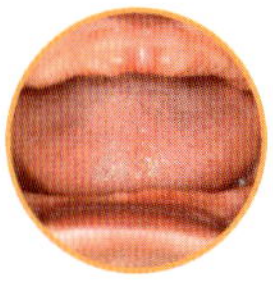 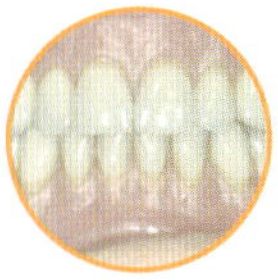

04

최종 모형과 Permanent Resin Baseplate의 제작

1. 최종 모형의 제작
2. Permanent resin baseplate
3. Temporary record baseplate

이 단계는 permanent resin baseplate의 제작과 악간 관계를 기록하기 위한 wax rim을 만드는 단계이다.

1 최종 모형의 제작

2차인상 시 올바른 조직 경계가 인기되었다면 총의치상에 이것을 그대로 옮겨야 한다. Sulcus의 깊이와 폭을 모형에 복제하기 위해 인상체를 boxing한다.

Sulcus의 가장 깊은 곳에서 5mm 떨어진 위치에 각 인상체의 외측에 5mm 폭을 가진 한 겹의 beading wax를 두른다. 하악 인상체에 적절한 형태의 wax를 beading wax에 부착시켜, tongue space를 채운다.

Beading 경계 부위를 한 장의 boxing wax로 둘러싸고 폐쇄시켜야 한다. 하악 인상체의 경우, block out된 tongue space를 폐쇄하도록 box를 형성한다. 깨끗한 stone을 사용하여 모형을 제작한다. Boxing wax를 제거하고 인상체와 모형을 분리한다.

1) 상악 모형상에서 임의의 post dam을 부여하는 방법

상악 모형의 후방부를 조각하여 임의의 post dam을 부여하고자 할 때는 전에 표시한 1차인상 모형을 참고한다. 진동선(vibrating line)의 위치와 변위 가능한 연조직 분포를 2차인상 모형에 그린다. 그리고 나서,

① Post dam의 후방 경계를 따라 1mm 깊이로 모형을 파낸다. 가장 넓은 점에서 2mm 분리된 선으로 외형선을 따라 post dam을 나눈다. 어느 경우에 post dam 전후 사이가 단지 2mm 정도이고, 다른 경우에는 약 6mm 정도가 될 경우도 있다.

② 부드러운 lead pencil로 후방 경계와 이에 가까운 선 사이의 영역을 색칠한다.

③ 다음 방법으로 색칠된 부위를 긁어낸다. 이에 이용되는 가장 좋은 knife는 back과 cutting edge 사이가 약 50°를 갖는 것이다. 모형의 전방을 우리에게 향하게 한 채로 knife의 tip을 post dam 후방 부위를 표시한 선에 위치시킨다. 모형을 깎아 내어 뒤로 기울어지는 약간의 bevel을 만든다.

④ 색칠된 부위를 제거한 다음, 다음 외형선과 post dam의 후방 사이에 색칠하고 이 부위를 깎아낸다. Post dam 부위 전방에 표시된 선에 이를 때까지 계속해서 색칠하고 깎아낸다.

모형에 변화를 준 결과대로 그 위에 제작된 의치는 점차 의치의 후방에서 조직을 변위시켜 적절한 폐쇄 효과를 나타낼 것이다.

Dam이 한 영역 이상으로 연장되는 이유는 조직이 점진적으로 변위되고, 폐쇄가 넓은 부위에서 더 효과적이기 때문이다. 의치상의 연장이 어떤 이유로 짧아진다면 적어도 약간의 폐쇄 효과가 유지될 수 있는 기회가 있다.

어떤 이들은 post dam으로 작용하도록 모형의 후방 경계를 따라 깊이 1mm 길이의 선을 새긴다. 이것은 양 hamular notch를 따라 연장하고 의치상 후면보다 1.5mm 전방에 위치해야 한다.

2 Permanent resin baseplate

영구 resin baseplate는 완성될 총의치의 base가 되는 것이다. Baseplate는 아래 조직에 정확히 적합되고, 경계 주위로 올바로 연장되어야 한다. 이러한 조건들을 충족시키기 위해서는 acrylic baseplate 완성 과정에서 변형을 피하도록 주의하여야 한다. 올바른 monomer와 polymer의 비율은 중합수축을 최소화시킬 수 있다. 수축으로 인한 변형은 baseplate 두께를 적절하게 변화시켜 감소될 수 있고, strain이 내재될 가능성은 온성 과정 때 주의하면 감소될 수 있다(그림 4-1).

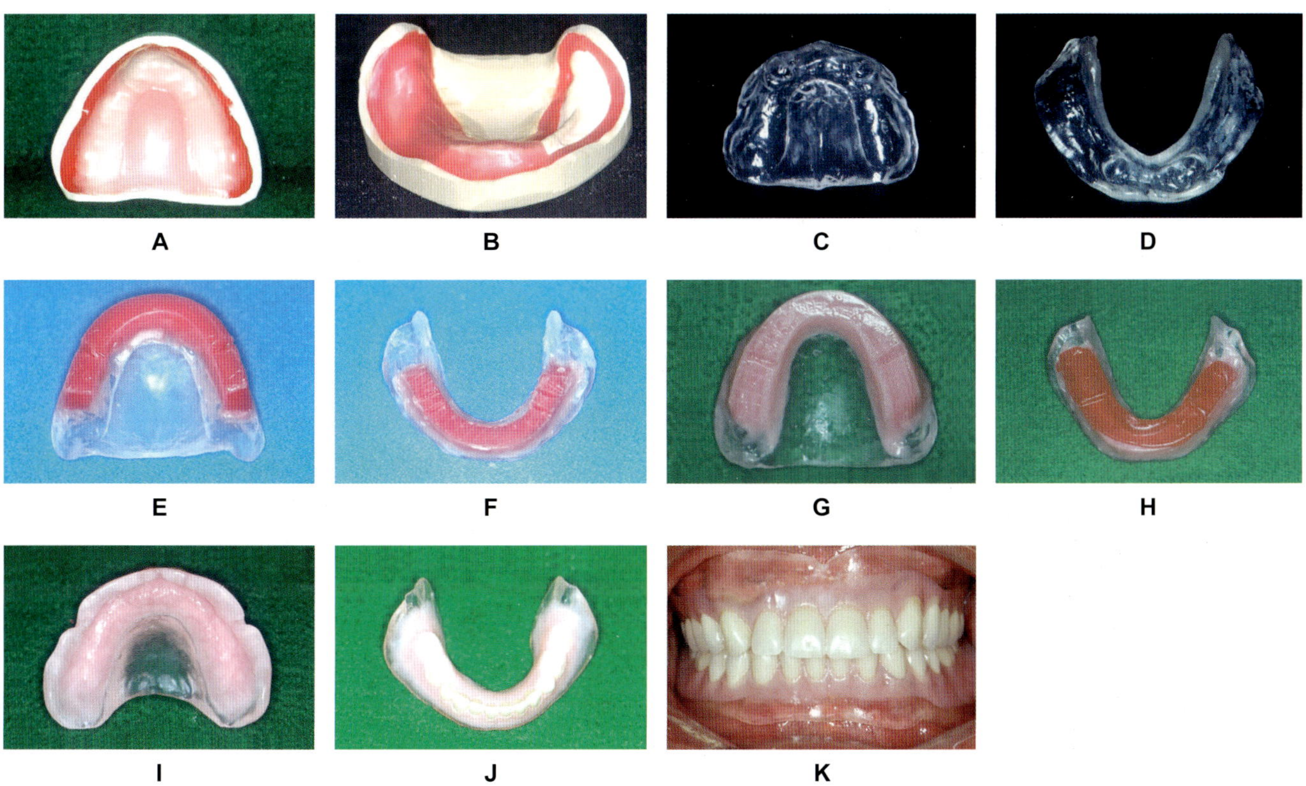

그림 4-1. Permanent record base를 이용한 상·하악 총의치 제작 증례. A, B, 납형 제작. C, D, 온성 완료된 permanent record base. E, F, Wax rim이 올려진 record base. G, H, 악간 관계가 채득된 record base. I~K, 영구 resin base plate 위에 완성된 의치 및 구강 내 장착된 모습.

1) 납형(Wax pattern) 제작

(1) 상악의 baseplate

구개에 한 장의 wax를 덮고 치조제 위로는 1cm 이내로 연장시킨다. Wax를 과도히 가열하지 않고 살짝 연화시켜서 border sulcus의 모형의 바깥쪽 턱(land) 높이까지 wax로 채운다. 그런 다음 전체 모형 위에 한 장의 wax를 깔아준다. Wax baseplate는 경계 주위와 중앙에서 더 두껍게 된다. 이러한 두께 분포는 baseplate의 견고성을 증가시키고 변형을 감소시킨다. 경계 부위와 구개 사이의 step은 치아를 부착할 때 다음 층의 acrylic resin을 연마하기 위한 위치를 부여한다. 매몰재를 이용하여 상함에 매몰을 완료한다.

(2) 하악 baseplate

모형의 바깥쪽 턱 높이까지 순, 협, 설측 sulcus를 wax로 채운다. 그 위에 전체적으로 한 장의 wax를 깐다. Plaster로 모형의 경계를 연결하면서 하함에 모형을 매몰한다. 매몰재가 경화된 후 wax를 끓여 없앤다.

(3) 분리재 도포

Sodium alginate가 주로 많이 사용되지만, tin foil은 다음과 같은 이유로 사용하는 것이 좋다. Tin foil은 물이 잘 투과되지 않는다. 온성 중의 acrylic과 plaster 사이에 수증기 층이 있으면 깨끗한 acrylic면이 만들어지지 않는다. 또 tin-foil은 acrylic면의 완전한 중합을 허용하지만, sodium alginate 층은 중합을 억제할 수 있다.

(4) 온성과 완성

Mould가 냉각된 후 dough 상태의 레진을 채운다. 따뜻한 mould에 레진을 채우면 이것은 중합이 촉진되어 함의 완전한 폐쇄가 어렵게 된다. 레진 중합 후 모형을 잘라 조각내어 baseplate를 제거한다. 온전한 모형에서 baseplate를 들어 올리려고 하면 resin baseplate가 되거나 변형시키거나 파절된다.

Baseplate를 연마할 때 변연부를 손상시키지 않도록 주의한다.

(5) 부착 모형(Mounting cast)의 제작

각 baseplate의 조직 적합면 위의 모든 undercut을 wax로 막고, 석고로 부착 모형을 제작한다. 경화 후 부착 모형에서 acrylic base를 제거한다.

(6) Wax 교합제(Occlusion rim)의 제작

Baseplate의 치조제 연마면 부위를 거칠게 만든 후 준비한 wax 교합제를 연화시키고 적합시킨다. 상악 교합제의 전면은 절치유두보다 약 8~10mm 전방에 위치해야 한다. 상악 교합제의 후방한계는 상악결절의 앞에서 끝나야 한다. 하악 교합제는 retromolar pad 중앙보다 높지 않아야 한다.

(7) Composition occlusion rims

Wax 교합제의 문제점은 구강 온도에서 연화되는 경향이 있다는 것이다. Composition 교합제는 훌륭한 대체물이다. 그러나 인상용 compound는 쉽게 변형되지 않고 견고한 교합제를 제공하지만 wax보다 trimming하기 어려운 재료이고, 조정이 필요할 때는 시간이 소요된다. 반면에, modeling wax는 상대적으로 trimming하기 쉽다. 만약 구할 수 있다면 구강 온도에서 견고한 'Beauty wax', 고온 용융 wax를 사용하는 것이 좋다.

(8) Permanent resin baseplate에 쓰이는 레진의 사용법(Paladon)

① 용량비 10g powder : 4mL liquid

② Liquid를 jar에 넣고 powder를 첨가하고 이때 jar를 천천히 돌리거나 기울여 liquid가 saturation되게 하며 표면에도 liquid에 젖지 않은 층이 있어야 한다.

③ 30초 후에 여분의 powder를 제거하고 완전히 mix하여 dough 상태로 만들고 10분간 jar에 둔다.

④ 온성 방법은 23℃ 온도에서 60분간 유지한다.

① Polymerization

- Regular water-bath polymerization

① Flask는 물에 완전히 잠기게 한다.

② 물을 가열하여 30분 안에 70℃까지 올린다.

③ 30분간 이 온도를 유지한다.

④ 20분 안에 온도를 끓는점까지 올린다.

⑤ Doiling을 최소 30분간 지속한다.

⑥ Water bath에서 천천히 식힌다.

- Long term polymerization

① Flask를 찬물로 채워진 water bath에 위치

② 물을 90℃까지 높여 10시간 동안 중합

③ Water bath에서 천천히 cooling

③ Oil press

Flask를 올려놓고 처음에 1톤에 이를 때까지 서서히 pressure를 가한다. 이때 나온 excess resin을 5분간 제거하고 1톤을 계속 유지시킨다. Pressure를 유지하면서 약 15분간 공기 중에 방치한다.

3 Temporary record baseplate

Permanent record base 사용 시 레진 curing을 두 번 제작해야 하는 불편함으로 인하여 현재는 temporary record base를 제작한 뒤 상방에 교합제를 쌓고 이를 이용하여 악간 관계를 채득하는 것이 일반적이다. Temporary record base는 악간 관계 채득 시부터 도치 배열, 그리고 의치 시적 시까지 사용되며 최종적으로는 제거되어 denture base material로 대체된다. 이러한 특성은 총의치 완성 시까지 제거되지 않고 해당 의치 base의 일부분으로 남는 permanent record base와의 가장 큰 차이점이다. Temporary record base의 제작 재료로는 화학중합형 아크릴릭 레진, 광중합형 아크릴릭 레진, 베이스플레이트 왁스 등이 주로 쓰인다(그림 4-2, 4-3).

A B C D

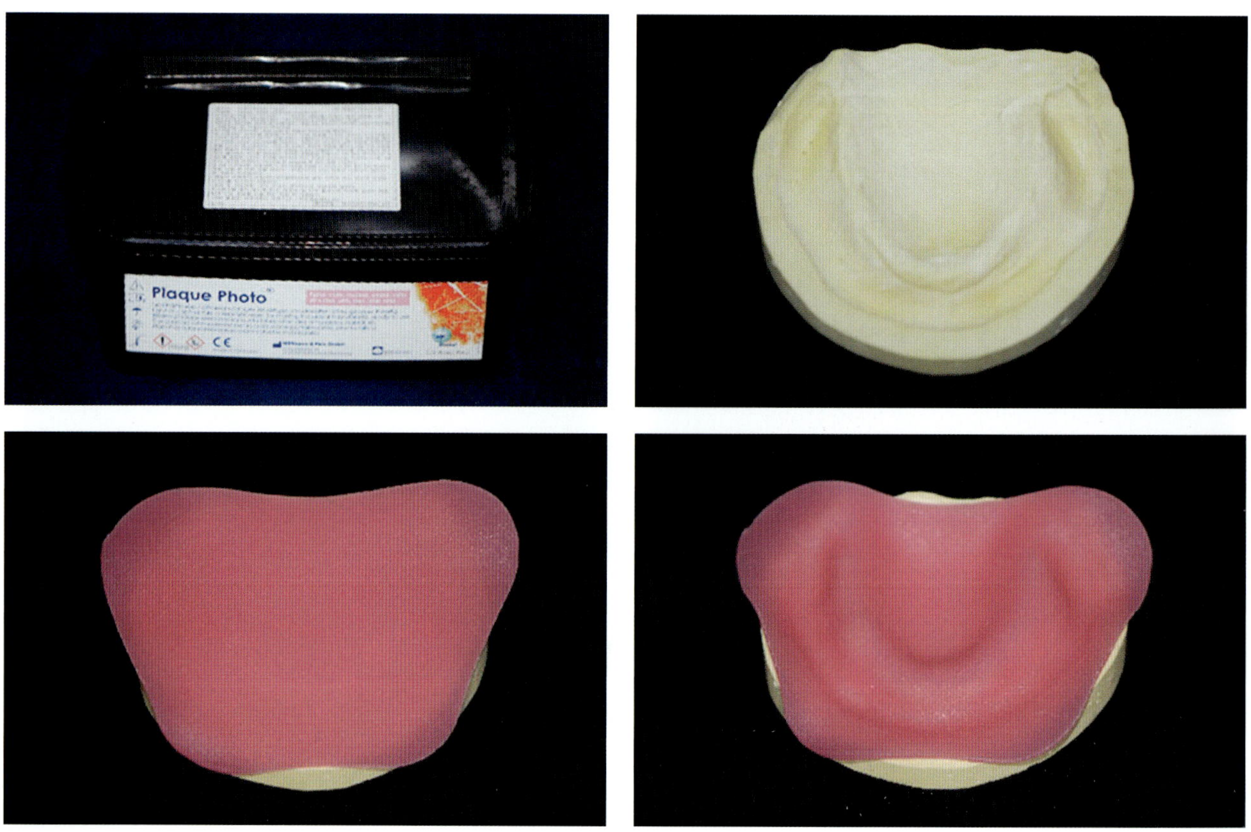

E F

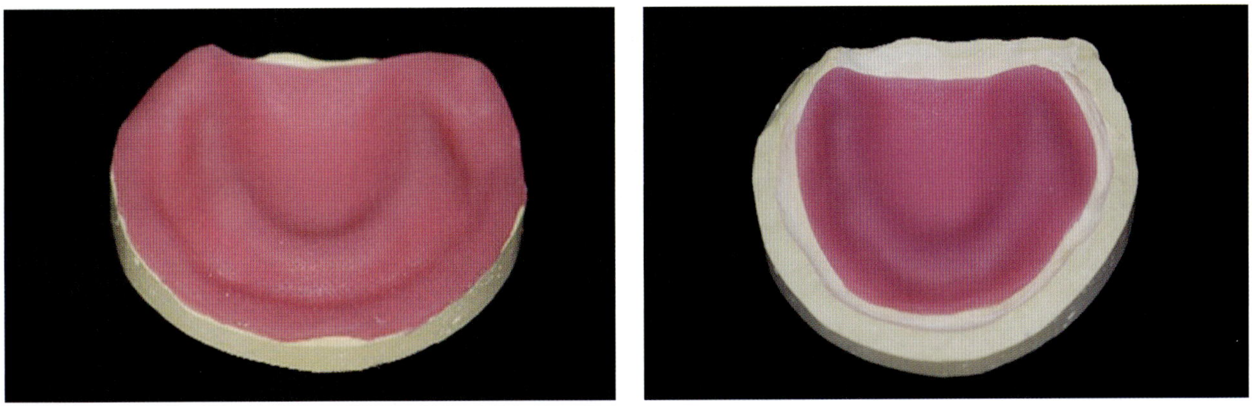

그림 4-2. 광중합형 아크릴릭 레진을 이용하여 제작한 temporary record base.

A B C D E F

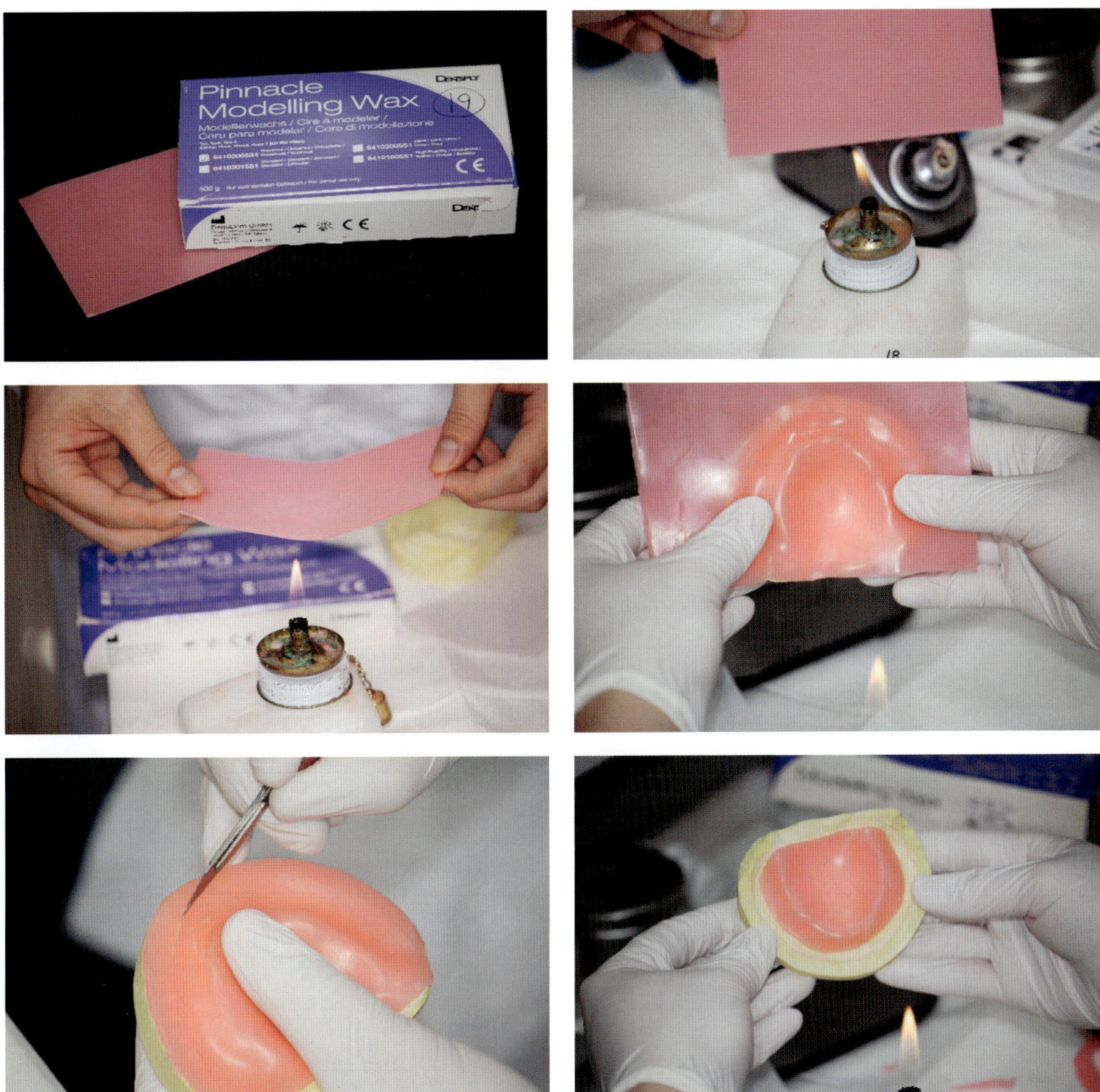

G

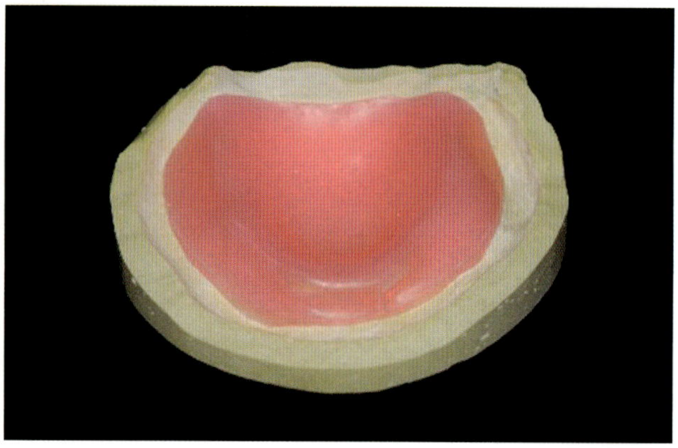

그림 4-3. 베이스플레이트 왁스를 이용하여 제작한 temporary record base.

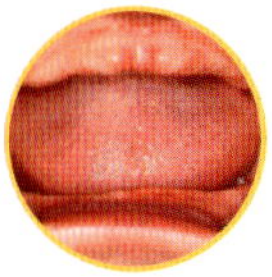 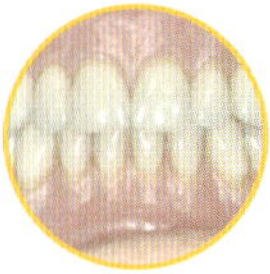

05 악간 관계 설정과 치아의 선택

1 Record base(기록상, 의치상)의 검사

이 검사는 악간 관계를 채득하는 약속일에 맨 처음 시행하는 과정이다.

1) Record base의 유지력 검사

만일 완성된 record base 아래와 같은 이유로 유지력을 적절하게 얻지 못하게 된다.

① 과도한 연장 – 과도하게 변위된 조직들의 긴장은 의치상의 변위를 일으킨다.

② 부족한 변연의 연장이나 post dam의 결여 – 변연조직에서 탄성응력이 생기지 않는다.

③ 구강조직의 부적절한 형태나 탄력성의 문제

④ 온성 중에 발생한 base의 뒤틀림

유지력이 없는 의치상을 처치하는 방법들을 서술하기 전에 상악 의치상의 posterior border의 봉쇄를 확인하는 방법을 논의할 필요가 있다.

2) Post dam

완성된 상악 의치의 유지력은 주로 그 변연 주위로부터의 공기의 침입을 막는 효과적인 봉쇄를 유지하는 것에 크게 영향을 받는다. 전정부에서는 기록상의 잘 형성된 변연에 의한 연조직의 탄력적인 변위에 의해 봉쇄가 이루어지지만, 이것은 상악의 후방 경계 부위까지도 계속되어야 한다. 이런 경우에 연조직이 변위될 수 있는 정도는 점막하조직의 양과 탄성에 의존한다. 예를 들면 midline에서는 점막과 골막이 접촉하고 있는 반면에, 그 외의 부위에서는 이들 사이에 선조직과 섬유성 조직이 다량 존재한다. 구개의 후방한계에는 더 심각한 문제가 있다. 레진이 열중합되는 과정에서의 수축 때문에 이 부위에서의 의치상의 구개부위 접촉은 종종 부족하게 된다.

의치상의 후방한계에서의 봉쇄를 얻어내는 가장 효과적인 방법은 올바르게 연장된 의치의 구개면 후방에 인상용 green stick compound를 추가하는 것이다. 이것은 compound를 불에 연화시켜 뜨거운 물에서 tempering한 다음 의치상을 구개부의 후상방으로 힘을 주어 seating 시킴으로써 얻을 수 있다. 만일 이 과정이 투명한 의치상으로 시행된다면 유리할 수 있다. 의치상의 투명한 구개부를 관찰함으로써 술자는 첨가된 인상용 compound가 하방의 조직으로부터 의치상을 분리시키지 않았는지 확인할 수 있다. 그래서 단번에 의치상의 유지력 향상을 관찰할 수 있다.

기록상을 제거해내면 compound가 의치상 부위를 넘어서 흘러가 있는 것을 관찰할 수 있으며, 그 두께는 연조직의 변위량을 보여준다. 의치상 후면에 어떠한 과량의 compound가 보일 수 있다.

만일 compound가 불충분하게 연화되었다면 흐름성이 부적절해져서 의치상이 원래의 위치로 안착되지 않으려 할 것이다. 만일 compound가 너무 두껍다고 생각되면 다시 재가열하고 뜨거운 물로 tempering해서 구강 내에 재위치시켜야 한다.

진료실에서 post dam을 형성하는 대체 방법으로서, 기공실에서 의치상의 완성 전에 cast를 수정하는 것이 있을 수 있다. 비록 이 과정은 많은 경험이 필요하지만 받아들일 만한 결과를 얻을 수 있다.

3) 과연장된 base

과도하게 연장되었다고 생각되는 의치상의 부위에 disclosing wax 또는 paste를 바른다. 의치상을 환자의 구강에 장착하고 크게 개폐운동시킨다. 하악 의치상의 경우에는 혀를 앞으로 내밀게 시킨다. 구강에서 의치상을 제거한 다음에 과도하게 연장된 부위를 denture bur로 조심스럽게 삭제한다. 이 과정을 반복함에 따라 base의 유지력이 증가될 것이다.

• 기구와 재료들

① Disclosing wax나 paste를 담은 용기

② Stainless steel spatula

③ Handpiece and acrylic trimmers

4) 저연장된 base

이미 만들어진 base에 많은 양의 레진을 첨가하는 것은 힘들고 시간이 많이 소모되는 일이다. 임상에서 자주 만나는 상황이지만 좋지 않은 결과가 초래되는 경우가 많이 발생한다.

• 기구와 재료들

① 낮은 연화점을 갖는 인상용 compound(Kerr's green)

② Hanautorch or pin-point frame

③ 60℃의 뜨거운 물을 담은 bowl

④ 찬물을 담은 bowl

⑤ Stanley knife

(1) 상악의 base

Gas flame에 compound를 연화하고, 상악 의치상의 구개면 후방을 따라 연화된 재료를 적용한다(이것은 후연에서부터 볼 때 5mm 이상으로 연장되어서는 안 된다). 그 면을 torch나 pin point flame을 이용하여 가열한다. 이것을 뜨거운 물에 tempering하여 환자의 구강에 넣고 후상방으로 압력을 가한다. 제거하고 찬물에 담그기 전 적어도 2분간 구강 내에서 그 위치를 유지한다. Compound는 연조직을 변위시켰을 수 있고, 과량의 재료는 의치상 후방으로 흘러나갈 것이다. 의치상의 후방연장은 이러한 방식으로 필요에 따라 얻어낼 수 있다.

의치상을 건조시킨 후 한 번에 약 2cm 정도씩 추가로 compound를 연화하여 저연장된 부위에 적용하며, hamular notch에서 시작하여 양쪽 모두 전방으로 적용하고, 필요에 따라서는 모든 변연을 둘러싸게 한다. 각각의 새로운 부위에 compound를 첨가한 후에는 구강 내에 다시 삽입하기 전에 불꽃에 연화하고 뜨거운 물에 tempering한다. 마지막으로 compound를 첨가하면 seal이 완성되며, 최적의 유지력이 얻어진다. 연화된 compound와 함께 의치상이 안착된 동안 환자가 크게 개구하도록 지시한다. 연화된 compound가 의치의 적합면에 흘러들어가지 않도록 주의해야 한다.

(2) 하악의 base

하악의 설측 변연을 따라 정중부에서 후방 쪽으로 연화된 compound를 첨가한다. 설측연이 완성된 후에 compound를 retromolar pad 부위에 먼저 적용하고 각각의 협측과 순측에 전방으로 진행시켜 결국에는 순측 전정에서 이들이 만나도록 한다. 인상용 compound는 그 다음 기공과정에서 자가중합형 acrylic resin으로 대체한다.

2 악간 관계

앞서 의치와 함께 일어나는 기능 중 근활동의 필수적인 역할을 강조해왔다. 완성된 의치가 이러한 활동들을 방해해서는 안 된다는 것이 중요하다. 저작이나 연하 시에 악골이 이개되는 정도는 근육이 작용할 여건을 결정하게 될 것이다.

그러므로 총의치의 제작에서 치아가 적절하게 악골 간의 이개가 되도록하는 것이 매우 중요하게 된다. 자연치열에 있어서 이러한 환자의 악골 간의 이개량은 치아가 맹출한 위치에 의해 결정된다. 거상근의 수축에 의해 치아가 접촉하게 되며, 이러한 상태는 그다지 오래 지속될 수 없다. 대부분의 근육들은 부분적으로 휴식을 취하는 상태이며, 하악골은 다시 resting position으로 돌아가게 된다. 이 위치는 거상근과 하악골 하부의 근육과 중력이 더해진 힘이 균형을 이루는 곳으로 근육의 힘과 몸의 자세에 의해 영향 받을 수 있다.

하악골이 rest position에 있을 때 자연치열은 일반적으로 약간 이개되어 있다(소구치부위에서 평균 2mm). 대합치 간의 이 공간은 '자유공극(freeway space)'으로 부른다(그림 5-1).

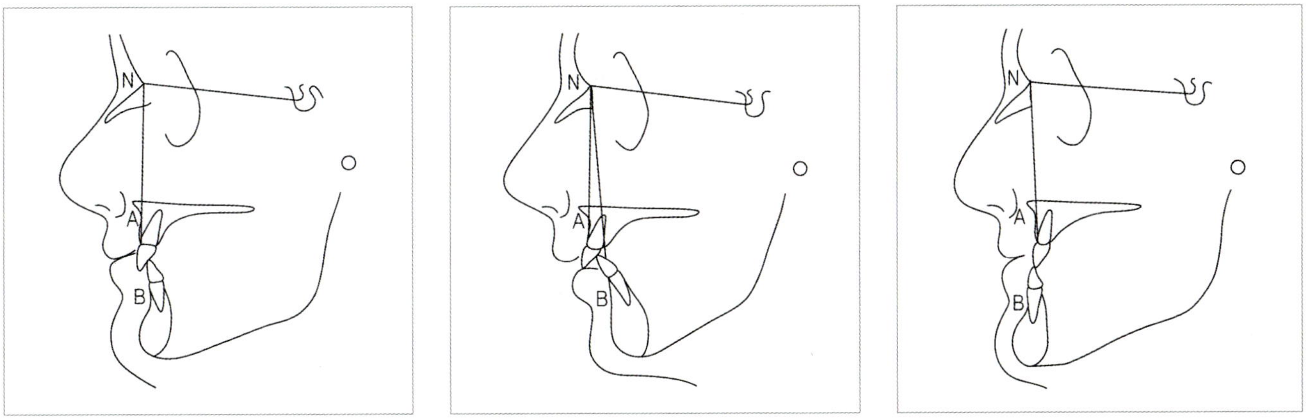

A B C

그림 5-1. Freeway space. **A,** Class Ⅰ(2~4mm). **B,** Class Ⅱ(4~6mm). **C,** Class Ⅲ(0~2mm).

악골 간의 이개량은 또한 안면의 수직고경을 결정할 것이다. 그리고 구강 내에서 계측하는 것보다는 안면에서 계측하는 것이 더 편리하다. 두 개의 임의의 점을 선택하는데, 편의에 따라 하나는 입의 상방에, 다른 하나는 입의 하방에서 점을 선택하고(일반적으로 정중선에 위치함) 이들 간의 거리를 계측한다. 치아가 서로 접촉할 때에 이 두 점 사이의 이개 정도를 occlusal vertical dimension이라고 하고, 하악이 rest position에 있을 때 두 점 간의 이개 정도를 rest vertical dimension이라고 한다(그림 5-2).

A
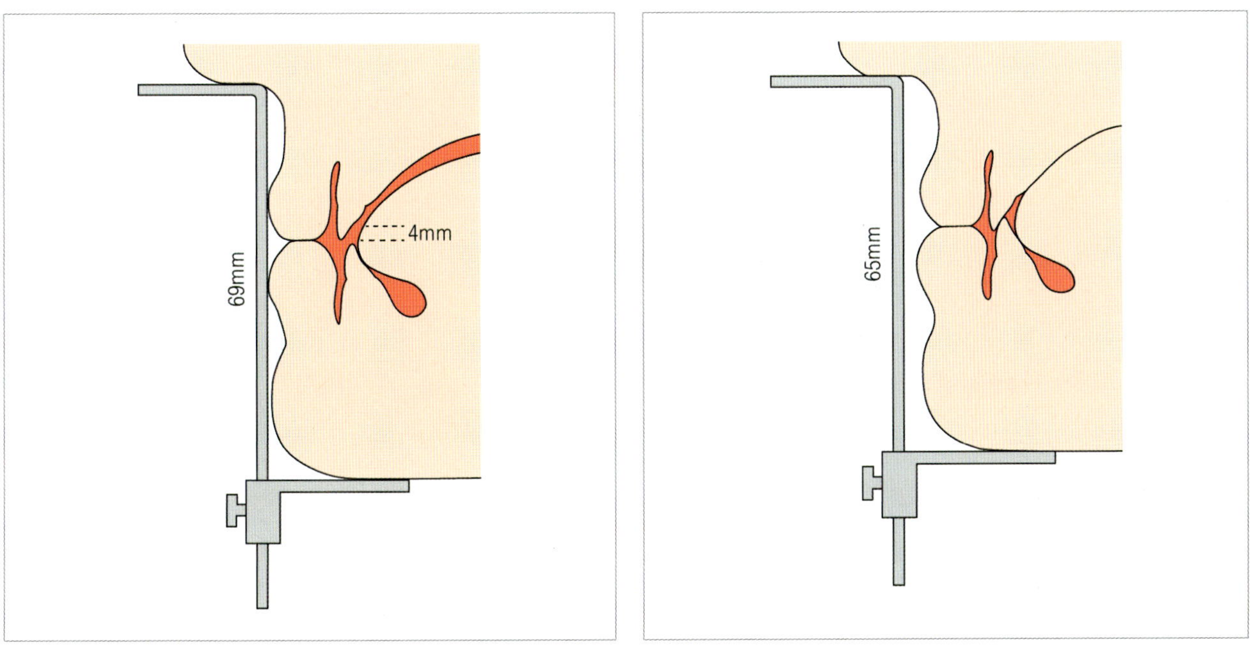

B

그림 5-2. **A,** Rest vertical dimension **B,** Occlusal vertical dimension.

안정위는 몸의 자세와 근력에 의해 영향을 받으므로 다음 사항이 계측 시에 매우 중요하게 된다.

① 환자가 자기 몸을 유지하며, 머리가 chair에 지지되지 않고 수직을 이루고 있는지를 확인한다.

② 환자가 긴장을 풀고 있는지 확인한다.

Occlusal vertical dimension은 항상 rest vertical dimension보다 작고, 그 차이는 'freeway space'보다 더 크다. 자연치열이 상실되면 occlusal vertical dimension을 계측할 수 있는 방법들이 없어지게 된다. 어쨌든 rest vertical dimension의 측정은 시행될 수 있고, 이것은 occlusal vertical dimension을 추정할 수 있는 수단을 제공한다. 평균적인 총의치 환자에서 occlusal vertical dimension은 rest vertical dimension보다 4mm 작게 만들어져야 한다. 이를 통해 소구치부위에서 최소한 2mm의 freeway space를 확보할 수 있다. 만일 환자가 편안하게 의치를 장착하려면 이것은 절대적인 필요사항이다.

자연치열은 수직적인 이개에 영향을 주는 것뿐 아니라, 또한 치근막의 감각기관에 의해 환자는 지속적으로 최대 감합위로 폐구할 수 있게 된다(중심교합위). 관련된 근육, 관절, 점막, 혀 등도 유사한 작용을 한다. 치아가 상실되면 이러한 악골의 정확한 위치를 결정하는 인자들이 손실된다.

의치를 사용하는 경우 그 의치의 치아 교두들이 서로 감합되면서 악골이 움직일 수 있어야 한다. 만일 그렇지 못한다면, 접촉하는 대합치 교두경사들에 의해 의치의 움직임과 그 하부조직에 대한 외상이 발생한다.

그럼에도 불구하고, 환자가 편안함을 느끼려면, 총의치의 occlusal vertical dimension은 무치악 상태의 rest vertical dimension보다 작아야 한다. 어쨌든, rest vertical dimension은 단지 하나의 의치만 구강 내에 장착한 채 계측되어야 한다는 점이 매우 중요한 것이다. 두 개의 의치(또는 교합상)가 구강 내에 장착되면, 환자는 occlusal vertical dimension과는 무관하게 치아(혹은 교합제)들이 서로 떨어져 있는(그리하여 occlusal vertical dimension보다 큰 rest vertical dimension을 나타내는) 위치에 즉시 적응할 것이다. 이것은 치아 간(혹은 교합제 간)에 존재하는 freeway space를 관찰하여 결정되는 occlusal vertical dimension의 정확성에 대한 접근 과정을 무의미하게 한다. 환자가 지속적으로 반복할 수 있는 유일한 위치는 하악과두가 하악와 내에서 가장 후방에 위치하는 것이다. 또한 이것은 지속적으로 기록될 수 있는 유일한 위치이다. 악관절의 lateral ligament는 과두의 후방탈구를 제한하며, 과두를 이 위치 이상으로 후방이동시키려면 매우 큰 힘이 필요하게 된다.

만일 하악을 수평면에서 고정하고 악골 간의 수직이개량을 결정한다면 상· 하악 간의 3차원적인 관계를 확립할 수 있다. 이것을 centric jaw relationship이라고 한다.

악골 간의 관계를 기록하기 위해서는 base plate 위에 교합상을 세우고 이것을 필요한 교합고경에 이르도록 다듬으며, 적절한 수평적인 관계로 위치시키는 것이 필요하다.

1) Record bases를 이용한 악간 관계의 확립

(1) 목표

① 중심 악골관계를 정확하게 기록하기 위함

② 구강 내에서 base plate와 교합상의 위치가 하악의 회전축에 대한 관계를 교합기의 회전축에 동일하게 옮길 수 있도록 facebow record를 하기 위함

(2) 기구와 재료들

① Permanent record base상의 교합상(그림 5-3, 5-4)

② Denture fixative

③ Modeling wax

④ Flat metal surface(Fox plane)

⑥ Willis gauge 또는 calipers

⑦ Wax knife

⑧ Eyebrow pencil

⑨ 찬물을 담은 bowl

⑩ Stanley knife

⑪ Facebow

⑫ 깨끗한 apron

⑬ 깨끗한 head rest cover와 bracket table을 위한 towel

⑭ 양치물

⑮ 환자 기록부

A

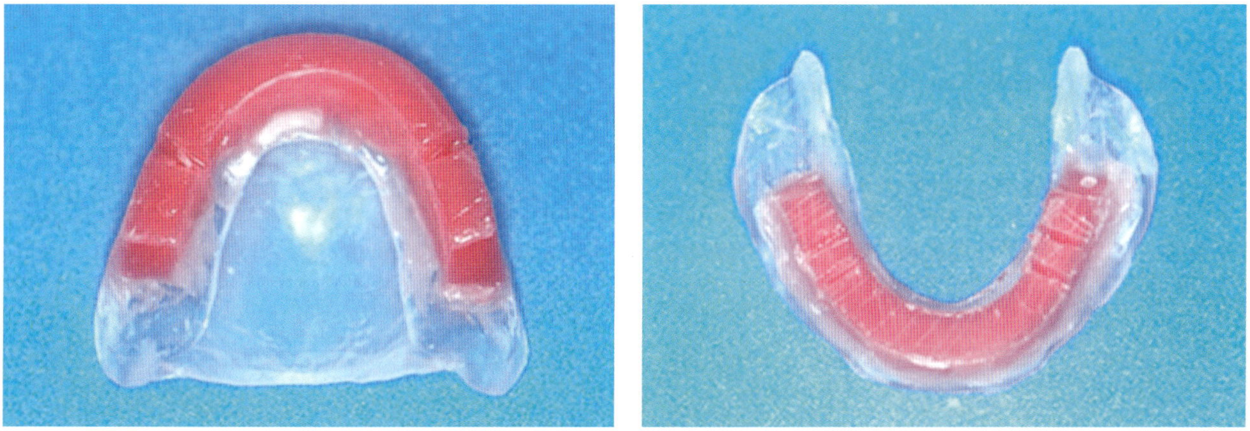

B

그림 5-3. 완성된 record base와 wax rim.

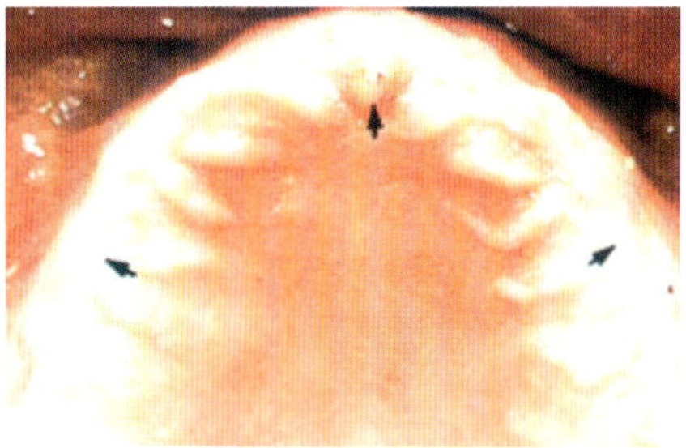
A

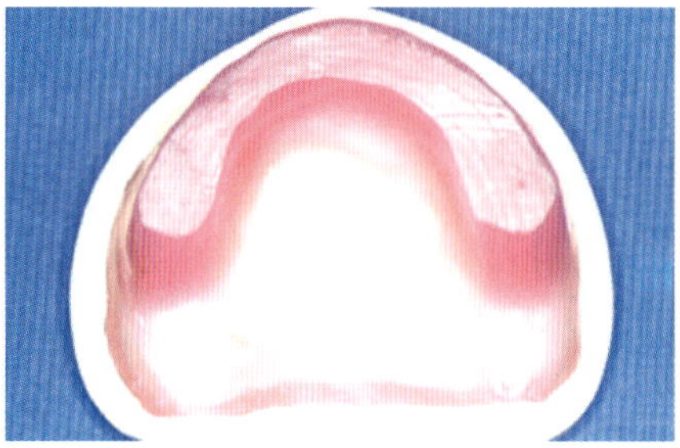
B

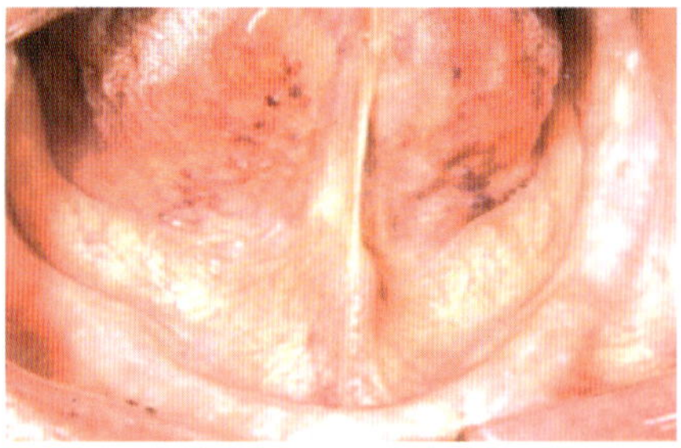
C

그림 5-4. A, 상악 무치악 모습. B, 하악 무치악의 모습. C, 완성된 상악 wax rim.

(3) 과정

우선 record base는 튀어나온 돌기 같은 결함이 없어야 하고, 유지력이 있는지 검사해야 한다. 만일 유지력이 없다면 먼저 수정해야 한다. 임시 record base를 이용할 경우 유지력이 적을 경우 adehesive powder나 paste를 이용하면 도움이 된다.

① Lip support의 평가

환자의 모든 안모와 측모를 관찰한다. 만일 lip support가 부족하면 vermilion border가 적게 보일 것이고, 비순구가 깊어질 수 있다. 과도한 lip support가 되면 상부 조직의 변형이 생길 수 있고, 쉽게 관찰된다.

② 교합평면의 높이와 위치 평가

상악 교합상의 교합평면과 그 순측 형태를 조정하는 이런 과정은 악간 관계를 기록하는 것과는 엄밀히 말해 관련이 없지만, 그 다음 단계에서 치아를 올바른 위치에 배열하기 위한 편의를 제공해 준다. 상악 교합상의 lower border는 상악 중절치의 절단부가 위치될 높이로 해준다. 이 높이는 상순의 경계 아래에서 상악 중절치의 절단부가 얼마나 많이 보이는가를 결정한다. 그 양은 개개인에 따라 다양하며, 구순이 긴 환자에서는 그 양이 더 작고 치아들이 보이지 않을 수도 있고 짧은 환자에서는 더 길다. 60대 환자에서 치아가 노출되는 평균적인 양은 1mm이다.

전방부의 높이가 올바르게 교합상을 조절하고, naso tragal line(Camper's line)과 평행하도록 다듬는다. 환자가 머리를 수직으로 하고 앉았을 때 전면에서 보아 이 line은 수평을 이루어야 한다(그림 5-5).

상악 교합상의 순측면에 중심선을 표시한다(그림 5-6). 이 표시는 모든 안면의 중심선과 일치해야 되며, 반드시 입술, 코 또는 개개인마다 다른 어떠한 안면의 특징들의 중심에 위치되어야 하는 것은 아니다. 비익부(alar)의 외연을 교합제에 표시하여 도치 배열 시 상악 견치의 위치를 잡는데 참고한다.

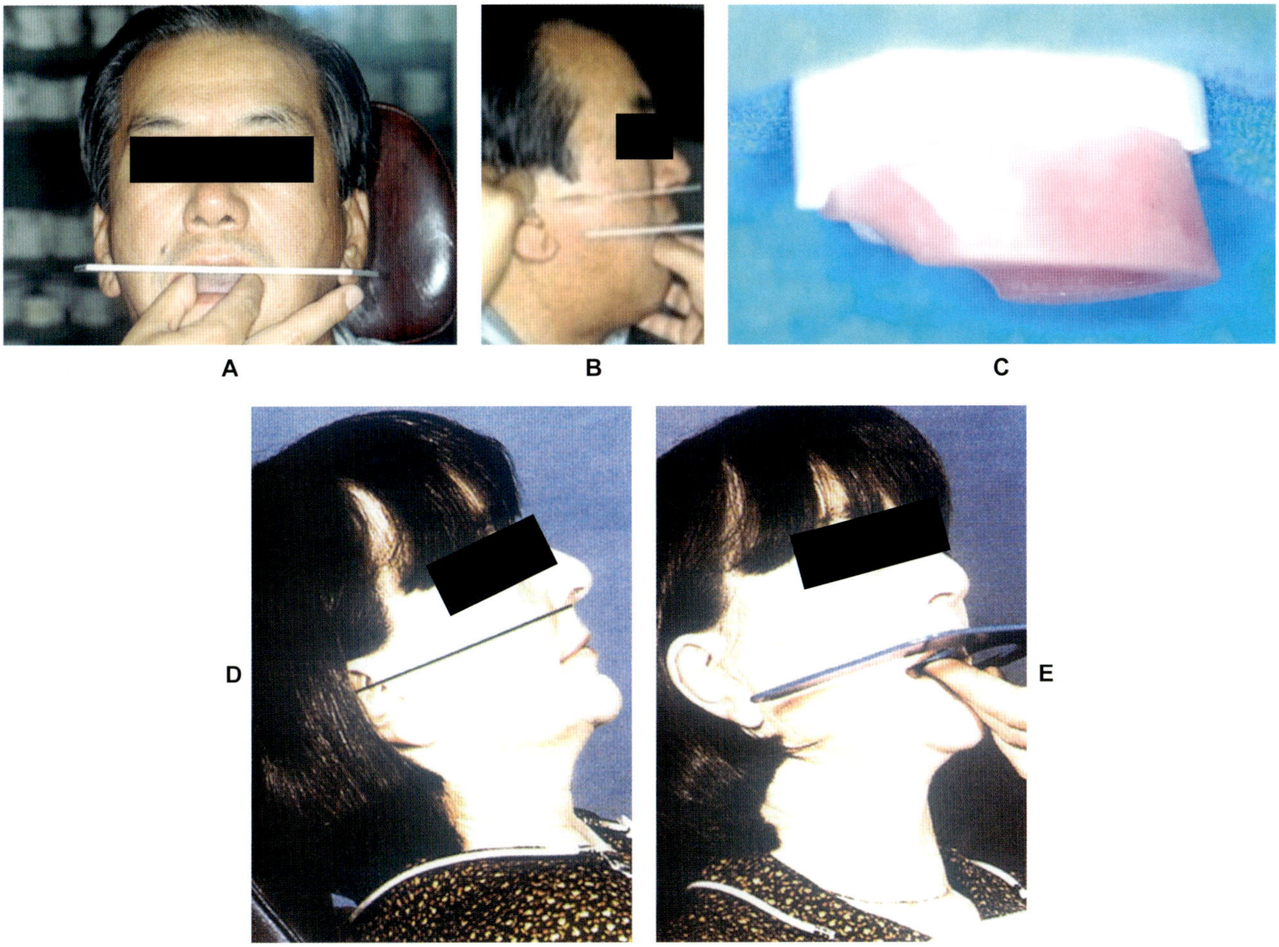

그림 5-5. Naso tragal line과 평행을 이루는 교합제.

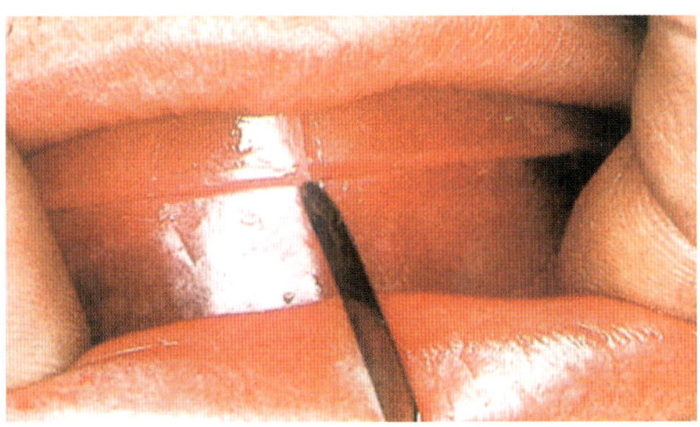

그림 5-6. 중심선의 표시.

③ Rest vertical dimension의 측정

상악 의치상과 교합제만을 삽입한다. 환자는 수직 위로 앉고 등을 의자에 기대선 안 된다. 이 자세에서 Frankfort plane(안와의 최하방점을 지나고 외이도의 최상방점을 지나는 면)이 수평을 이루어야 한다(그림 5-5 참조). 그 다음 환자는 긴장을 풀어야 한다. 만일 이 단계에서 팔걸

이를 의자에서 제거하고 양 다리를 발걸이의 양측에 놓도록 하면 도움이 될 것이다. 연하 후, 그리고 어떤 발음을 한 후에 환자의 악골은 즉시 relax position으로 돌아간다. 아래의 방법들은 환자가 하악을 rest position으로 가져가는 데 이용될 수 있다.

① 환자로 하여금 연하하고 긴장을 풀게 한다.

② 환자로 하여금 '엠, 엠, 엠' 발음을 하게 하고 긴장을 풀게 한다.

③ 환자로 하여금 혀끝으로 입술을 적시게 하고 긴장을 풀게 한다(그림 5-7).

구강 내에서 악골 사이의 이개량을 계측하는 것은 실제적이지 못하며, 그래서 안면과 하악부위의 고정된 두 점들 사이에서 측정이 되어야 한다. 일반적으로 이용되는 두 가지 방법이 있다. 첫 번째로 코의 비중격의 하연과 턱의 하연 간의 이개량을 측정하는 gauge를 이용하는 방법이 있고, 둘째로 피부에 두개의 표시를 하고 이들 간의 거리를 계측하는 방법이 있다.

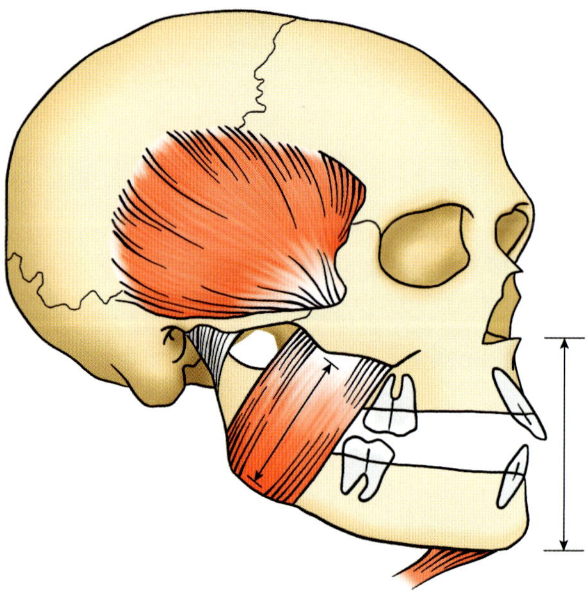

그림 5-7. Rest vertical dimension 모식도.

- **방법 1: Willis gauge 측정법**

① 악골의 이개량 측정을 위해 Willis gauge를 이용하는 경우에는 slide와 scale 사이에 턱을 견고하게 넣고, scale을 밀어 올려서 직각을 이루는 꼭대기 부분이 비갑개의 하부를 단지 접촉할 정도로 한다(그림 5-8A, B). Gauge를 위치시킬 때의 압력은 기록량에 영향을 주지만, 한 사람의 술자가 시행한 경우에 거의 같은 수치를 나타내야 한다.

코의 끝과 턱에 대한 gauge의 각도 역시 계측치에 영향을 주며, 개개인은 이 gauge가 진가를 발휘할 수 있도록 어떤 기준을 마련해야 한다. 그림 5-9에 나타나는 것 같이 시판되는 Willis gauge는 환자의 턱에 접촉하는 40mm 길이의 slide를 가지고 있다.

목의 연조직이 두꺼운 환자에 있어서 이 arm의 길이는 이것을 환자의 턱에 접촉시킬 때

지장을 가져올 수 있다.

② 환자의 하악을 안정위로 하고 gauge의 수치를 관찰한다(그림 5-8C, D).

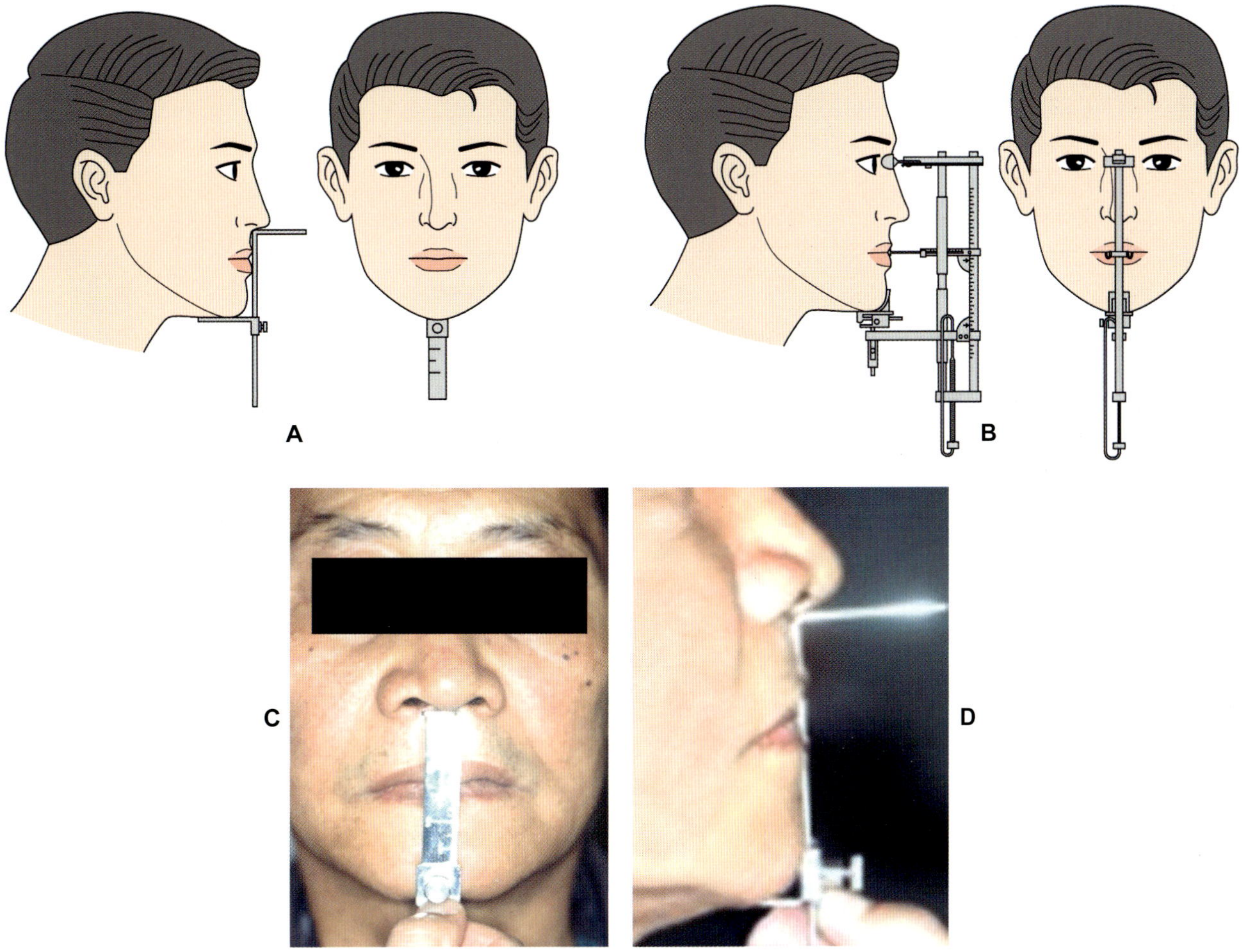

그림 5-8. Willis gauge의 적용.

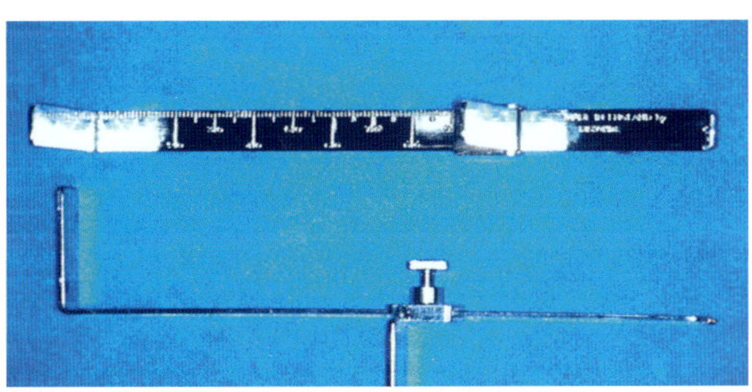

그림 5-9. Willis gauge.

• **방법 2:**

① 코와 턱에 점을 표시한다(그림 5-10). 쉽게 제거되는 화장품이나 눈썹연필로 이 표시를 해야 하고, 또는 끈끈한 작은 테이프조각을 피부에 붙여 표시할 수도 있다.

② 만일 하악이 안정위에 있다면, 코와 턱의 표시 사이의 거리계측을 시행한다. 이것은 caliper로 잴 수 있다. 다른 방법으로 코와 턱에 cardboard 한 장을 놓고 그 위에 표시하는 것이 있다. 이 방법을 사용할 때 만일 하악의 표시가 움직인다면 오차를 가져올 수 있다.

A B C

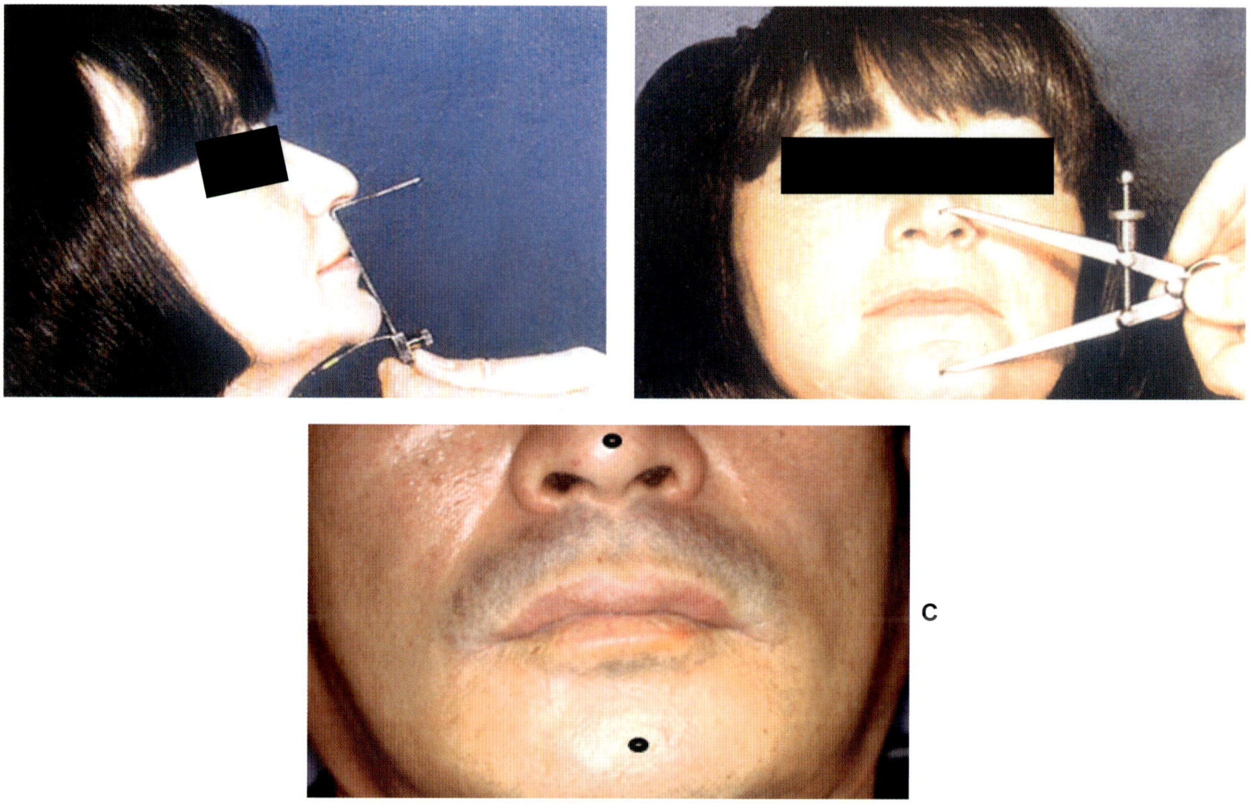

그림 5-10. 코와 턱에 점을 표시하여 caliper로 거리 계측.

④ Occlusal vertical dimension의 결정

a. 상·하악의 교합상을 구강 내에 삽입한다. Rest vertical dimension을 계측할 때와 같은 방식으로 같은 참고점을 이용하여 occlusal vertical dimension을 기록한다. 하악의 교합상을 이 두 표시 간의 이개가 안정위에서 존재했던 것과 같아질 때까지 감소시킨다. 그 다음 하악 교합상을 삭제하여 occlusal vertical dimension이 rest vertical dimension보다 4mm 정도 작아지게 한다.

b. 상·하악의 교합상이 폐구 시 균등하게 교합되도록 검토한다. Tuberosity와 retromolar pad부위에서 상악과 하악의 교합상 간의 관계에 특히 주의해야 한다. 어떤 경우에서 이 부위에서 두 교합상의 두께를 수용할 만한 공간이 부족할 수 있고, 이 경우에는 의치상의 악골의 자유로운 운동을 방해하지 않도록 삭제해야 한다. 이 과정은 의치상의 유지를 저해하지 않도록 주의하며 시행해야 한다. Wax wafer를 수용하기 위해 하악 교합상을 1mm 더 삭제한다(그림 5-11).

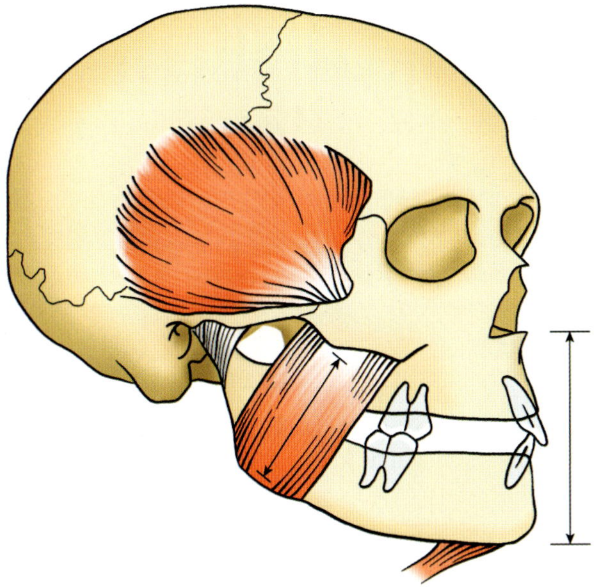

그림 5-11. Occlusal vertical dimension 모식도.

⑤ Centric jaw relationship

a. Wax wafer나 교합인기제의 위치를 공고히 하기 위해 상·하악 교합상에 홈을 판다. 상악의 교합상에는 소구치부위에 양측으로 하나의 V자형 홈을 파야 한다. 하악의 교합상에는 두 개의 홈을 소구치부위에 양측으로 형성한다(이것은 wax wafer의 상·하악면을 잘 구별하기 위해서이다).

b. 한 장의 modeling wax를 alcohol lamp나 bunsen 불꽃으로 wax의 양쪽이 다 분홍빛을 띠고 완전히 연화되게 한다.

c. 두 장 두께가 되도록 wax의 한 쪽 끝을 접어서 만들고, 이것으로부터 5mm 폭의 strip이 되도록 잘라낸다. 이것을 하악 교합상에 적합시킨다.

d. 하악 의치상을 구강에 다시 넣고 의치상을 위치시키기 위해 양손의 검지를 협측 flange에 놓는다. 그 다음 하악이 최후방위임을 확인하면서 환자로 하여금 침을 삼키면서 입을 다물라고 한다.

환자에게 입을 벌리라고 말한다. 상·하악의 교합상을 wax wafer와 함께 동시에 제거하고, wax wafer는 하악의 교합상에 붙어있어야 한다(그림 5-12). 다시 환자의 구강에 재삽입하여 확인하는 과정을 최소한 두 번 시행한다. 만일 이 기록에 부정확성이 있다고 의심되면 떼어내서 처음부터 다시 시행한다.

사용하기에 wax가 가장 쉬운 재료이므로 interocclusal record로서 많이 사용하지만, 너무 점조도가 크다는 큰 단점이 있다. 이런 경우에 의치상이 기록하는 동안 변위될 수 있으므로, 실리콘 인기제를 사용하는 것이 그런 단점을 극복하기 용이하다(그림 5-13).

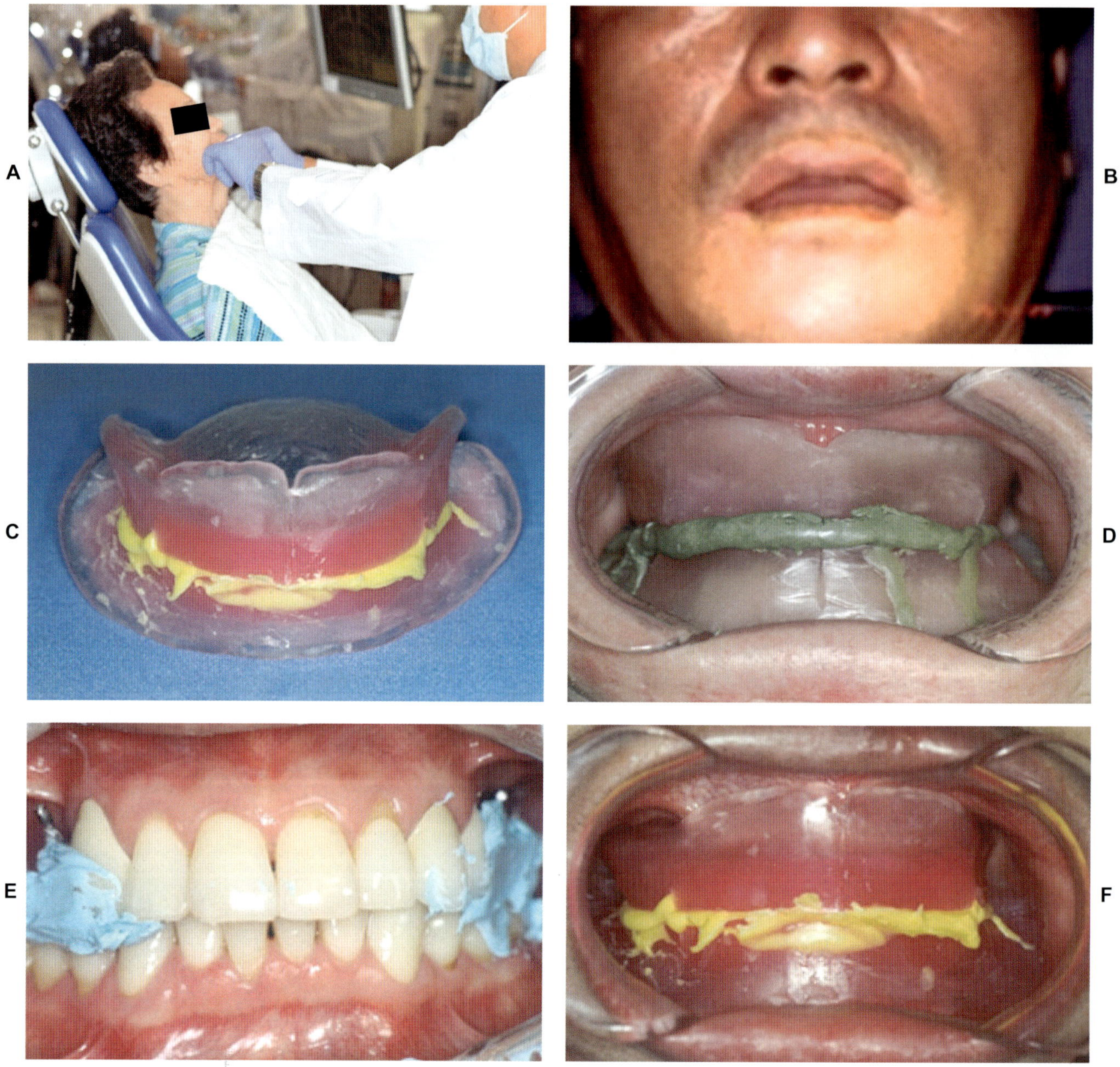

그림 5-12. Bite registration.

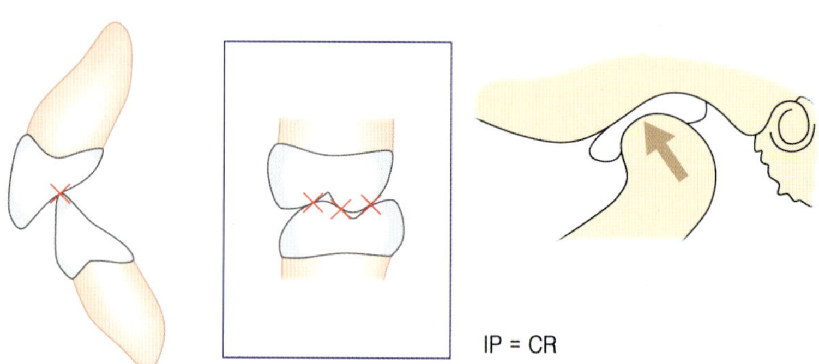

그림 5-13. IP와 CR의 관계.

⑥ 환자를 retruded position으로 유도하기 위한 방법

a. 과두가 하악와의 최후 방위에 있고, 악골 근육들이 이완되어 있을 때에는 악골을 simple hinge 같이 운동시킬 수 있다(그림 5-14). 만일 어떤 전방운동이 있다면 이와 같이 움직일 수 없으며, 전방운동은 근육의 수축에 의해서만 생겨날 수 있다. 만일 이런 simple hinge 폐구를 하려면 악골은 최후방위에 있어야 한다. 환자로 하여금 긴장을 풀고 폐구하도록 한다(그림 5-15).

A

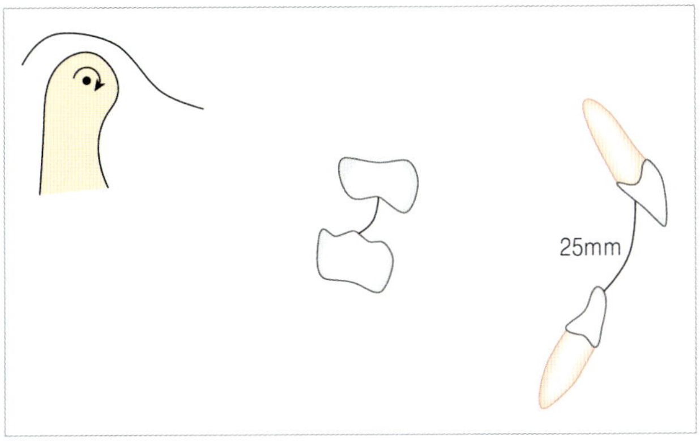

B

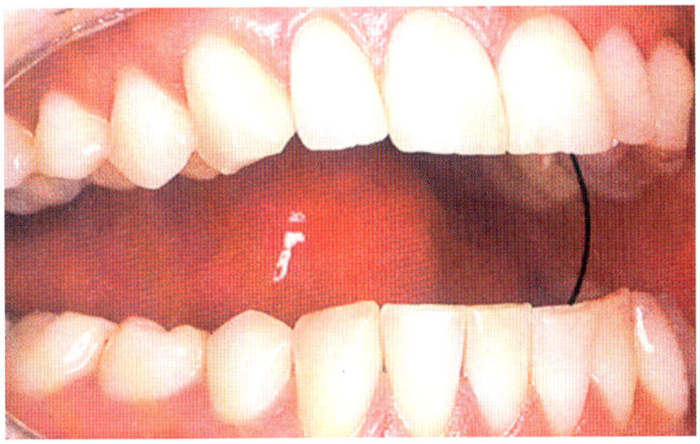

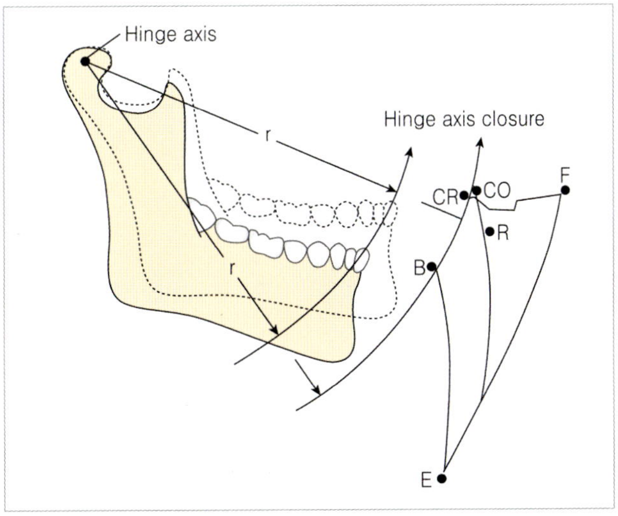

C

그림 5-14. Hinge-like movement.

A

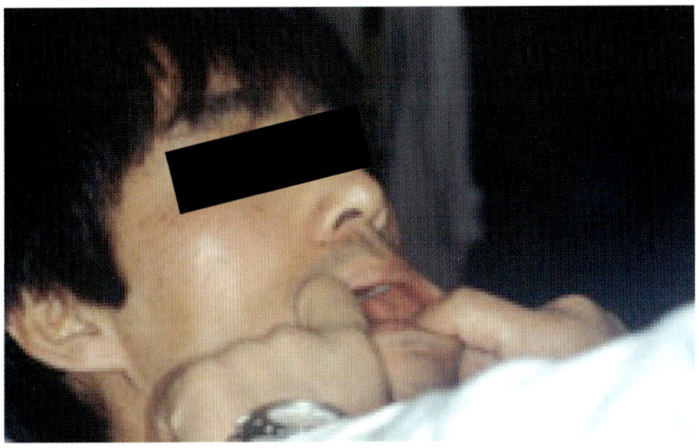

B

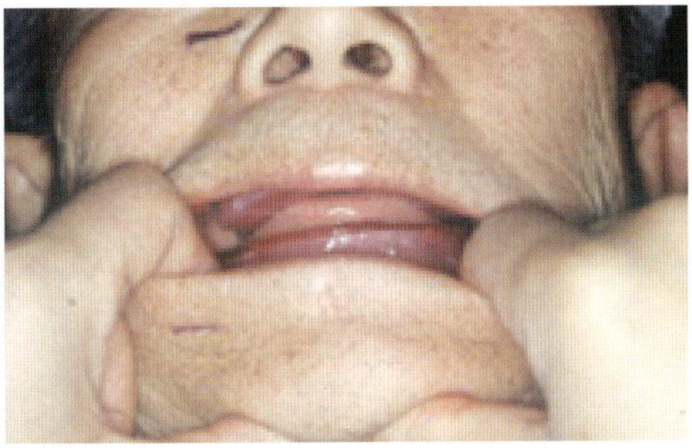

그림 5-15. Hinge-like movement 및 centric jaw relation 채득 모습.

b. 환자가 침을 삼키고 폐구하도록 한다.

c. 환자가 혀끝을 상악 의치상의 후연에 대고 악골을 폐구하는 동안 그 위치로 유지하도록 한다. 환자가 이 위치를 유지하는 것을 돕기 위해 정중선의 후연에 wax나 compound로 돌기를 만들어줄 수 있다. 그러나 이 방법은 술자가 볼 수 없다는 것과 혀가 앞으로 악골과 함께 이동하는 위험이 있을 수 있다.

⑦ Gothic arch tracing

Centric jaw relation을 정확히 기록하는 데에 있어 어려움을 느낀 경우에는 gothic arch tracing의 방법을 이용할 수 있다. 잠정적으로 정한 중심위로 교합기상에서 permanent acrylic baseplate를 우선 mounting한 뒤 다음과 같이 진행한다.

하악 cast의 외측을 따라 대구치와 소구치가 수용될 부위의 평면과 평행하게 수평선을 그린다. 하악 acrylic baseplate에 modeling compound를 이용하여 교합상을 만들고 그 높이는 최종적인 하악 치열의 교두정 높이에 유사하게 한다.

견고한 brass plate를 하악 cast의 외측면에 새겨진 선과 평행하게 modeling compound를 이용하여 구개에 삽입한다. Screw jack centre bearing point를 하악 교합상에 가능한 한 치열의 중앙에 오도록 붙이고 대합되는 plate와 접촉하도록 한다. Bearing point의 수직적인 조절은 잠금단추에 의해 위치가 고정되는 screw jack으로 할 수 있다.

구강 내에서 수직고경을 검토하고 측방운동 시에 어떤 방해도 없다는 것이 확인된 후에 brass plate의 면을 얇은 층의 청색 inlay wax로 바른다. 이 assembly를 구강 내에 장착한 후 환자로 하여금 bearing point가 약한 압력으로 작용할 때까지 폐구하도록 한다. 그 후 하악을 교대로 우측과 좌측으로 때로는 전방으로 운동시킨다. 그 결과로 얻은 흔적을 보고, 만일 명확히 확인되는 apex가 관찰된다면 더 이상의 운동이 필요 없다(그림 5-16). 이 점의 위치에 중심부에 구멍이 있는 얇은 perspex disc를 놓고, 구멍의 중심이 흔적의 apex의 직상방에 놓이도록 한 후, brass plate에 sticky wax를 이용하여 brass plate에 붙인다.

A

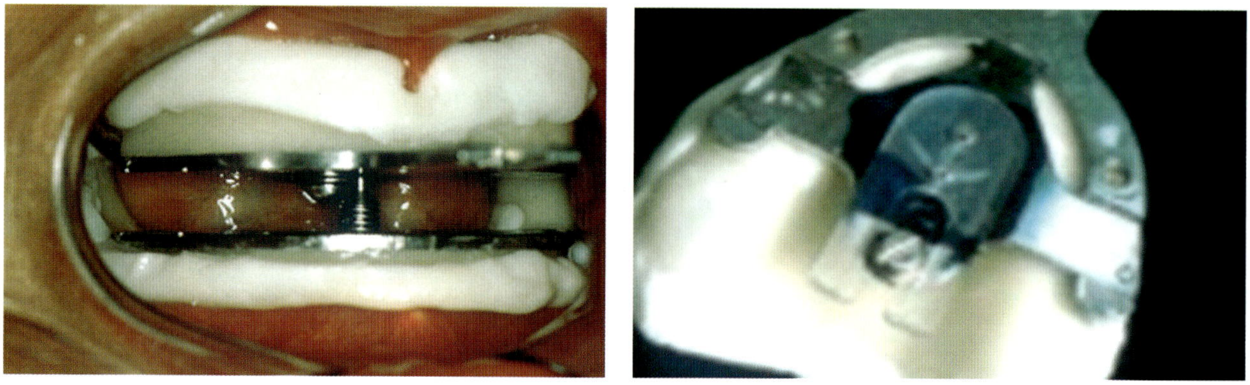

B

그림 5-16. Intra-oral tracer.

이 assembly를 구강에 재위치시킨 후 두 개의 baseplate가 가벼운 압력으로 서로 유지될 수 있도록 centre bearing pin이 disc의 작은 구멍이 끼워질 때까지 환자의 하악을 manipulation 한다. 그 다음 인상용 석고를 교합상과 상악 baseplate의 사이에 주입한다. 석고가 굳은 뒤 모든 assembly를 한 덩어리로 구강 내에서 제거해내고 이것은 상·하악 모형을 centric jaw relation 으로 mounting하는 데에 이용된다(그림 5-17).

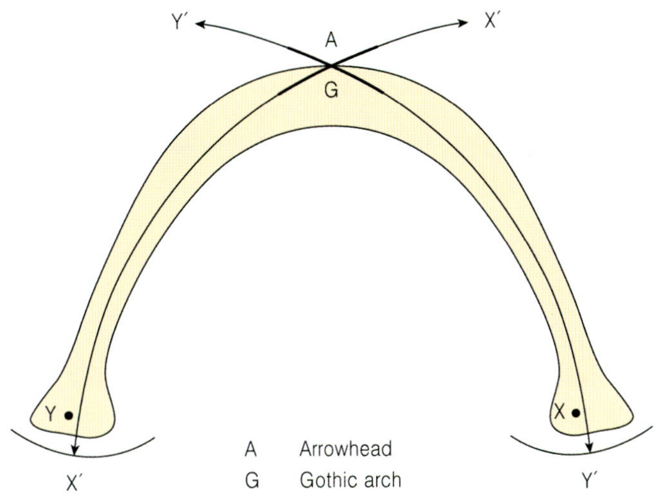

그림 5-17. 양쪽 과두가 최후방에 있을 때 호선이 교차.

3 전방운동 기록

하악을 전방운동할 때에 과두는 관절와의 형태에 의해 유도되어 양측 모두 전하방으로 움직인다. 과두의 하방운동으로 인해 하악 대구치부에서 마찬가지의 하방운동이 일어난다(그림 5-18). 전방운동 기록은 그 떨어지는 양을 계측하는 것이다. 이것을 이용하여 유사한 양의 전방운동 시에 교합기에서 유사한 양의 drop을 만들어내도록 교합기를 조정한다. 이것을 통해 구치부 간의 접촉이 전방운동 시에도 유지될 수 있도록(protrusive balance) 의치상 치아들이 배열될 수 있다(그림 5-19).

환자가 악골을 전방이동시킬 수 있는 양은 사람에 따라 다양하다. 어떤 경우 전방운동을 매우 크게 할 수 있어서 과두가 관절융기의 하단을 지나 이동할 수 있다. 한편 어떤 이들(예를 들면 Angle의 Class III)은 실제로 전방운동이 없다.

전방운동 기록의 목적은 환자가 절치로 씹거나 측방운동 시에 치아를 균형교합으로 위치시키기 위한 것이다. 최대전방운동량은 상악과 하악 절치를 edge to edge 관계로 위치시키기 위한 것이다. 이보다 적은 양은 교합기의 condyle track angle을 올바르게 조절하는 것을 어렵게 하며, 너무 지나치게 큰 전방이동은 종종 condyle track angle이 과두융기의 경사보다 작은 각도로 맞춰지도록 한다. 이런 이유로, 전방운동을 기록하기 위한 이상적인 시기는 전치를 배열한 후가 된다. 어쨌든, 이런 과정은 추가적인 환자와의 약속을 필요로 하므로, 많은 술자들은 centric jaw relation을 채득한 후에 교합상을 가지고 전방운동을 채득하려고 한다. 만일 교합상의 순측면이 적절한 양의 lip support를 부여하기 위해 다듬어진 경우라면, 전방운동기록에 이용되는 protrusion의 정도는 하악교합상의 순면을 상악 교합상의 순면과 선상으로 일치시키는 정도까지 하면 된다.

A

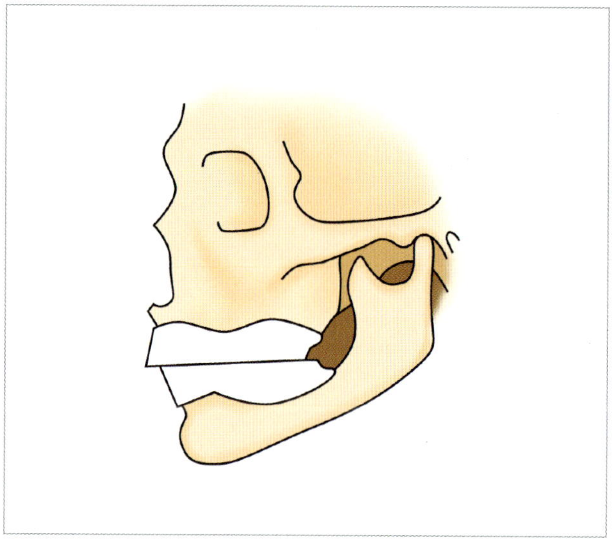

B

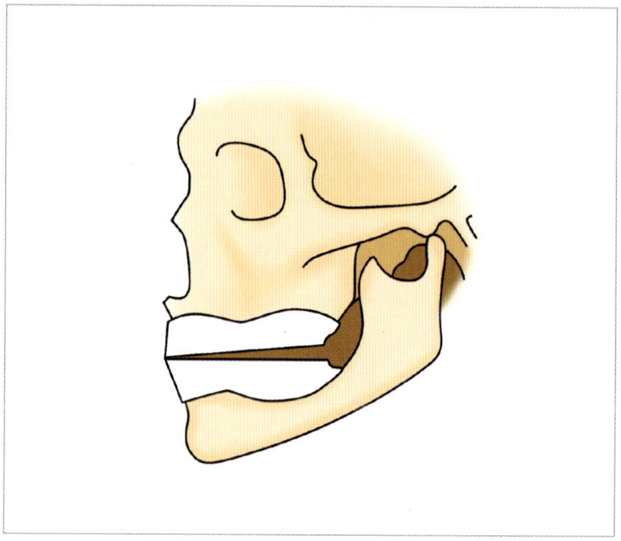

그림 5-18. **A**, 아래턱의 최후방위. **B**, 하악의 전방운동 상태로 과두가 eminence 부위까지 이동하고 교합제가 분리된다.

A

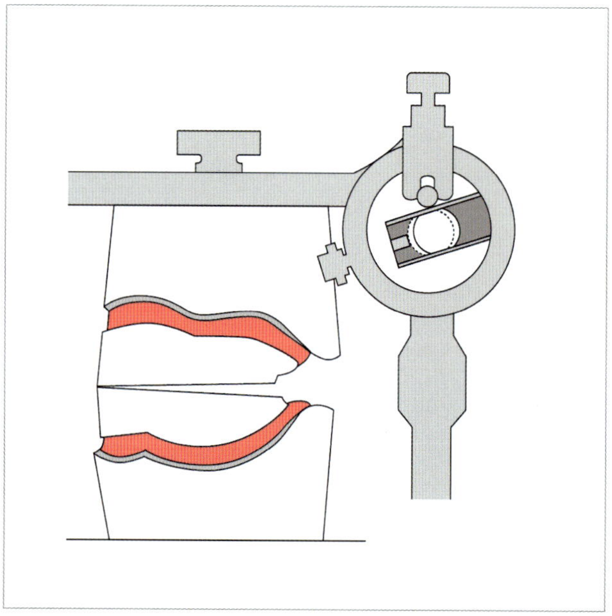

B

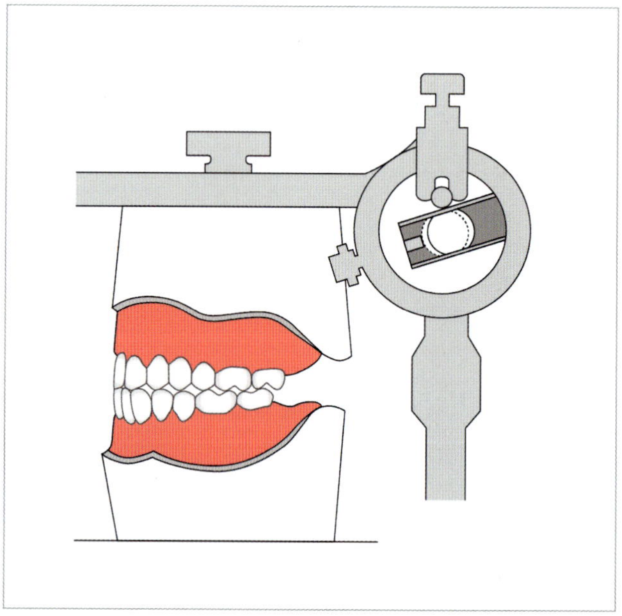

그림 5-19. **A**, Condylar track angle을 적절히 조절하면 균등한 양의 분리가 이루어진다. **B**, 치아가 후방에서 접촉할 수 있도록 전방위로 배열한다.

• **과정**

① 세 장 두께의 연화된 wax strip을 이용

② 이것을 하악교합상 위에 놓고 환자로 하여금 전방위치로 폐구하게 한다(거울로 환자가 자신이 다무는 것을 볼 수 있게 한다면 매우 도움이 된다).

그 다음 하악 baseplate를 제거한 후 wax를 식히고, 구강 내에 재삽입하고 검사한다.

③ 이 기록을 구강에서 제거한 후, 교합기상에서 중심위 기록으로 baseplate와 교합상이 mounting될 때까지 찬물에 담아 보관한다.

4 안궁(Face-bow)기록

① 안궁기록은 baseplate와 교합상의 교합기의 축에 대한 관계가 구강 내에 있을 때 하악의 회전축에 대한 관계와 같도록 유지하게 할 것이다. 그것은 또한 baseplate와 교합상이 Frankfort plane에 대한 관계와 마찬가지로 교합기의 수평축에 관계를 갖도록 한다(그림 5-20).

유용한 하악의 회전축들은 아래와 같다.

a. 접번식 개폐운동축인 수평과두 간 회전축(hinge axis)

b. 측방운동 시에 하악이 그 주위로 회전하게 되는 각각의 과두를 통과하는 두 개의 수직축

② 과두 간 축의 평균적인 위치는 tragon(이개 곡선의 최후방점)과 눈의 외안각을 연결한 선을 따라 외이도의 중심에서 1cm 전방에 있는 점을 표시하여 결정된다.

③ Ear rod는 표시된 점 상방의 피부에 가볍게 접촉될 정도로, 그리고 양측의 눈금이 같은 수치를 보이도록 조절한다. 이 위치에서 condylar rod를 잠그고 안궁을 제거한다.

④ 안궁의 fork는 교합상의 순면에 삽입될 수 있도록 고안되어 있다(예: Kavo, Hanau).

⑤ Fork의 돌출부를 가열하고 이것을 상악 교합상의 하연에서 약 3mm 떨어진 순면에 삽입한다. Rim을 구강 내에 재삽입했을 때에 fork 손잡이의 offset이 환자의 오른편에 위치되도록 한다.

• **과정**

① Fork를 상악 교합상에 부착하고 구강 내에 위치시킨다. 안궁의 universal joint의 sleeve를 따라서 fork를 밀어 넣고 condylar rod가 제 위치에 놓일 때까지 조절한다.

② 잠금나사를 조인다. Facebow를 위한 sleeve가 환자의 오른편에 오고, infra-orbital marker

를 위한 sleeve가 환자의 왼편에 있는지에 주의한다. 안궁의 fork가 들어가는 telescope adjustment를 제 위치에 나사로 조인다.

안궁이 확실하게 움직이지 않게 하기 위한 방법으로는 안궁을 술자의 오른손 검지손가락으로 움직이지 않게 유지하는 것이 추천된다. 왼손으로는 환자 오른쪽의 condylar rod를 회전축 위에 유지시킨다. 보조원이 왼쪽 condylar rod를 위치시키고 잠금나사를 조인다.

③ Infra-orbital guide pin을 안궁의 다른 sleeve에 끼우고 그 끝은 안와의 하연을 가리키게 위치시킨다. 이때 환자의 눈을 조심해야 한다. 그 다음 그 위치에서 잠근다. 잠금나사를 조일 때에는 그림 5-20에 나와 있는 것처럼 locking joint의 body를 잡는 것이 중요하다. 그렇지 않으면 뒤틀리게 될 것이다.

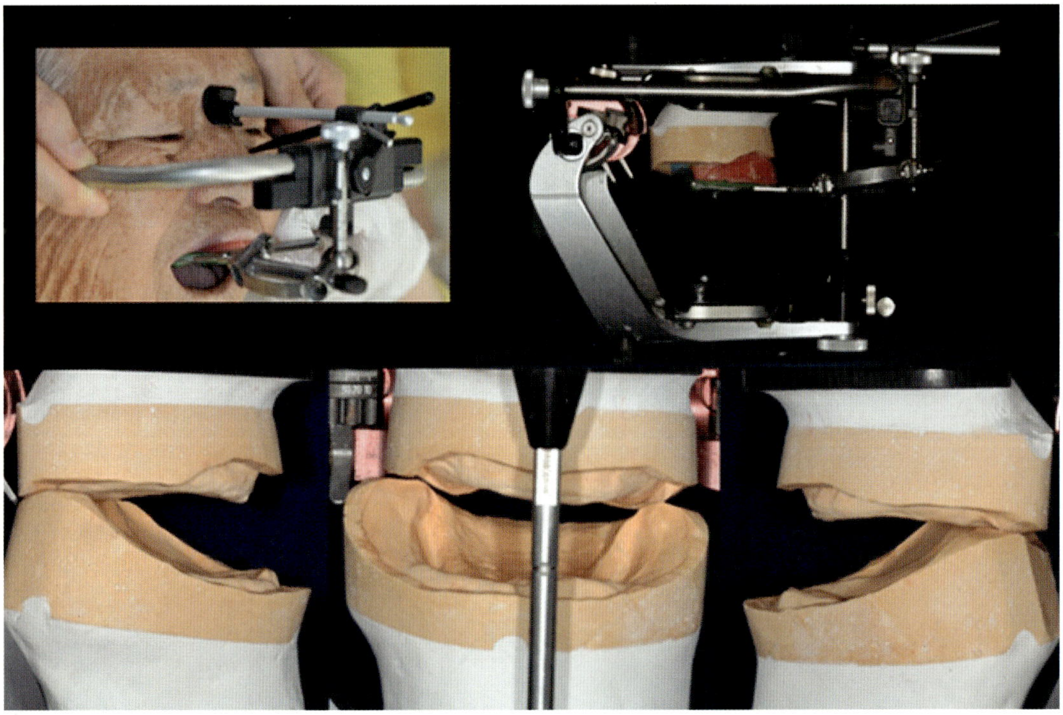

그림 5-20. Face-bow 사용.

오래된 유형의 안궁 fork를 사용할 때에는 이것을 연화한 wax로 감싸고 상악과 하악 교합상 사이에 삽입할 수도 있다. 이것을 견고하게 유지하기 위해서는 환자로 하여금 강하게 폐구하도록 한다. 예전에 기술한 방법과 마찬가지로 infra orbital marker와 함께 안궁을 위치시킨다. 환자가 다물 때에 안궁이 변형되지 않도록 주의를 기울여야 한다.

5 치아의 선택

1) 목적

인공치아 shade guide(그림 5-21)를 이용하여, 환자의 특징과 조화를 이룰 수 있는 형태와 외형을 가진 인공치의 shade를 선택한다(그림 5-21).

2) 기구

① Shade and mould guide

② Willis gauge

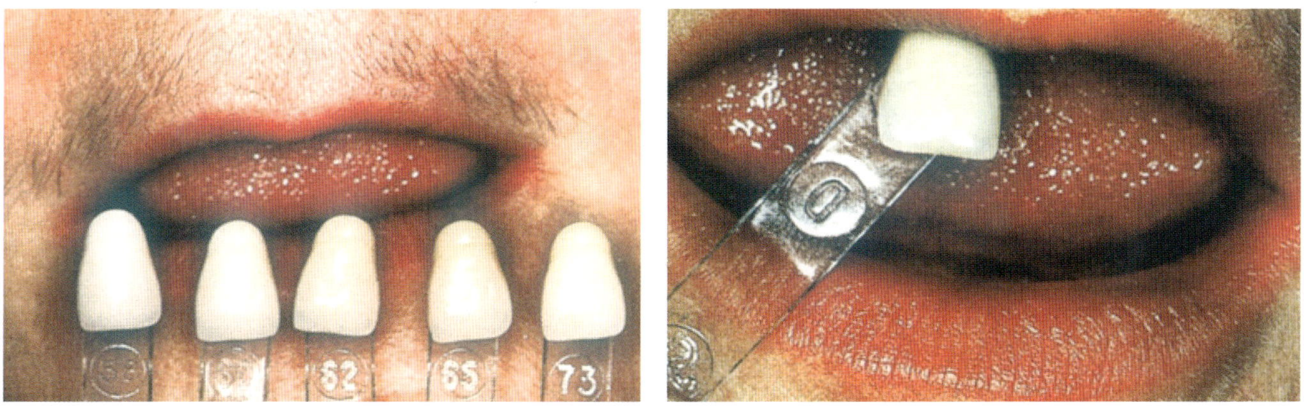

그림 5-21. Shade guide. 치아 shade의 선택 시 shade guide를 윗입술 안에 위치시켜 평가한다.

3) 과정

(1) 재료의 선택

도재치아 또는 레진치아가 사용될 것인가를 우선 결정해야 한다. 도재치아는 단단한 glazed된 표면을 가지며, 마모성이 강한 음식이나 clenching에 잘 견디며 용매에 의해 영향을 받지 않는다. 의치가 사용되는 동안 이런 성질은 저작의 효율을 지속시키게 한다. 반면 acrylic teeth는 vertical dimension의 감소와 함께 마모될 수 있다. Resilience가 크므로 acrylic resin 치아는 교합력으로 부터 하부 연조직을 완충시킨다고 한다. 어쨌든 이러한 resilience는 의치상의 재료가 resin이어서 발생하므로 치아 그 자체만의 효과는 제한적이다. 어떤 경우에 있어도 acrylic resin의 resilience는 하부 연조직과 비교하여 훨씬 작아 그 효과는 의문시된다. Acrylic resin 치아는 의치상과 화학적 결합으로 일체화되므로, diatoric hole과 도재치아의 기계적 anchor를 위한 pin을 수용할 만한 공간이 불충분한 상황에서 이용될 수 있다.

도재치아의 단점은 그것이 취성이 크고, 따라서 파절되기 쉽다는 것이다. 이는 acrylic resin의 의치상 재료와 열팽창계수가 달라 조심스럽게 의치 온성을 시행하지 않으면 도치 주위로 틈이 생길 수 있다.

Myerson(1957)은 한 쪽 악에는 도재치아를, 대합되는 악에는 레진치아를 복합적으로 사용해여야 된다는 것을 주장했다. 만일 도재치아의 표면 glazing이 벗겨지지 않았다면 대합되는 레진치의 마모는 양악 모두 레진치아를 사용했을 때보다 적을 것이다. 비록 레진치아의 교합면이 마모로 인해 편평해지더라도, 도재치아 교합면의 완전성은 저작의 효율을 더 지속시킬 수 있다. 이러한 조합의 사용은 다른 재료를 동일한 형태(mould)로 사용할 수 있는 경우에 한한다.

불행히도 현재 레진치아를 광범위하게 사용하고 있는 이유는, 치아 재료의 특성을 고려하고 어떤 임상적인 적응증이 있어서라기보다는 경제적인 배경에 의해 주로 결정된다.

(2) 형태와 크기(mould)의 선택

잘 어울리는 비율을 가진 치아를 고르는 것이 중요하다. 전치의 길이는 그 폭보다 커야 한다. 좌우 견치의 절단에 수선을 그은 선 간의 거리와 코의 폭 간에는 유용한 상관관계가 있으며, 이것은 Willis gauge나 다른 caliper를 이용하여 계측할 수 있다(그림 5-22). 코의 폭경 범위는 18~45mm이지만, 만일 30, 35, 40mm의 세 가지 수치의 견치 간 폭을 이용한다면 이 크기 사이에 있는 다양한 폭경은 치아배열을 바꿈으로써 얻어낼 수 있다(필요에 따라 치아를 겹쳐서 배열하거나 spacing을 만들어 줌으로써 가능하다).

제 05 장

구강 내의 6전치는 호선상으로 배열되어 있고, mould guide상의 6전치는 한 평면상에 배열되어 있으므로, guide상에서 측정되는 수치는 코의 폭경보다 3~4mm 더 길게 해야 한다. 예를 들면, 33, 38, 43mm. 사용되는 치아의 길이는 상악 교합상의 절단과 baseplate 사이의 공간에 선택한 mould를 수용할 만한 충분한 공간이 있는가의 여부에 따라 선택된다.

A

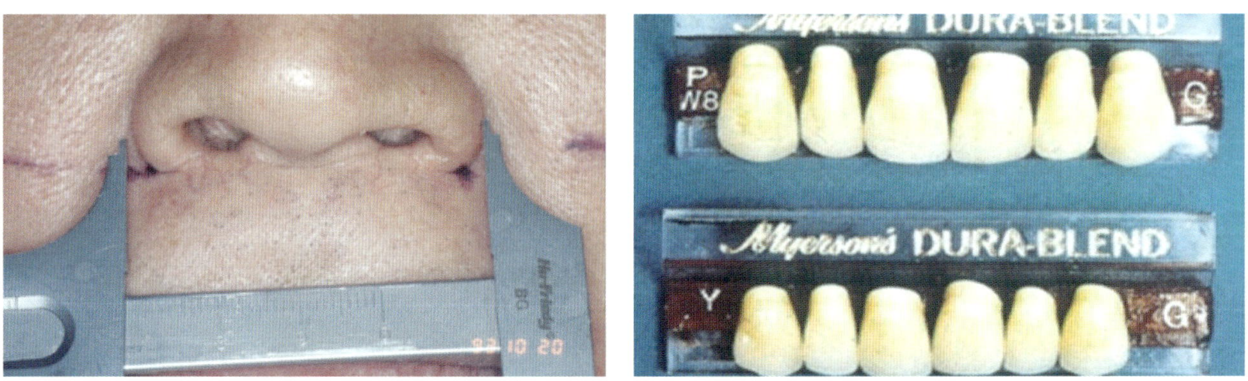

B

그림 5-22. 코의 폭경 계측과 6전치 폭경과의 관계.

많은 mould guide에 있어서, 상악 중절치의 모양과 안면의 형태는 상관관계가 있었다는 Leon Williams의 제안을 따라서 인공치는 square, tapering, 그리고 ovoid의 형태들로 배열되어 있다. 치아의 형태를 선택하는 데에 이용되어 온 또 다른 방법으로는 상악 치열궁의 외형을 이용하는 것이다. 이런 방법 중 어떤 것도 과학적인 기초를 가지고 있진 않지만, 수년간 이용되어 온 이러한 방법들로 비추어 볼 때 모양이 아주 중요하지만은 않다는 것을 알 수 있다.

Lee(1962)는 적용하기 매우 쉬운 인공치 선택법을 기술했다. 그는 세 가지 안면 계측을 하고, 치아의 비율을 안면의 비율에 연관시켰다. 그는 이마 전방부의 폭경과 입술 높이의 안면 폭경, 그리고 관골을 가로지르는 안면 폭경의 비율을 비교했다. 이에 해당하는 치아의 부위는 치은측 1/3, 절단측, 그리고 최대 폭경이다.

이마와 입술의 높이에서 안면의 dimension이 큰 환자는 치은측 1/3과 절단측이 넓은 인공치를 필요로 할 것이며, square shape에 해당한다. 만일 이마와 절치절단의 폭이 관골 간의 폭과 비교했을 때에 더 좁았다면, ovoid type의 치아가 적절할 것이다(그림 5-23).

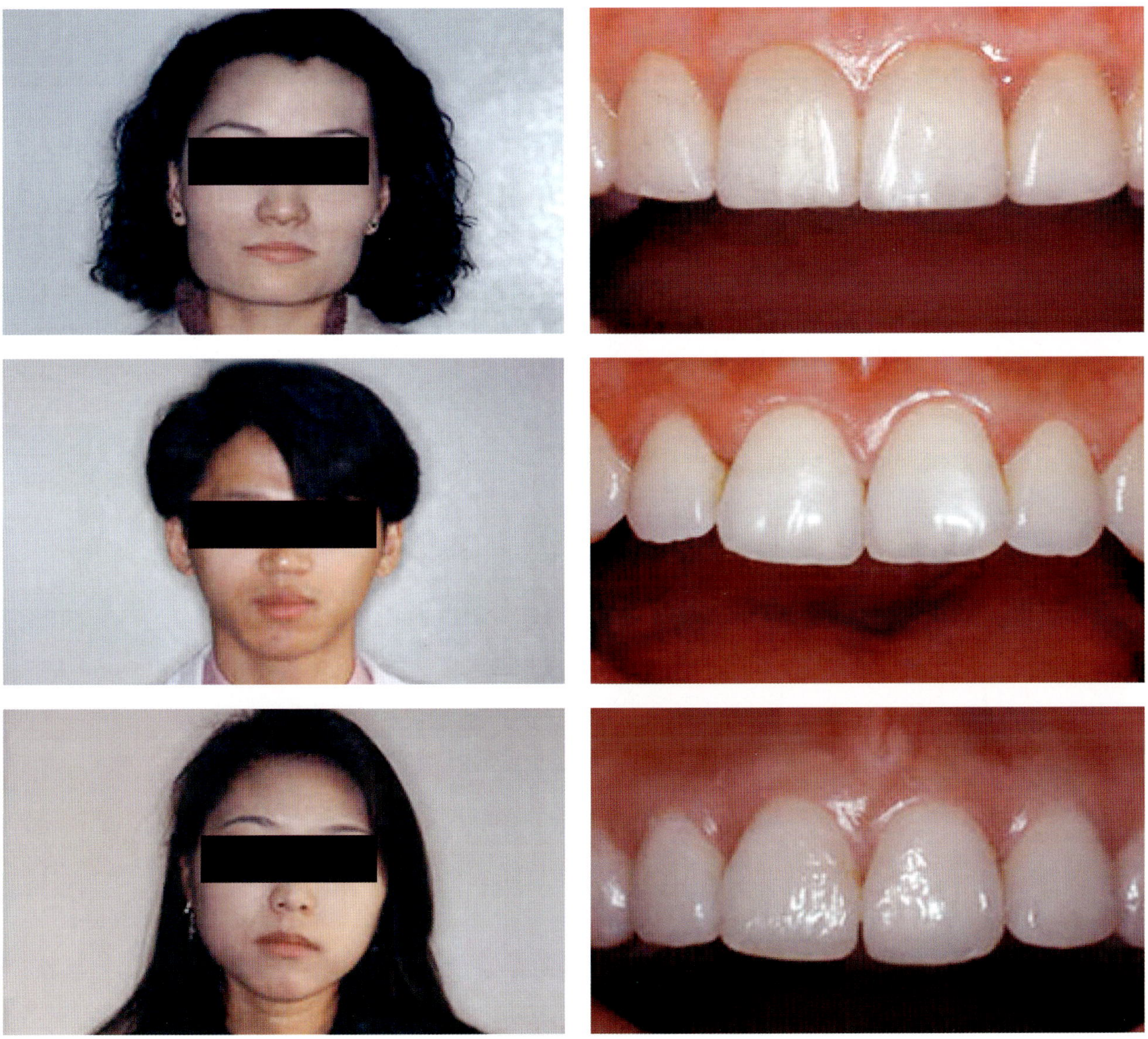

그림 5-23. 안면 비율을 고려한 치아 비율의 선택.

(3) 색조(Shade)의 선택

치질의 색은 기본적으로는 yellow이다. 이 기본적인 색에 red를 첨가하면 더 따뜻한 느낌이 되고, 청색을 첨가하면 더 차가운 느낌이 된다. 모든 색들에 대해 더 밝고 어두운 치아들을 만들어 낼 수 있다. 생동감 있는 색조를 나타내기 위해서는 청색 pigment(회색 pigment)가 들어 있지 않은 치아들을 선택해야 한다(그림 5-24A). 자연치의 색조는 투명한 법랑질을 통해 보이는 하부의 상아질 색조에 의해 나타난다. 증령에 따라 더 많은 이차 상아질이 아래로 생겨남에 따라 색조가 어두워진다. 이런 사실 또한 Lee(1962)에 의해 기술되었다. 또한 치은(의치상)의 색도 선택되어야 한다. 우리나라에서는 비교적 한 가지 색을 주로 사용하지만 여러 민족이 같이 사는 나라에서는 치은의치상 레진의 색을 개개인에 맞게 선택해야 한다(그림 5-24B).

A

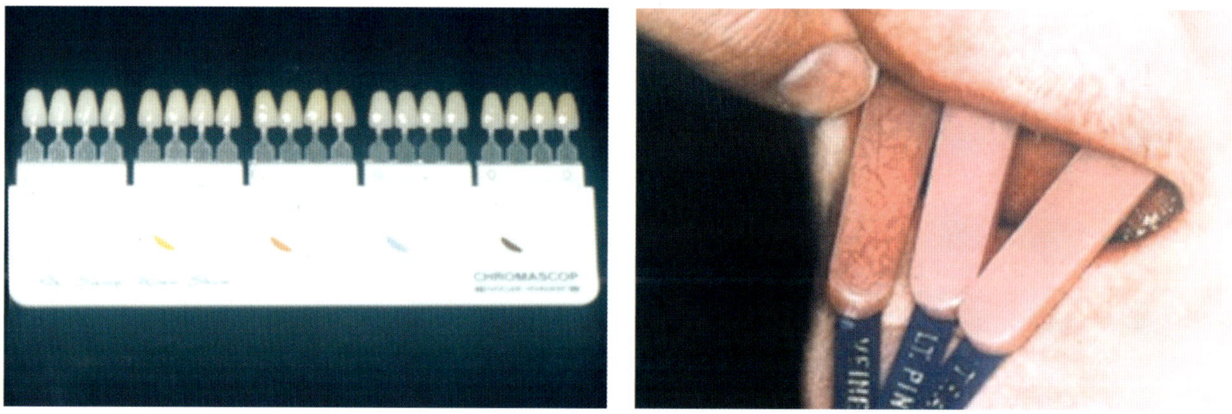

B

그림 5-24. 치아와 치은의 shade guide.

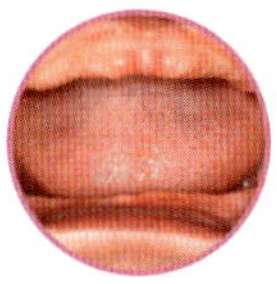

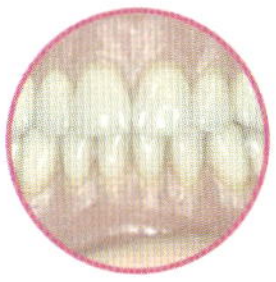

06

도치 배열

A 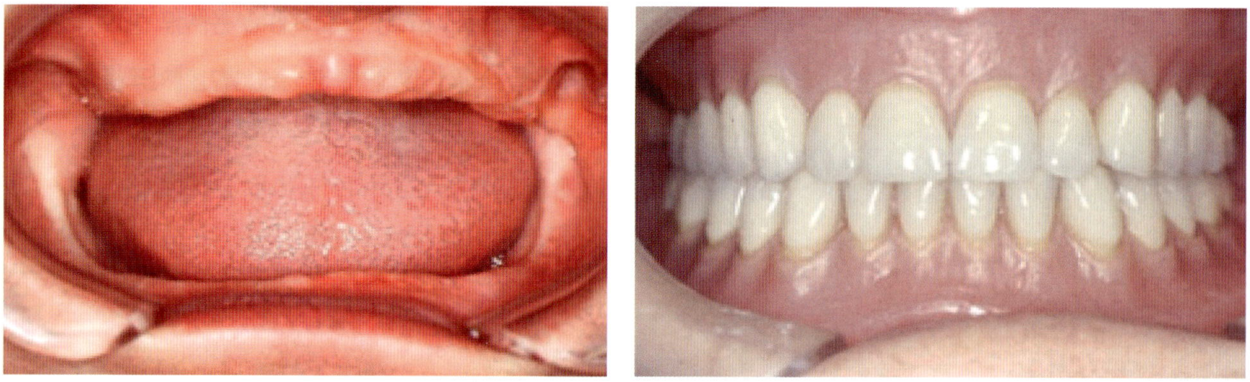 B

그림 6-1. 상·하악 완전 무치악 상태와 총의치 착용 후의 모습.

1 상악 의치상의 post dam 부여

만일 구강 내에서 stick compound를 이용해서 열중합으로 만든 투명한 base에 post dam을 첨가했다면 post dam을 포함할 수 있도록 base를 수정하기 위해 아래의 과정을 따라야 한다.

① Baseplate wax를 이용하여 전방부의 모든 undercut 부위를 blockout한다. 바셀린으로 모든 부분을 살짝 도포한다.

② 경석고를 되게 혼합하여 compound로 형성한 post dam이 모두 포함되도록 base의 후방부위에 붓는다. 경화된 후 base를 모형으로부터 분리한다.

③ Post dam 부위가 분명히 나타나도록 base를 잘라내고 잘린 부분에 점막쪽에서 구개부쪽으로 bevel을 형성한다.

④ 모형에 분리재를 바르고 완전히 마를 때까지 기다린다. Base를 모형에 재위치시키고 완전히 적합되는지 확인한다. 이것이 가장 중요하다.

⑤ 투명한 자가중합형 레진을 용기에서 혼합한다. Vibrator에 용기를 대고 조심스럽게 powder를 liquid에 첨가한다. 조심스럽게 혼합한 후 용기를 vacuum chamber에 넣는다.

⑥ 레진 혼합물이 아직 흐름성을 가지고 있을 때에 모형과 base 사이의 빈 공간에 첨가한다. 액체 레진이 base 하방에 침투되지 않도록 하기 위해 base를 cast에 밀접하고 견고하게 잡고 있어야 한다. 첨가된 부분 하방에 기포도 없게 해야 한다. 재료가 경화되어 감에 따라 천천히 완전한 두께로 첨가해 나간다.

⑦ 레진이 완전히 경화되기 전까지는 base를 cast에서 분리시켜서는 안 된다.

⑧ 첨가된 부분을 다듬고 polishing한다.

이 단계에서 baseplate와 교합상을 적절한 교합기에 부착하고, 인공치를 중심위로 배열한다.

2 Baseplate와 교합제의 교합기 장착

교합기와 함께 제공되는 사용지침서를 읽는다. 그 사용지침서에는 많은 유용한 정보와 설명이 나와 있다. 모든 조절나사가 제 위치에 있는지 확인하고, incisal pin이 '0'에 맞춰져 있는지 확인하다.

먼저 상악 baseplate를 안착한 채 상악 mounting cast를 부착한다. 안궁을 이용하여 지지를 얻고, 석고를 이용하여 mounting cast를 mounting ring에 부착하여 baseplate와 교합상을 교합기에 장착한다. 안궁은 교합기에 좌우 대칭으로 장착되어야 하고, orbital pointer는 교합기의 orbital plane guide에 접촉해야 한다. 이 guide와 교합기의 과두축이 수평면을 형성한다.

상악 교합상에 대한 위치를 잡기 위해 wax 중심위 기록을 이용하여 하악 모형을 부착한다. 교합기를 뒤집어놓으면 하악 모형의 부착을 용이하게 할 수 있다. Mounting한 것을 깔끔하게 다듬고 교합기에 붙어 있는 석고가루를 씻어낸다. 더러운 교합기 또는 깔끔치 못한 교합기를 보이지 말아야 한다. 그 상태에서 만든 작품은 대개 깨끗하지 못하다.

3 구치의 선택

자연치의 교두는 폐구 시 비스듬하게 최대 감합위로 접근하면서 섬유성 음식을 찢는 데 용이하게 생겼다. 초기 치아접촉은 일반적으로 ipsilateral(작업측)에서 일어나며, 저작 stroke가 끝나는 시점에는 contralateral(비작업측)도 접촉하게 된다. 만일 이런 일이 총의치에 배열된 치아상에서 일어난다면 작업측에서의 초기 편측성 접촉은 의치를 탈락하게 할 것이다. 따라서 우리는 교합의 균형을 이루게끔 치아를 배열해야 한다(그림 6-2).

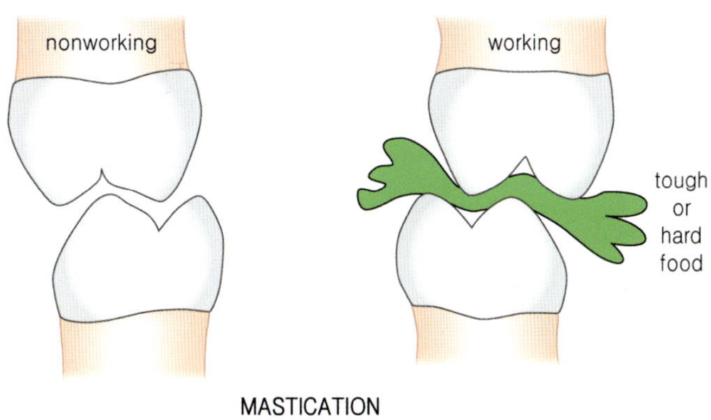

그림 6-2. 저작 시 작업측과 비작업측의 모습.

균형의 요구조건을 만족시키기 위해서 치아 교합면의 부분들은 하악 운동경로와 평행해야 하고, 이런 평행성을 부여하는 것은 교두들의 경사면이다. 이것을 확실하게 하기 위해서는, 만일 치아의 교두경사면의 경사 정도가 얕다면, 개개 치아는 더 깊은 경사로 배열되어야 한다. 만일 치아면에서 돌출된 교두가 전혀 없다면(flat 또는 inverted cusp를 가진 치아), 극소수의 치아들이 이용 가능한 악간공간에서 적합할 수 있도록 교합면을 매우 경사가 급하게 할 필요가 있다. 즉, 구치부에서 교두의 존재여부와 교두각의 경사 정도는 균형을 이루는 데에 중요한 역할을 한다는 것을 알 수 있다.

교두의 경사면에 의해 나타나는 경사면에 떨어지는 저작 부하를 해결하는 것은 측방력을 의치상에 전달하는 결과를 가져오며, 이것은 하악 의치의 탈락을 일으킬 수 있다고 여겨져 왔다. 이 생각은 소위 'inverted cusp'를 가진 치아의 개발을 가져 왔고, 유해한 측방력을 감소시킨다고 이야기되는 '비해부학적' 치아의 개발 또한 가져 왔다(그림 6-3).

A

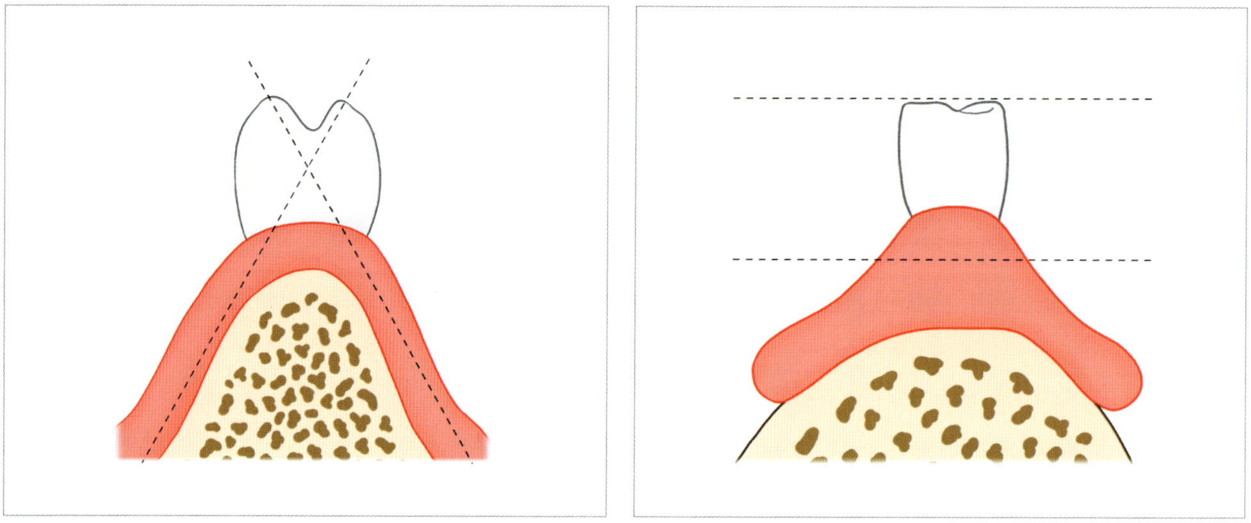

B

그림 6-3. A, 교두가 있는 인공치. B, 교두가 없는 인공치.

자유로운 운동에 방해를 일으키는 이런 교두들에 대한 염려는 교두 간 관계를 잘못 인식한 데에서 기인한다는 것을 주목할 필요가 있다. 사실상 구치의 적절한 배열을 통해서 교두들은 교두들 사이를 지나가게 되며, 교두를 넘어서 지나가지는 않게 된다. 이런 오해는 널리 퍼져 있으며, 많은 문헌과 교과서에서 볼 수 있다. 이런 오해는 무교두 치아의 개념을 포함한 교합을 다루는 왜곡되고 그릇된 많은 방법들을 만들어냈다.

이러한 잘못된 생각은 'lateral excursion'이라는 개념에 의해 더 심화되었다. 물론 정상적인 기능에 있어서 사람은 치아를 측방위에서 폐구하고 감합위로 미끄러져 들어간다. 즉, 'chewing incursion'을 만들어낸다. 이러한 관점에서 볼 때 접촉의 경사된 경로는 방해가 될 수 없다(그림 6-4).

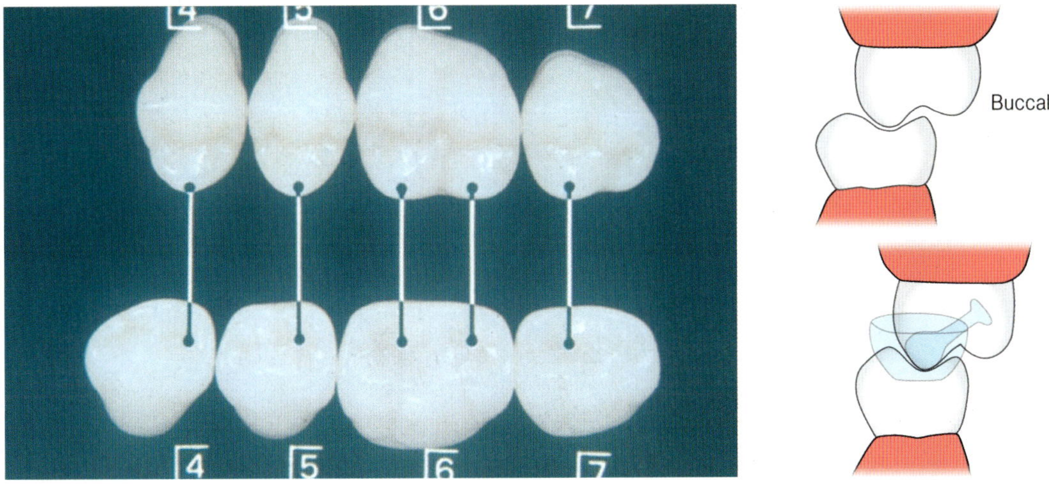

그림 6-4. 교두가 있는 인공치의 사용.

구치부에서 교두가 없이 균형 잡힌 교합을 얻어내기 위해서는 전술한 바와 같이 매우 심한 전후방과 측방의 balancing curve가 요구된다. 이것 또한 측방 stress를 일으킨다. 어쨌든 비해부학적인 교합면을 가진 치아의 사용은 전치부의 배열에 제한을 가져와서 전치 간에 수직피개를 만들 수 없게 되어 심미적인 결과에 영향을 준다. 교두에 의해 부여되는 찢는 기능이 없어지므로 저작효율이 감소되고, 교합부하가 더 오래 지속된다는 것이 최근에 알려졌다.

이런 근거로 우리는 교두가 있는 치아들의 사용을 선호하며, 교두의 경사는 과두와 전치의 경사에 의해 결정되는 하악의 운동 경로에 부합되게 선택할 수 있다.

4 치아의 배열

결정된 수직고경에서 하악과 상악의 최후방위 관계를 기록한다. 이 관계는 centric jaw relationship이라고 불리는데, 그 이유는 이 관계로부터 다른 모든 관계들이 계측되기 때문이다. 이제 교합상을 인공치로 대치하게 된다.

대합되는 fossa에 최대한 감합되도록 치아를 배열하게 되고 이런 관계를 centric occlusion이라고 부른다. Centric relation으로 부착한 모형의 교합상에 centric occlusion으로 치아를 배열한 것이다.

아래의 내용은 정상적인 전치관계를 가진 기본적인 Angle의 I급 관계로 치아를 배열하는 것을 설명한다. 이것은 Boucher(1970)와 Lee(1962)의 저술에 자세히 다루어져 있다. 또 악골의 비정상적인 관계와 비정상적인 입술의 형태나 기능을 가진 경우에 대하여 차차 다루게 될 것이다.

1) 상악 전치부

(1) 예비 단계

① 적절한 lip support를 갖도록 상악 교합제의 순면을 다듬었다면 치아들을 wax 표면에 직접 심으면 된다. 그러나 초보자에게는 어려운 방법일 수 있기 때문에 plastic occlusal template를 이용하는 것이 도움이 된다. 이 편평한 plate를 상악 교합상의 교합면에 놓고, 점토 등으로 하악의 부착 모형에 고정할 수 있다. 이 plate 위에 연필을 이용하여 순측의 contour를 기록하고, 그 다음 wax rim을 제거하고 절치를 이 선에 맞게 배열하게 된다. 어쨌든, labial support를 위해 순측 교합제를 조절하면 실수를 유발하기 쉽고, 중절치 절단의 절치유두에 대한 관계를 꼭 고려해야 한다.

② 만일 수직적인 교합평면의 높이와 occlusal vertical dimension만을 확립하기 위해서 교합상을 조절한 경우에는 교합평면의 높이를 divider로 조절한 후에 절치유두를 참고하여 치아들을 배열한다.

절치유두 자연치열에서 상악 중절치의 순면은 절치유두의 중심에서 약 10~12mm 전방에 위치한다. 발치 후 골흡수가 일어나면 절치유두가 약간 전상방으로 이동하게 되지만, 그때에도 의치의 중절치의 순면은 적어도 8~10mm 전방에 위치해야 한다. 절치유두는 가장 유용한 생물측정학적 참고점 중 하나이다. 물론 최종적인 치아의 위치 결정은 구강 내에 장착한 후 wax상에서 치아를 움직여가면서 관찰하는 의치 시적 상태에서 내려진다(그림 6-5, 6-6).

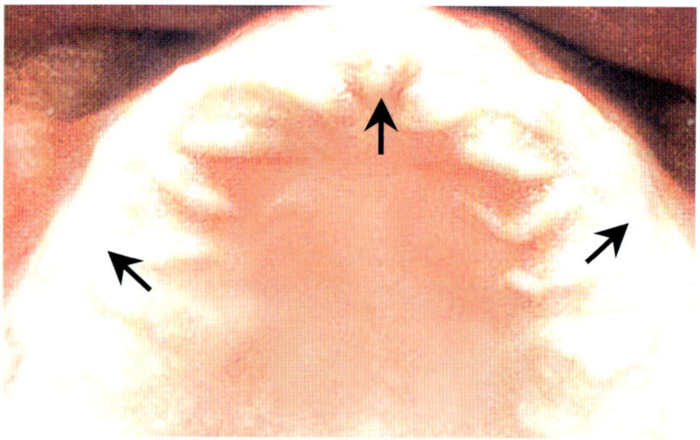

그림 6-5. 상악 전치 배열 시 고려해야 하는 해부학적 구조.

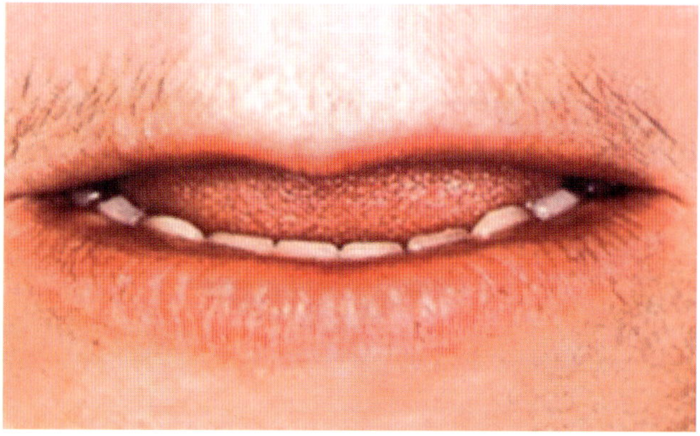

그림 6-6. 상악 무치악 상태의 모습.

(2) 과정

① 중절치들의 순면의 장축이 수직이 되도록 배열하고 이들 간의 접촉점이 안면의 중심선과 일치되도록 한다.

② 측절치는 순면의 장축이 약간 원심으로 경사지고 또한 치경부에서 약간 안쪽으로 들어가도록 배열한다.

제 06 장

③ 견치는 근 순면의 장축이 수직이 되도록 배열한다. 이런 식으로 배열하면, 순면은 치경부에서 풍융부를 나타내도록 하여, 순면이 치경부를 향해 바깥쪽으로 향하도록 한다.

(3) 상악 구치부 치아

치아들을 서로 너무 인접하지 않게 배열한다. 각 치아의 사이에 약간의 공간을 남겨 놓는다(약 1mm). 만일 치아를 배열하는 데에 template를 사용하면 모든 협측 교두가 template에 그려진 선을 따라서 놓이게 한다. 만일 template가 없다면 구치부 교합면의 높이는 divider를 이용하여 결정한다. 이 단계에서는 치아들이 평면상에 배열된다는 것에 주의한다.

(4) 하악 전치부 치아

① 하악 전치부의 절단이 상악 절치를 절단부에서 구개측으로 약 2mm 정도 위치에서 접촉되도록 배열한다. 그 순면의 장축은 수직으로 배열해야 하지만, 치경부는 약간 안쪽으로 들어가도록 배열해야 한다.

② 측절치는 그 장축이 약간 원심으로 가고, 치경부에서 약간 들어가도록 배열한다. 이 경사는 상악 측절치보다 더 강조되어서는 안 된다.

③ 하악 견치는 그 장축이 거의 수직이 되도록 배열하여, 단지 약간만 원심으로 경사를 갖도록 한다.

(5) 하악 구치부 치아

① 이 치아들은 상악 구치들과 중심교합을 갖도록 배열한다.

② 상악과 하악 구치들의 변연융선의 크기를 감소시키고, 상악 치아들의 배열에서 약간의 공간을 부여함으로써 위의 과정이 용이해진다.

③ 충분한 협측 overjet을 부여하였는지 확인한다.

④ 치아들의 장축이 교합평면에 수직을 이루고 있는지 확인한다(그림 6-7).

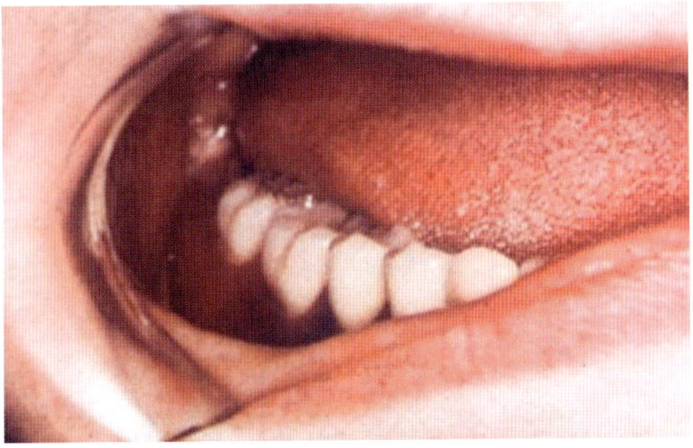

그림 6-7. 하악 구치부 치아 배열 모습.

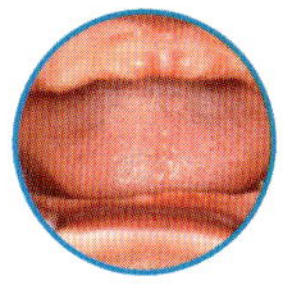

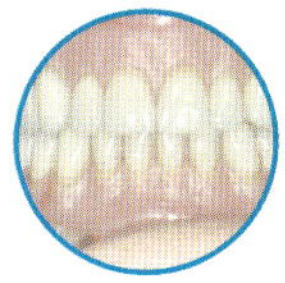

07 의치의 시적(Try-in)

1 시적의치(Trial denture)

치아는 근육들에 의해 움직이는 범위 내에서 기능한다. 한 쪽에는 혀가 있고, 다른 쪽에는 입술과 볼이 있다. 이런 구조물들은 식사와 발음 등에 밀접하게 관련되어 있다. 저작하는 동안에 혀와 볼은 음식을 치아의 교합면에 유지시키며, 입술은 음식을 구강 안에 유지시키기 위해 구강을 봉쇄시킨다. 발음하는 동안에는 입술과 치아는 다양한 발음들을 만들어 내기 위해 복합적으로 작용한다(그림 7-1).

A 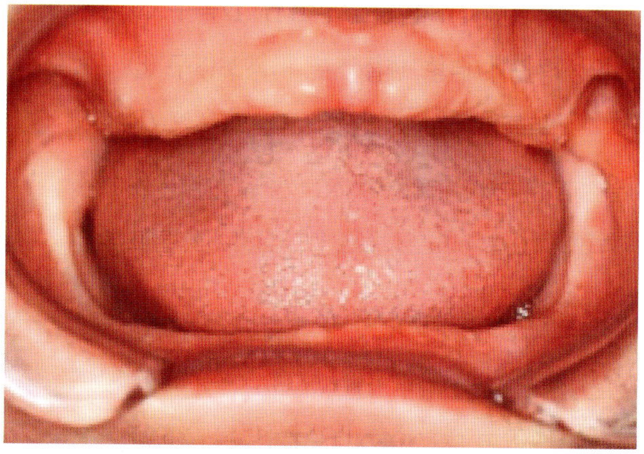 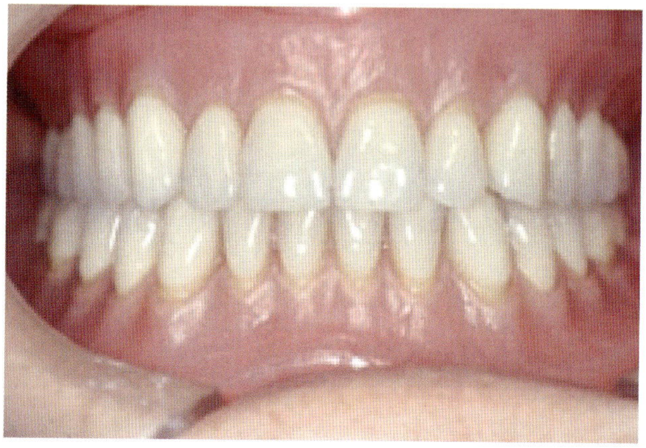 B

그림 7-1. 상·하악 완전무치악 상태와 총의치 시적 후의 모습.

환자가 자연치를 잃고 의치를 장착하게 되면 의치상에서 치아들의 위치는 이런 근육들의 활동을 방해하지 않아야 하며, 근육의 활동이 의치를 탈락하게 해서는 안 된다.

만일 의치의 치아가 너무 설측으로 배열되었다면 혀의 운동이 방해받게 되며 저작 시 의치를 탈락시키려 할 것이다. 또한 음식이 교합면에서 볼쪽으로 미끄러져 내려가려 할 것이고, 다시 교합면으로 올려놓기 어려울 것이다. 만일 치아들이 너무 순측 혹은 협측으로 배열된다면, 순협측의 근육들은 의치를 탈락시키려 할 것이고, 혀가 음식을 교합면에 유지시키는 것이 어려울 것이다. 또한 환자가 그 자신의 볼을 깨무는 경향이 생길 것이다. 만일 하악의 교합 table이 너무 높다면, 혀와 볼은 구강저를 의치가 탈락할 정도로 올려지 않고는 음식을 들어 올려서 교합면상에 위치시키기 어려울 것이다(그림 7-2, 7-3).

치아는 혀의 힘이 입술과 뺨의 힘들과 균형을 이루는 위치에 있어야 한다. 이때 치아들은 'neutral zone(중립대)'에 위치한다고 말한다. 교합 table의 적절한 높이는, 혀가 그 위에 쉽게 음식을 올려놓을 수 있게 하고, 입을 크게 벌릴 때 하순이 의치를 후방으로 탈락시키려는 경향에 대해서 의치를 아래로 붙잡아 두는 데에도 도움이 된다(그림 7-4, 7-5).

A 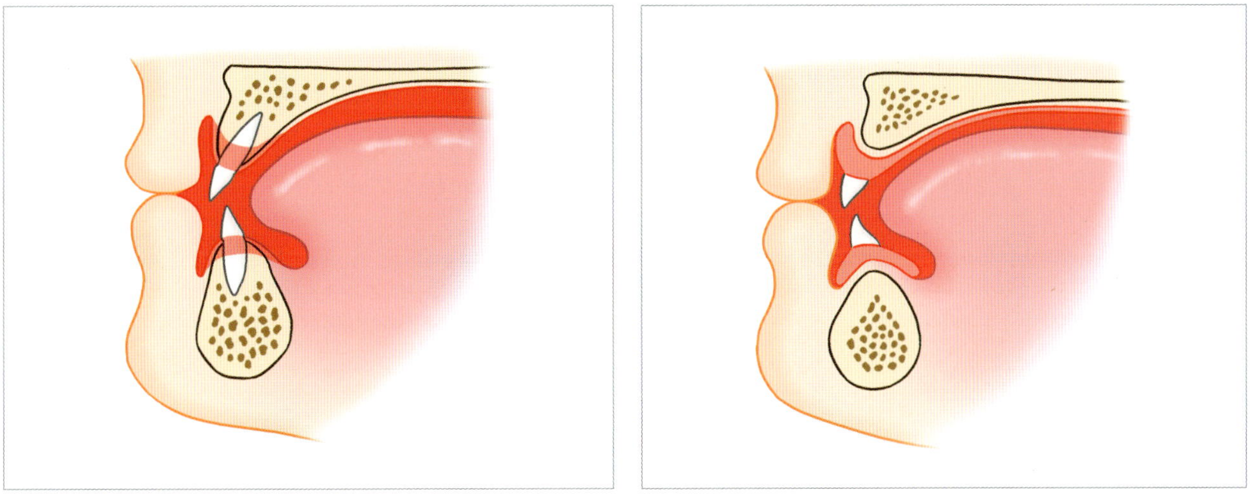 B

그림 7-2. A, 자연치의 전치 배열. B, 의치의 전치 배열.

A 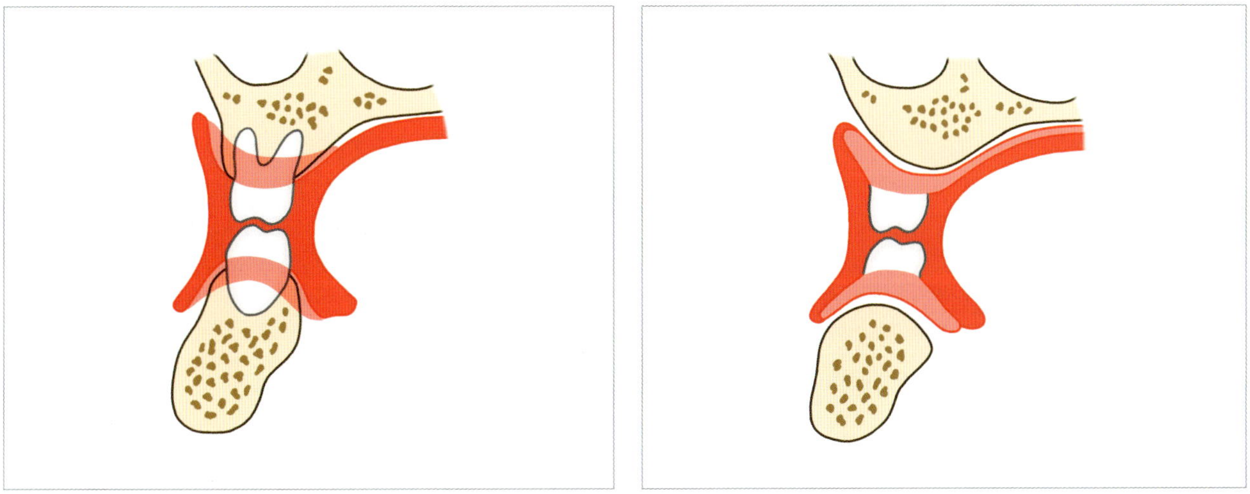 B

그림 7-3. A, 자연치의 구치 배열. B, 의치의 구치 배열.

A 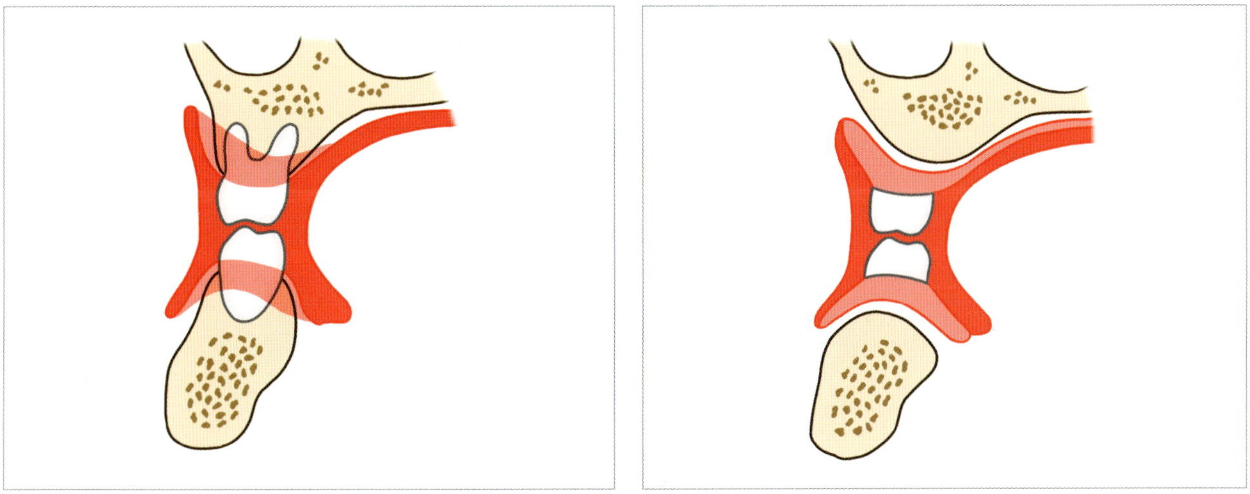 B

그림 7-4. A, 자연치 구치와 혀, 뺨의 관계를 보여주는 그림. B, 인공치와 무치악 부위가 neutral zone에 있다.

A

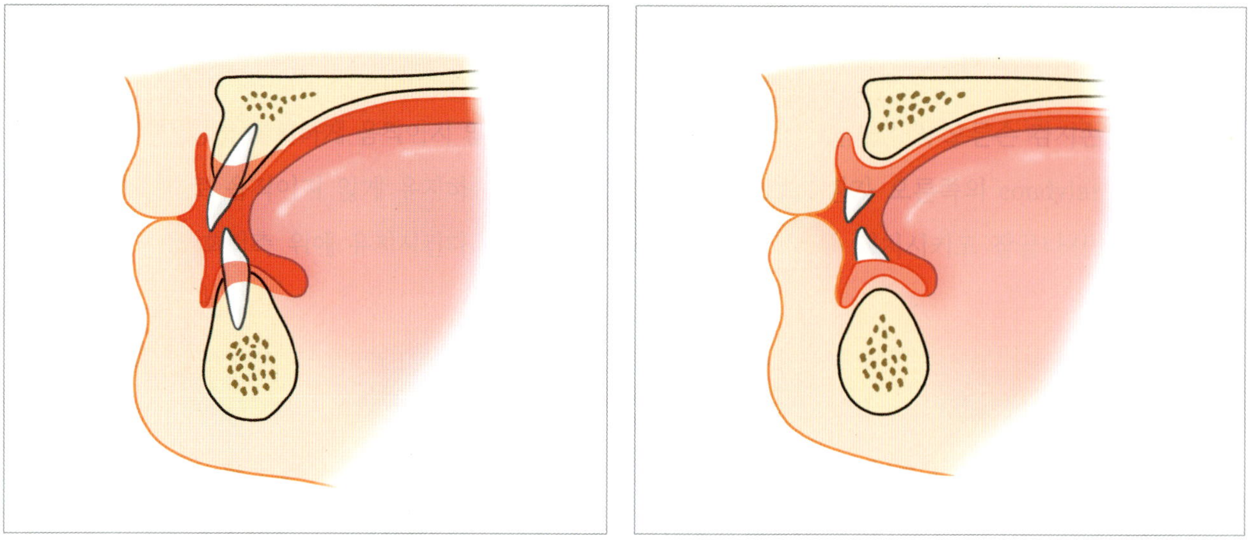

B

그림 7-5. A, 자연치 전치와 혀, 뺨의 관계가 neutral zone에 있다. 빗금 친 부분이 골이 흡수될 것으로 보이는 부분. B, 인공 전치와 혀, 입술의 관계를 보여주며 neutral zone에 있다.

근육의 힘은 자연치가 맹출하는 위치에도 영향을 주며, 따라서 이전에 존재하던 자연치들의 위치에 유사하게 배열된다면 중립대에 치아를 배열하는 것이 용이해진다. 치아가 상실되었을 때에 골의 흡수 pattern을 고려하면 배열을 위한 길잡이를 얻을 수 있다.

상악 악골에 있어서 그 흡수는 순협측에서 흡수가 일어나고, 따라서 잔존 치조제는 자연치가 있던 위치보다 구개쪽에 존재하게 된다. 고로 인공치를 중립대에 배열하기 위해서는 치조제에 대해서 순측과 협측으로 배열해야 한다.

하악의 전치부에서는 악골의 흡수가 순측에서 일어나고, 소구치부에서는 협측과 설측에서 같은 양의 흡수가 일어나고, 대구치부에서는 설측에서 일어난다. 잔존치조제는, 전치부에서는 더 설측에, 소구치부에서는 거의 동일한 위치에, 대구치부에서는 협측에 있게 된다. 전치부에서 인공치는 치조제에 대해 순측에 배열해야 하고, 소구치부는 치조제 상방을 지나게 배열하며, 대구치부에서는 약간 설측에 배열해야 한다. 만일 구치부 배열에 의해 lingual overhang이 생기면 폭이 좁은 치아를 사용해야 한다. 자연치아의 위치는 발음과 관련된 운동의 양상에 영향을 주며, 그 위치가 심하게 변화하면 틀림없이 발음이 영향을 받게 된다.

맨 처음 wax denture를 시적할 때에는 악간 관계를 다시 검토할 기회가 주어진다. 만일 이것이 올바르게 되어 있다고 생각된다면, 치아의 위치가 검토, 조정될 수 있다. Wax denture가 만족스럽다고 생각되면, protrusive jaw relationship을 기록하고, 이것을 이용하여 교합기의 condylar track을 조절할 수 있게 된다. 균형 있는 측방 교합을 얻기 위해 교합기를 이용할 수 있다(그림 7-6, 7-7).

A B

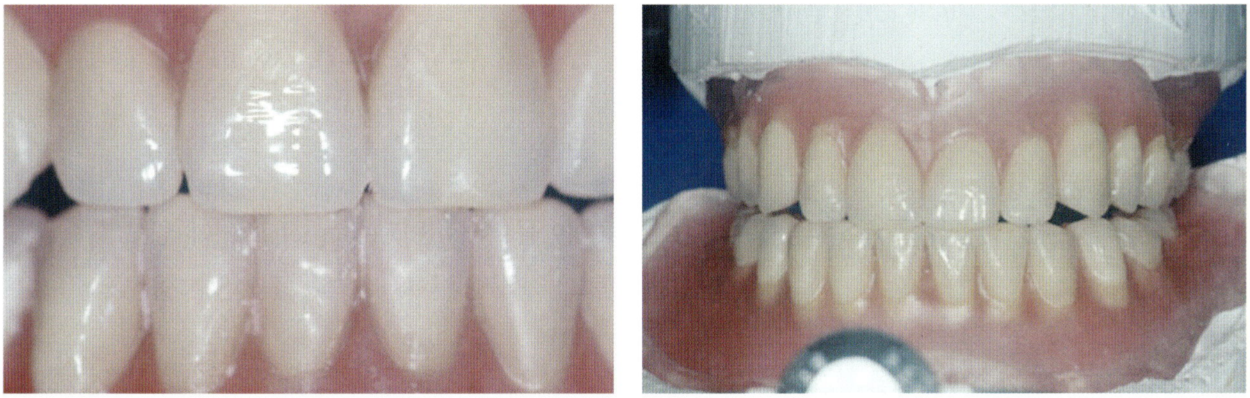

그림 7-6. 치아가 배열된 시적의치의 모습.

A B

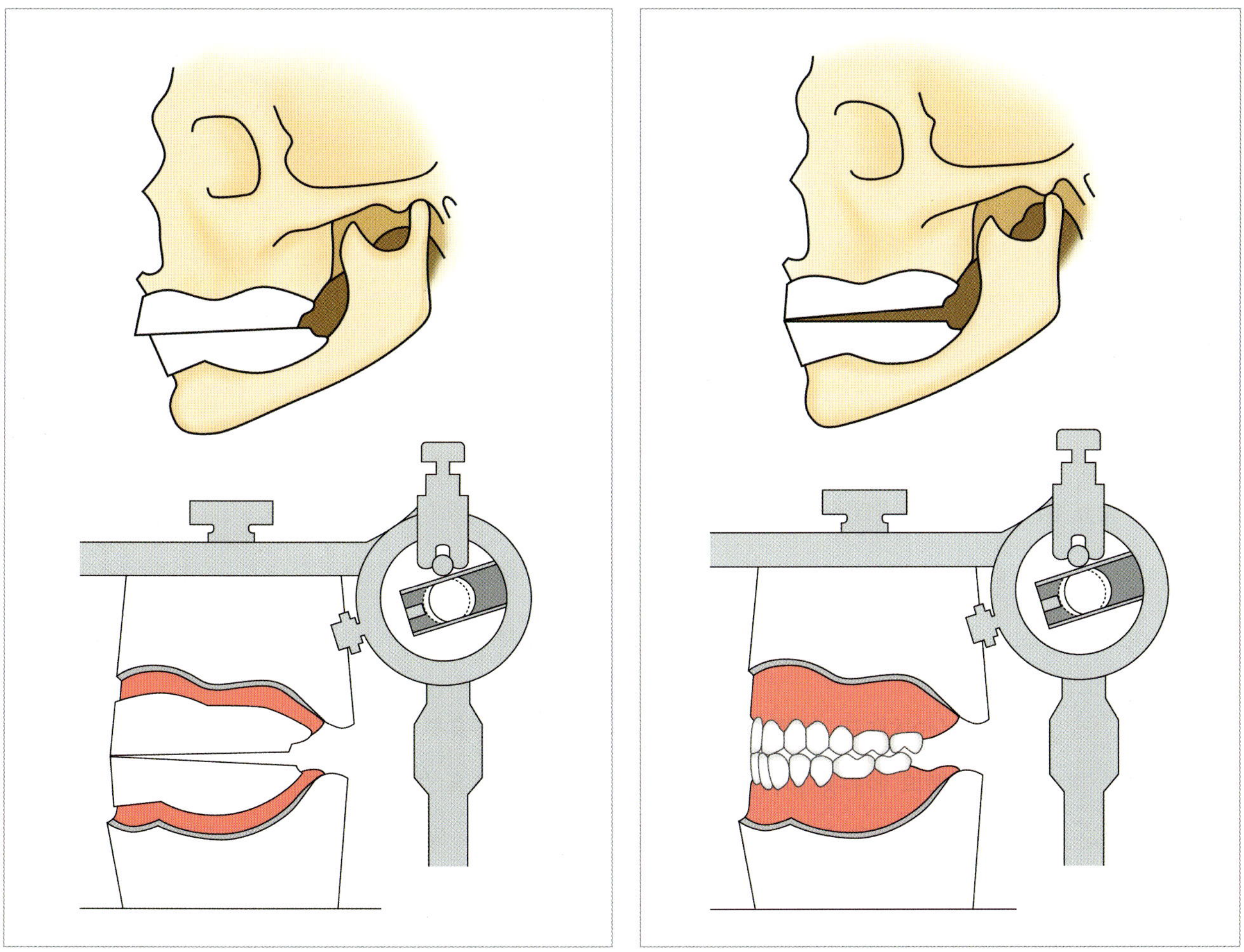

그림 7-7. **A**, 하악의 최후방위에서 교합제가 균일하게 만나고 있는 모습. **B**, 하악이 전방이동하면서 후방부위에서 교합체가 분리된 모습.

1) 목적

치아들의 배열에 의해 발음과 저작기능이 회복되는지 검토하고, 양호한 안모가 얻어지는지 확인하기 위함이다.

2) 기구와 재료들

① Wax dentures
② 교합기
③ 찬물을 담은 용기
④ Bunsen burner
⑤ Wax knife
⑥ 한 장의 modeling wax
⑦ Willis gauge
⑧ Indelible pencil
⑨ 환자기록부
⑩ 양치액
⑪ Bracket table을 위한 clean towel
⑫ 청결한 head-rest cover

3) 과정

(1) 교합고경의 검토

① Occlusal vertical dimension을 측정하고 이것을 resting vertical dimension과 비교한다.

② 만일 오류가 있다면 반드시 수정해야 한다. 어쨌든 오류가 미미한 것이라면 3mm 내의 범위에서 교합기의 pin을 올리거나 내리고, 수정된 vertical dimension으로 치아들을 다시 교합시켜서 수정한다. 이 과정을 행한 후 구강 내에 의치를 재삽입하여 전후방 관계의 오류가 없는지 검토한다. 만일 악골이 완전한 접번식으로 개구하지 않는다면 오류가 있는 것이며, 또는 안궁기록이 부정확했던 것으로 볼 수 있다. 교합기상에서 의치의 폐구경로는 구강 내에서의 의치의 폐구 경로와 동일해야 한다. 안궁은 의치와 교합기 회전축과의 기하학적인 관계가 의치와 악골 회전축과의 기하학적인 관계와 일치하게 하는 데 이용되는 caliper이다.

③ 만일 오류가 3mm 이상이라면 새로 기록을 채득하고 cast를 교합기에 remounting해야 할 필요가 있다. 이것은 아래의 방법으로 시행된다.
올리거나 내려야 할 occlusal vertical dimension의 양이 결정되면 하악 의치에서 인공치를 제거한다. 교합기상의 model에 상악 의치와 하악 baseplate를 재위치시킨다. 이때 요구되는 dimension을 얻기 위해 pin을 조절할 수 있고, 교합제를 하악 의치상 위의 높이에 부합되도록 만든다. Wax denture와 하악 교합상을 구강 내에 재삽입한다면 이들이 올바른 occlusal vertical dimension에서 매우 균일하게 접촉해야 한다. 교합상의 표면에 약간의 연화된 wax를 흘려놓는다. 교합기를 0으로 맞추면서 하악 모형을 rearticulation시킬 수 있는 새로운 중심악 관계를 확립할 수 있다.

(2) 전후방 악간 관계의 검사

교합기상에서 중심교합위로 치아들이 올바르게 중심교합(최대감합위)으로 배열되었는지 검토한다. 의치가 구강 내에 삽입되어 대합되는 교두들이 서로 감합하지 않는다면 이전에 채득한 centric jaw relationship의 기록이 부정확했던 것을 의미한다. 이런 경우에는 새로운 centric jaw relationship을 얻어내야 한다.

기록을 얻기 위해 이미 기술된 방법들을 같은 과정으로 시행하는 것이 중요하다. 이것을 통해 환자가 중심 악관계로 폐구하는 것을 확실히 할 수 있다. 정확성을 위해서는 반복적인 검토를 시행해야 한다.

하악의 base는 점막으로부터 쉽게 탈락하려고 할 것이므로, 광범위한 치조골의 흡수가 있는 상태에서는 주의할 필요가 있다. 이런 탈락 경향은 분명한 오류를 일으킬 수 있다.

Vertical dimension이 올바르다고 생각되면 상·하악의 wax denture를 교합기에 재창착하고, 하악 구치부 치아들을 제거한 후 그 자리를 교합상으로 대체한다.

이제 상악 의치를 구강에 재삽입하고 약간의 연화한 wax를 하악의 교합상에 올리고 새로운 centric jaw relationship을 채득한다. 이때 baseplate에 남아 있는 어떤 치아도 상악의 wax denture의 치아들과 접촉해서는 안 된다는 것에 주의해야 한다. 만일 이때 접촉이 일어날 경우 접촉을 일으키는 하악 인공치를 제거하고 centric jaw relationship을 다시 시행한다.

(3) 안모의 검토

상·하악 wax denture를 구강에 위치시킨 후:

① 상·하악 전치부가 올바른 위치에 있는지 알기 위해 입술의 모양을 검토한다.

② 중심선을 검토한다.

③ 교합평면의 위치를 검사하여 한편으로 기울지는 않는지, 그리고 구치부 치아들이 naso-auricular line과 평행한지 검토한다.

④ 치아의 shade와 mould가 만족스러운지 검토한다.

⑤ 치아의 배열이 좋은 외모를 부여하는지 검토한다.

⑥ 술자가 보아서 외모와 치아의 배열이 만족스럽다면 환자에게 거울을 주고 의치의 모양에 대해 이야기 하도록 시킨다.

⑦ 때때로 환자들은 너무 작거나 너무 흰 치아들을 요구하는데 이때에는 자연치는 기본적으로 노란색을 가지며, 나이에 따라 어두워지고, 유치만이 희게 보인다는 것을 설명해 주어야 할 필요가 있다.

(4) 치아의 위치

하악 의치의 치아와 상악 의치의 치아에 대한 관계는 그 하부의 악골관계에 의해 결정된다. 만일 하악 악골이 상악 악골보다 후방에 위치한다면(Ⅱ급 관계), 하악 전치는 상악 치아들에 비해 어느 정도 후방에 놓이게 될 것이다. 반대로 만일 악골이 서로 I급 관계에 있다면 하악 전치부는 상악 치아에 대해 정상적인 관계를 갖게 될 것이다. 만일 하악 악골이 상악에 대해 전방으로 돌출되어 있으면(III급 관계), 하악 전치부는 정상적인 위치에 대해 보다 전방으로 위치될 것이다.

이런 골격 안에서 치아들의 위치는 입술, 볼, 그리고 혀의 근활동에 조화를 이루도록 조정될 것이다. 핵심적인 것은, 혀를 위한 충분한 공간을 부여해 주어야 하지만, 치아가 볼을 깨물거나 입술을 변형시켜서는 안 된다는 것이다.

치열궁의 각각의 분획에 따라 아래의 기준들이 이용되어야 한다.

① 이전에 논의된 바와 마찬가지로, 상악 전치들은 적절한 구순의 지지를 제공해야 한다(그림 7-8).

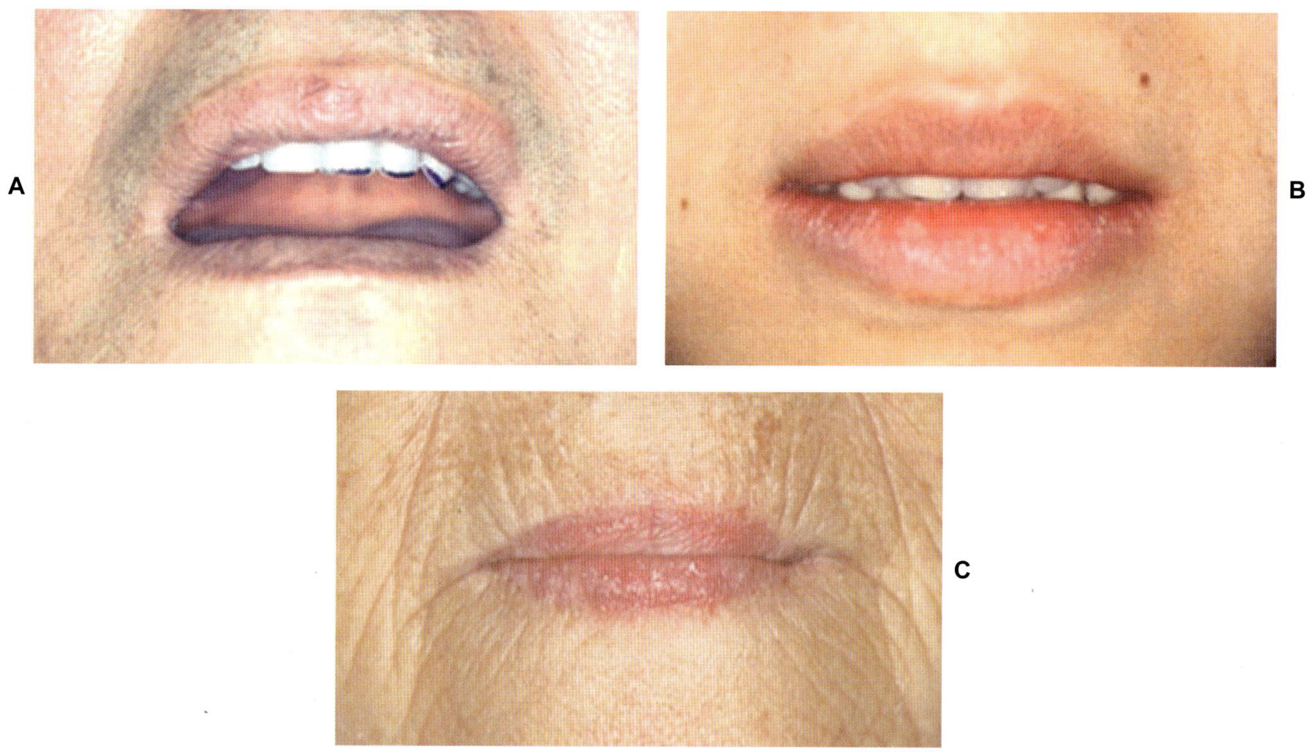

그림 7-8. 적절한 구순 지지의 확인.

② 상악 구치들은 적절한 buccal overjet을 제공하면서 하악 구치들과 교합을 이루도록 배열되어야 한다.

③ 하악 치아들은 중립대에 위치되어야 한다. 하악 구치들은 혀가 안정상태에 있을 때에 치아들에 대해 편안하게 닿도록 하면서 볼이 씹히지 않도록 배열되어야 한다. 좁은 치아들을 이용하거나 치아의 설측교두를 갈아내야 할 경우도 있을 수 있다. 치아들이 혀의 위쪽에 위치해서는 안 된다. 이런 치아들의 위치가 부여되었다면 상악 구치들을 중심교합이 이루

어지게끔 배열한다. 위와 같은 이러한 기준들이 이루어졌는지 결정하기 위해서는 환자에게 안정을 취하고 입을 조금 벌리게 한 후 치아들의 볼, 입술, 혀에 대한 관계를 관찰한다. 여기서 구치부 치아들을 소위 'cross-bite'의 상태로 배열하는 것을 고려할 수도 있다. 이때 하악 치아들의 설측교두가 상악 치아들의 중심와에 교합된다. 하악의 치조제가 상악보다 넓은 폭을 가지고(Ⅲ급 base relation에서 발생할 수 있는 것처럼), 정상적인 치아배열에 의해 하악 치아들이 혀를 씹게 되는 경우에는 이런 배열을 시행한다. Cross-bite로 치아를 배열하는 것은 좋지 않은데, 이것은 cross-bite가 매우 장애가 많고 부적절한 교합을 부여하게 되며, 측방교합의 적절한 부여를 막기 때문이다. 치아의 설측을 갈아내서 치아의 폭을 좁게 하는 것이 혀를 위한 공간부여에 더욱 선호된다.

④ 하악 전치들은 적절한 구순지지를 하도록 배열되어야 한다. 하순은 순면의 절단 1/3에 대해 편안히 지지되어야 한다. 혀 끝은 안정 시에 치아의 설면에 편안하게 놓여야 한다(그림 7-9). 하악 전치들의 높이는 수직피개를 결정하게 될 것이다. 수평피개는 대부분 기본적인 악간 관계에 의해 결정된다.

A B C D

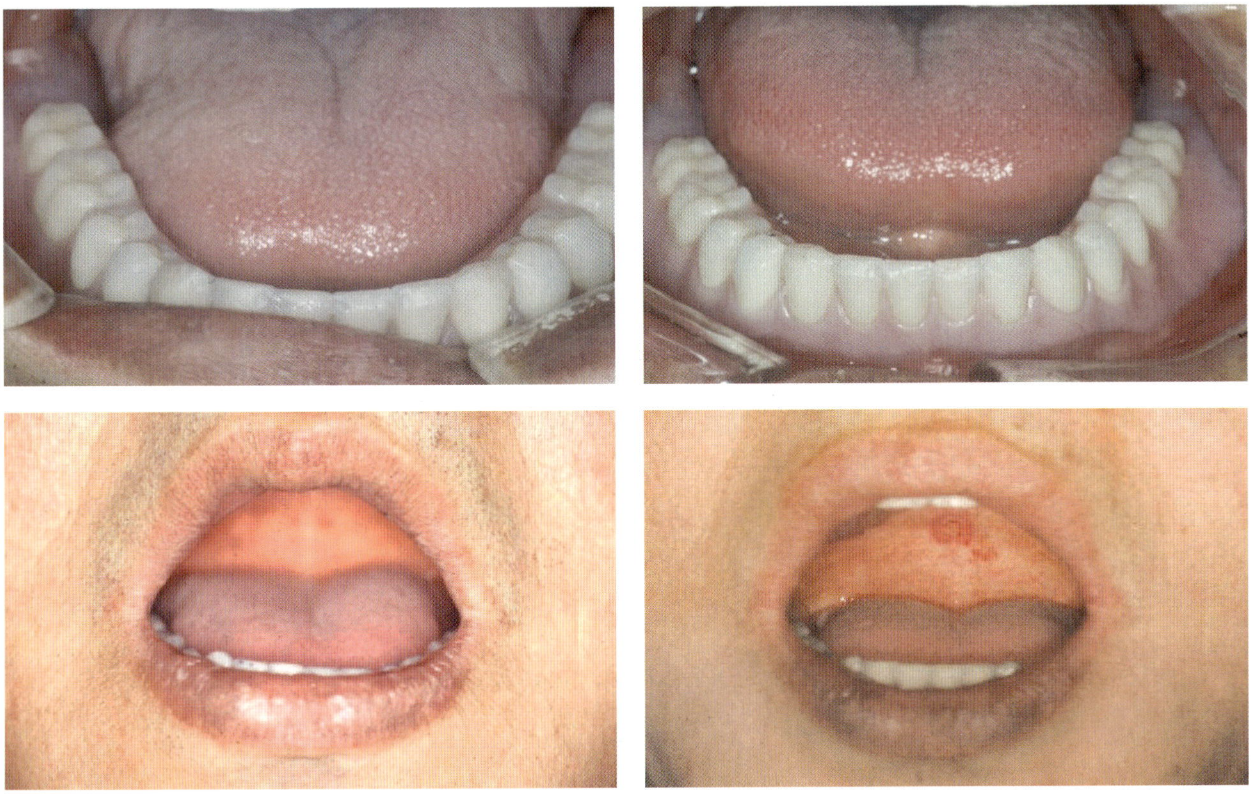

그림 7-9. A, 적절한 혀의 위치. B, Retrusion된 혀의 위치. C, D, 하순은 순면의 절단 1/3에 대해 편안히 지지되어야 한다.

Angle Ⅱ급 악간 관계에서, 만일 전치들이 큰 수평피개를 가지고 배열되어야 하거나(Angle의 Ⅱ급 1류의 부정교합을 가진 자연치열), 혹은 작은 수평피개를 가지고 배열되어야 할 지를(Angle의 Ⅱ급 2류의 부정교합) 결정할 필요가 있다. 어떤 것이 적절할 지 결정하는 것은 연조직이 형태를 참고로 해서 행해야 한다. 하지만 이것은 쉬운 것이 아니며, 자연치열 상실 전에 찍은 사진들이나 혹은 다른 발치 전 기록들에 의해 매우 용이해 질 수 있다. 환자의 자연치들을 재현한 즉시의치는 특별한 의미가 있다(그림 7-10).

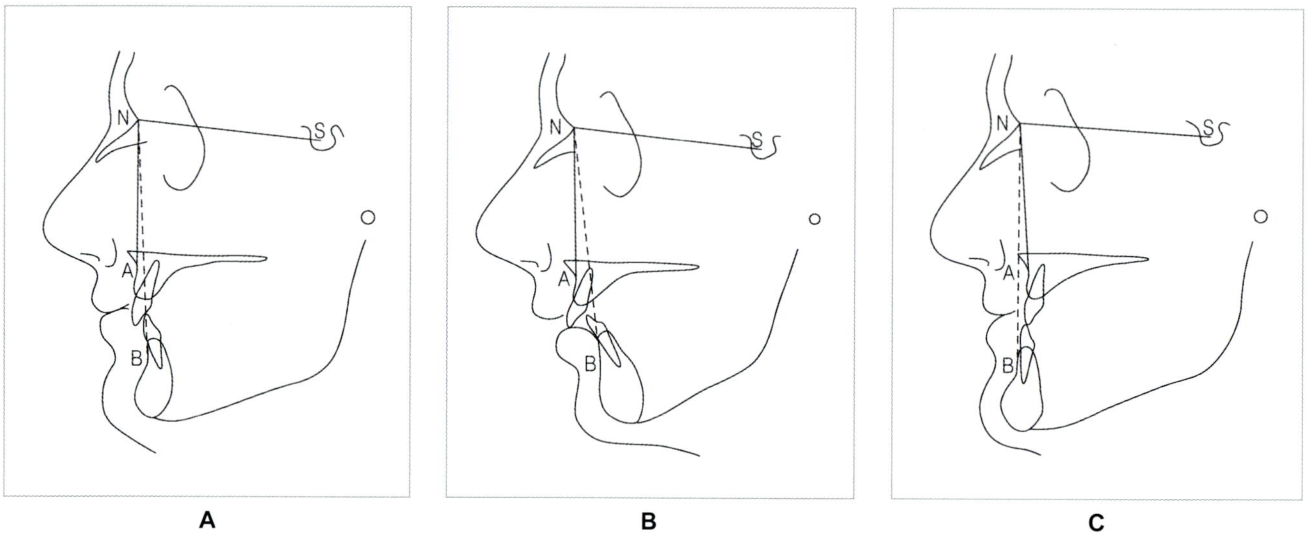

그림 7-10. A, Class Ⅰ. B, Class Ⅱ. C, Class Ⅲ.

심미적인 안모를 얻기 위해 하악 치아는 개구 시에 입술 상방으로 살짝 보여야 한다. 자유로운 측방운동을 확실히 하기 위해 견치의 수평피개가 적절해야 한다.

1993년에 Fish는 의치의 연마면을 입술, 볼, 혀에 의한 힘들이 의치를 안착시킬 수 있도록 형성해야 한다고 주장했다. 만일 의치상이 잘 연장되고, 치아들이 중립대에 올바르게 위치되었다면 필연적으로 바람직한 외형이 얻어질 것이다(그림 7-11, 7-12).

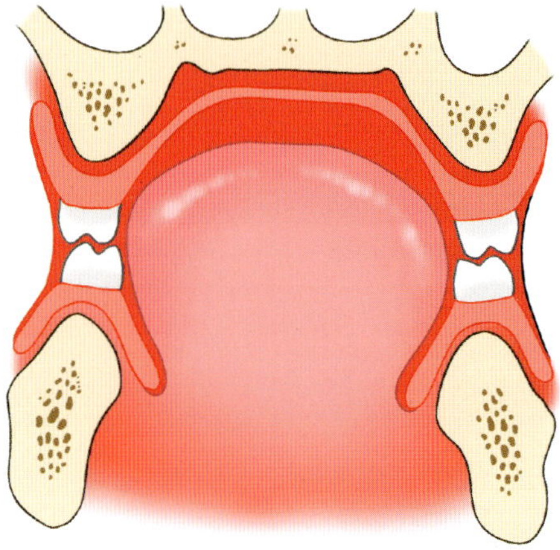

그림 7-11. Coronal view에서 본 구치와 혀, 뺨이 neutral zone에 있는 상태.

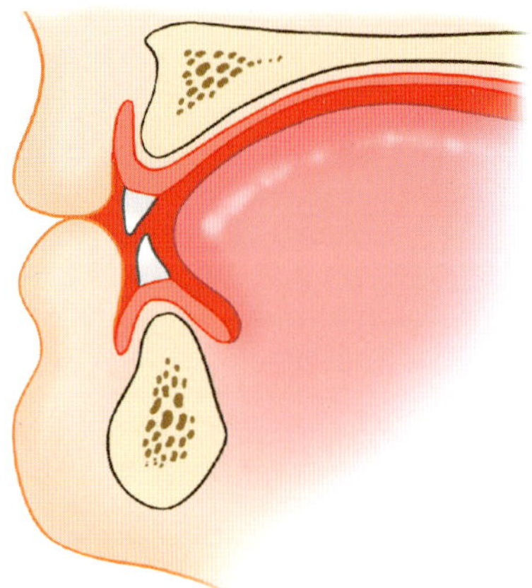

그림 7-12. Sagittal plane에서 본 하악 전치와 혀, 입술이 neutral zone에 있는 상태.

(5) 발음

발음의 형성에는 다수의 기관들이 관련된다.

① 폐

② 인두

③ 구강의 roof와 wall, 입술, 치아, 혀

만일 치아들을 올바른 위치에 배열하지 못한다면 발음의 결함이 생길 것이다. 만약 치아배열의 기준들이 지켜지고 원래 자연치가 있었던 위치에 배열된다면 발음에 관해서 곤란한 점은 거의 생기지 않는다.

특히 문제가 되는 것은 'f', 't', 'd', 'th', 'sh' 등의 순치음이다. 'f'와 'v' 발음 시의 어려움은 상악 전치들이 너무 후방에 배열되거나 절치 절단이 너무 아래로 배열되는 경우에 생긴다. 's' 발음을 할 때의 어려움은 너무 과도한 수평피개에 의해서 종종 일어나게 되며, 이것은 상악 전치들을 더 후방으로 위치시키거나 하악 전치를 더 전방으로 위치시켜서 얻을 수 있으며, 때로는 이 두 가지를 같이 시행할 수 있다.

환자가 모든 발음을 할 수 있는지 알기 위해서는 환자와 대화하면서 비정상적인 발음이 없는지 관찰해야 한다.

(6) 악궁 형태(Arch form)의 결정

총의치의 외형 결정에 있어서 흔한 잘못은 상악 구치부를 치조제 직상방에 배열하는 것이다. 이것은 일반적으로 교합을 부여하기 위해 하악 구치부 또한 너무 설측으로 배열되는 결과를 가져오므로 혀를 위한 공간을 좁게 만들게 된다.

인공치는 자연치들이 있었던 위치에 배열되어야 하고, 따라서 치아 상실 후에 생기는 골개조의 개념을 가지고 있는 것이 총의치 제작에 있어서 기본적인 원칙이 된다. 이것을 통해 우리는 잔존 치조제와 관련하여 치아들을 적절히 배열할 수 있게 된다.

전치부에서는 골흡수가 주로 순측에서 일어나며, 잔존치조제는 설측에 위치하게 되고 치아들은 순측에 배열시켜야 한다. 이것은 상악과 하악에 모두 적용된다. 상악 소구치부와 대구치부에서 골소실은 협측에서 일어나므로 인공치들은 협측으로 배열되어야 한다. 하악 제2소구치 부위에서는 협측과 설측에서 모두 골흡수가 일어나므로 인공치들은 잔존치조제의 상방에 배열될 수 있다. 하악 대구치 부위에서는 설측에서 골흡수가 일어나므로 치조제는 더 협측으로 위치되게 되며, 따라서 인공치들은 더 설측으로 배열되어야 한다. 경우에 따라 상·하악 대구치 부위에서의 서로 다른 골흡수 양상은 왜 하악 무치악치조제가 상악에 비해서 더 넓게 보이는지를 설명해 준다.

Watt(1967) 등은 100명의 환자에서 골흡수의 양태를 2년 반 동안 연구했고, 상악 무치악 모형에서 구개치은연의 흔적이 landmark로 사용될 수 있다는 것을 관찰했다. 치아의 협측과 순측면이 이 landmark에 대해 일정한 거리를 갖는다는 생물측정학적인 기준을 알려주었다. 또한 이런 기준들은 상악 교합상의 형태를 결정하는 것과 완성된 의치의 크기를 결정하는 데에 유용하다. 이 방법을 사용하는 데에는 상악 인상이 전정부의 폭을 충분히 보여주고 있는지, 그리고 이것이 의치의 변연에 재현되었는지를 확인하는 것이 중요하다. 그러므로 완성된 의치의 협측 contour는 치아가 있던 상악의 contour를 닮게 된다.

Angle Ⅰ급의 경우에 있어서 하악의 치궁형태는 그 치아들을 상악의 생물측정학적인 배열들과 교합되도록 함으로써 결정될 수 있을 것이다. 환자가 Angle의 Ⅱ급 혹은 Ⅲ급 부정교합을 나타낼 때에는 명확한 근거 없이 올바른 치아의 위치를 결정하는 것이 항상 쉬운 것은 아니다. 우선적으로 기본적인 의치상간의 관계와 여기에 수반된 치아 위치와 배열의 다양성을 알아야 한다.

(7) 의치공간 인상

'의치공간(denture space)'의 인상을 기록하기 위한 또 다른 인상채득 방법이 있다. Trial upper base를 위치시키고, 하악 의치상의 면에 적절한 소성재료를 교합상으로 만들어서 환자로 하여금 모든 발음들이 포함된 문장의 글을 읽도록 한다. 발음과 관련된 근활동은 발음뿐만 아니라 저작 등의 요구사항을 만족시키는 형태로 소성 교합상의 표면을 의치 모양으로 변화시킬 것이다. 어쨌든, 치아들이 닿는 상태에서 고형 혹은 액체의 음식을 연하시킬 때에는 혀가 연하활동과 관련된 매우 강한 힘들을 만들어서 견고한 공간이 형성된다는 것에 주목할 필요가 있다. 그러므로 연하는 의치공간의 인상기법에 포함되어서는 안 된다. 의치공간을 기록하는 데에 이용되는 재료는 충분한 시간 동안 형태형성이 가능하게 유지되어야 하고, 근육의 힘이 발생하였을 때 쉽게 흐름을 나타내야 한다. Silicone putty와 변형된 tissue conditioner들이 이런 목적으로 사용되어 왔지만, 더욱 선호되는 재료는 siloxane gel(di-menthyl siloxane)이다.

이것은 acrylic base 위에 쉽게 교합상의 형태로 적용될 수 있고, 첫 번째 발음 검사 후 의치상을 하악 모형 위에 붙일 필요가 있다면 붓을 이용하여 그 면을 인상용 석고로 발라서 완전히 석고로 표면이 덮이게 할 수 있다. 석고가 굳으면 gel을 제거하고 용해된 wax를 대신 채워 넣어서 의치공간의 형태를 만들어 내거나, plaster matrix를 잘라서 하악 치아를 배열하는 데에 참고로 이용할 수 있다.

의치공간 인상기법을 이용하면 이전 의치들의 형태와는 매우 다른 모양을 나타낼 수도 있다. 이 방법은 수년 동안 환자를 괴롭혔던 많은 문제들을 해결하는 데에 도움이 될 수 있다.

(8) 전방운동 기록

하악을 전방으로 내밀 때에 과두는 전하방으로 관절융기를 따라 이동한다. 과두의 하방이동으로 하악 구치들도 하방이동이 생기며, 전방운동량은 이 이동량을 측정하여 알 수 있다. 이것을 통해, 유사한 양의 전방운동 시에 이와 유사한 양의 하방이동을 나타내도록 교합기를 조절할 수 있다. 이렇게 한 후 의치의 치아들을 치아 간의 접촉이 전방운동 시에 유지될 수 있도록 이동시킬 수 있다. 이것이 protrusive balance이다.

전치들의 수평피개량을 결정하면 edge to edge 관계를 부여할 수 있는 전방운동의 정도 또한 결정할 수 있다. 이것이 기록을 채득하기 위한 전방운동의 정도이다. 이것은 이 관계에서 균형의 부여를 확실히 한다.

• 과정

① 상악 의치를 삽입한다.

② 6mm 직경과 25mm 길이를 갖도록 연화한 wax 두 개를 말아서 만들고, 하악 구치부의 양측에 각각 위치시킨다. 하악 의치를 삽입하고, 환자로 하여금 거울을 보게 하면서 전방운동하게 하여 전치부가 edge to edge가 되고 중심선이 일치될 때까지 하악 의치를 고정한다(그림 7-13).

③ 의치를 제거하고 wax record를 냉각시킨다.

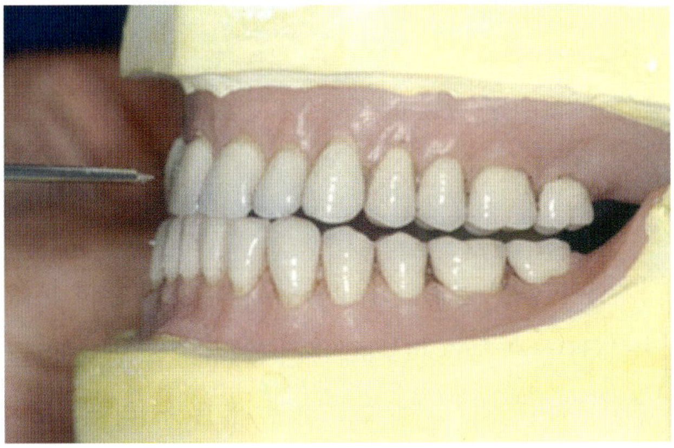

그림 7-13. Edge-to-edge 관계.

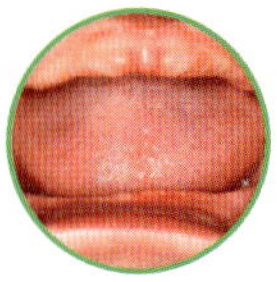 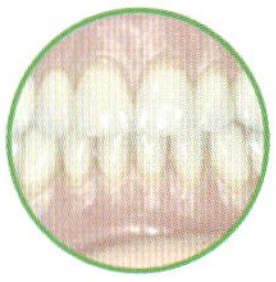

08 교합관계, 치은형성 및 온성

1. Condylar track angle의 setting
2. 측방교합과 전방교합의 부여
3. Wax 표면의 외형 만들기와 마무리
4. 의치의 온성

이 단계에서 condyle track angle을 조절하기 위해 전방운동 기록을 이용하고, 중심위에서 균형을 부여하기 위해 교합을 조절한다. 이 단계 후에 wax 표면을 contouring하고, 의치를 flask(함)에 매몰한 후 wax를 제거하고 이것을 resin으로 대체한다.

1 Condylar track angle의 setting

냉각된 wax 전방위 기록을 Dentatus 교합기에 장착한 의치의 하악 교합면에 위치시킨다. 상악 치아들이 wax 전방위 기록의 상면에 균등하게 접촉되도록 condylar track angle을 조절한다. 이것은 locking screw를 풀고 track을 전후로 회전시킴으로써 얻어질 수 있다. 이것은 상악 치아들을 기록 안에서 움직이게 하는 효과를 가진다. 가장 완전하게 안착되는 위치를 선택한 후 condylar track을 이 위치에 고정한다(그림 8-1).

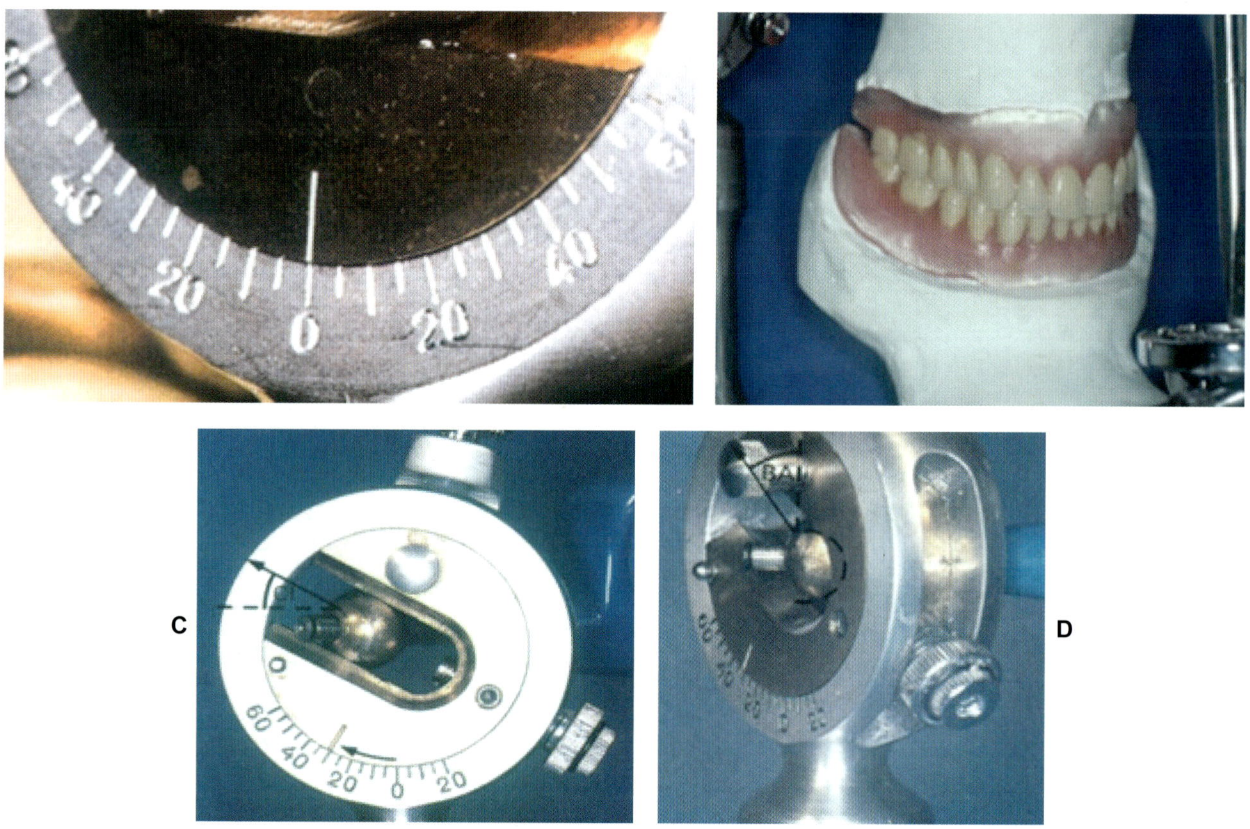

그림 8-1. Condylar track angle의 조절.

2 측방교합과 전방교합의 부여

의치가 중심위에서 측방 혹은 전방으로 이동될 때 작업측과 비작업측(균형측)에서 접촉이 있다면 이 교합은 균형을 이루었다고 한다. 전방교합에서 전치들은 절단 대 절단의 관계를 맞고, 구치들 간에는 최소한 대구치만이라도 균형 접촉들을 추구하게 된다. 측방교합에서 작업측치아들은 협측교두 대 협측교두의 감합접촉이 있게 되고, 비작업측에서는 구치부의 하악 협측과두와 상악 구개측교두의 접촉이 있게 된다.

1) 작업측의 교합

전방운동 시에 전치의 교합에 대해서는 하악 전치 절단의 순측과 상악 전치 절단의 구개측을 약간씩 주의깊게 삭제하여 분명하게 결정되는 교합을 부여하는 것이 아무 문제가 되지 않는다.

측방위(정상적인 정도의 수평피개를 가정한)에서 구치부 치아들의 교합은 상·하악 치아의 협설측교두가 서로 감합하도록 해야 한다. 이러한 감합교합은 균등하고 정확해야 하는데, 이 교합이 치아들의 초기 교합이며, 자연치아들과 의치의 치아들의 초기 접촉 시에 안정적인 효과를 가져오기 때문이다. 사면 혹은 조기접촉은 자연치에 바람직하지 못한 수평적인 힘들과 의치의 불안정을 초래할 것이다(그림 8-2).

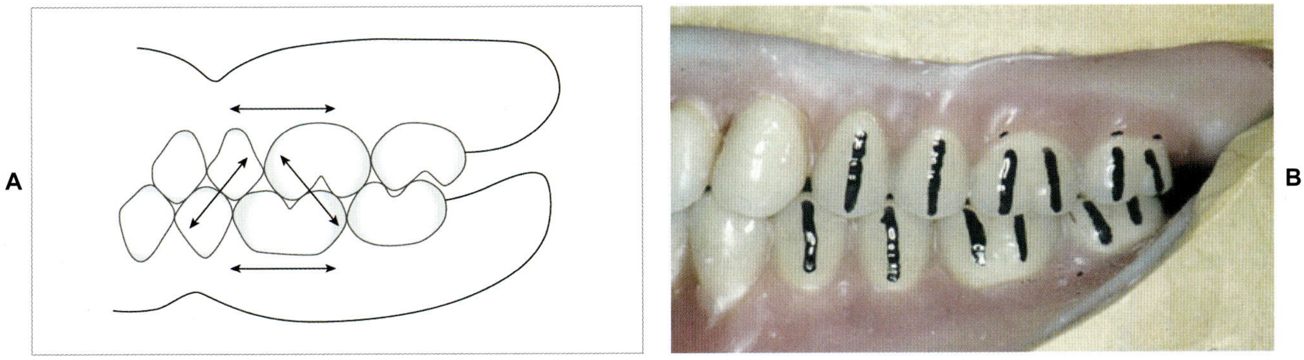

그림 8-2. A, 작업측 교합에서 감합에 의해 안정적인 교합이 이루어지는 모습. B, 교합 시와 이개 시 작업측의 모습.

2) 균형된 전방교합

전방 균형교합은 현대인의 치열에서는 현존하는 수평, 수직피개와 맞지 않고, 따라서 일반적으로 없다. I급의 전치부 관계에서 60°의 절단이 나타나고, II급 2류에서는 70° 혹은 그 이상이 나타난다. 단지 심한 수평피개가 있는 II급 1류에서만 이 각도가 35~40°로 감소한다.

고로 자연스러운 전치부 배열이 의치에서 사용된다면 전방 균형교합을 얻는 것은 어렵게 된다. 절치각이 20~50° 혹은 그 이상일 때(아주 드물게는 그 이하일 때) 구치들의 균형교합을 얻기 위해서는 심하게 각이 진 교합평면 혹은 과장된 compensating curve가 요구된다. 이 둘 모두 심미적이지 못하며 불안정한 경향이 있다. 또는 실질적이지 못한 교두 높이를 가져서 제작 혹은 다루기 어렵게 된다.

이 문제에 대한 해결책은 overbite를 줄여주어서 절치각을 감소시키는 것이다. 만일 전치들을 종종 부적절한 위치로 순설측으로 이동하여 overjet의 감소가 동반되지 않는다면, 부적절한 overbite(anterior openbite)는 하악 절치들을 너무 짧게 만들거나 너무 낮게 만들게 된다. 그렇다면 받아들여질 만한 치아들은 단지 occlusal vertical dimension을 증가시킴으로써 얻어질 수 있고 이것은 거의 항상 바람직하지 못하다.

불안정한 치아 위치, 기능의 장애 혹은 불만족스러운 안모를 만들면서 전방운동의 균형을 추구해서는 안 된다. 20° 혹은 그 이하의 절치각을 가지면서 전치들이 만족스럽게 배열되는 경우에만 가능한 장점을 가진 전방운동 균형교합을 얻어낼 수 있다(그림 8-3).

A

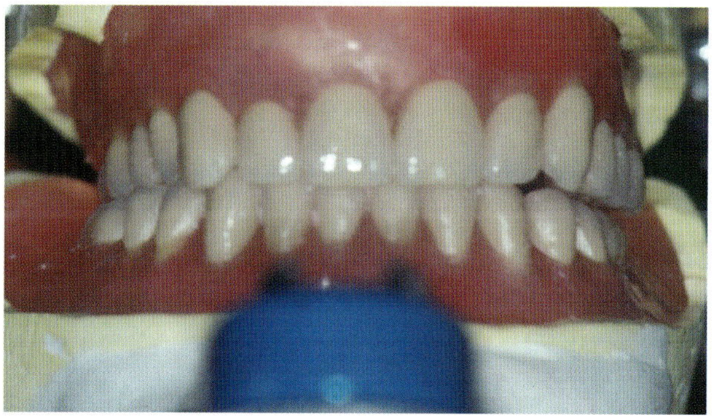

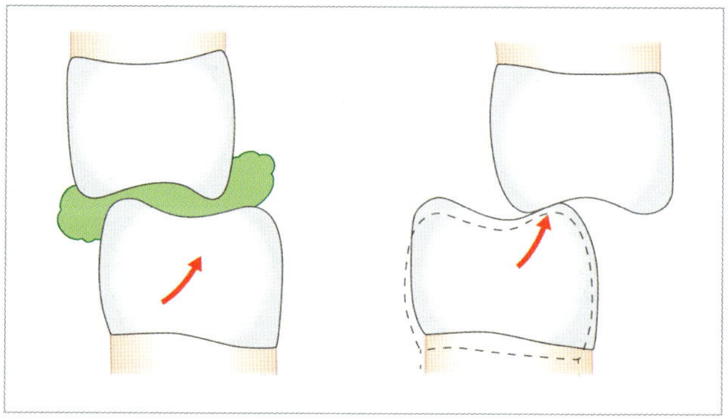

B

그림 8-3. A, 측방교합 시 총의치의 모습. B, 측방교합 시 구치부의 이동 양상.

3) 전방운동 시의 균형교합(실용적인 경우)

① 절단 대 절단 절치관계 등의 전방위 관계에서 상·하악 7번 치아 간의 균형된 교합을 제공하기 위함이다.

② 이 전방위 관계에서 과두 stop을 연장시켜서 교합기를 고정시킨다. 이 상태에서 상악 7번의 근심측을 약간 아래로 기울이고, 하악 7번의 원심측을 약간 위로 기울여서 접촉이 이루어지게 한다. 그 다음 다시 후방위로 돌아가서 이 치아들이 중심교합접촉을 이루도록 조절한다.

③ 상·하악 6번 치아들을 약간 떨어뜨리고 유사하게 기울여서 접촉이 이루어지게 한 후 다시 원위치시켜 중심교합접촉을 검사한다. 교합 시 구치들 간의 틈은 전에 해 온 과정들과 비교하여 더 작기 때문에 필요한 조절의 양은 적게 된다. 5번과 4번 상·하악 치아들의 조절은 매우 작은 양이 필요할 것이다. 완성된 교합면은 얕은 곡면을 가져서 그 가장 낮은 점이 제1대구치의 근심교두가 될 것이다. 상·하악 7번 치아들은 교합면상의 위치에서 상방이동되지 않도록 주의한다. 이것은 마지막 임상과정에서 결정되는 혀의 높이와의 관계를 유지하도록 한다.

4) 균형측 측방교합

측방교합 시 균형접촉들의 부여는 이러한 어려움을 나타내지 않는데, 이것은 올바로 배열된 치아들은 거의 측방으로의 overbite를 부여하지 않기 때문이다. 비록 절치 간의 수직피개가 크더라도 이것은 측절치에서 많이 감소될 수 있으며, 또한 이전에 언급한 바와 마찬가지로 구치들은 효율적인 수직피개를 거의 가지지 않는다. 그러므로 균형측에서 필요한 보상은 주로 과두의 하방이동을 위한 것이고, 약간의 lateral tilt와 함께 하악 협측과 상악 설측교두들의 높이에 의해 쉽게 얻어낼 수 있다.

5) 측방교합에서의 균형

① 하나의 condylar stop extension을 풀어서 교합기를 한 쪽 측방교합으로 고정한다. 측방운동의 양은 작업측(과두의 translation이 없는 쪽)의 협측교두들이 절단 대 절단이 되도록 해야 한다(그림 8-4). 이런 협측교두들이 감합하고 있는지 확인하고, 이것이 이루어지기 전에는 조절하지 않는다. 교두의 경사면을 약간 갈아내는 것이 필요할 수도 있다. 상악 협측교두들은 중심교합에 사용되지 않으므로 이 교두들의 삭제가 더 선호된다. 중심교합을 검사하기 위해 다시 원위치시킨다.

협측교두들이 절단 대 절단의 위치로 가게 되면, 교두의 경사에 의해 미약한 분리가 생기므로, 측방위에서 교합기의 incisal pin이 table에서 약간 들려질 수 있다는 것에 주의한다. 이 틈을 없애려고 해서는 안 되는데, 그 이유는 만일 이 틈을 없애면 협측교두들을 과도하게 갈아내야 하기 때문이다. 반대편 측방교합 시에도 이 과정을 반복한다.

A 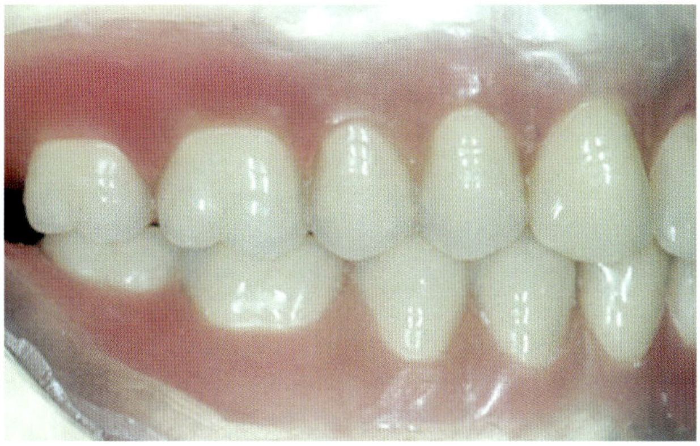 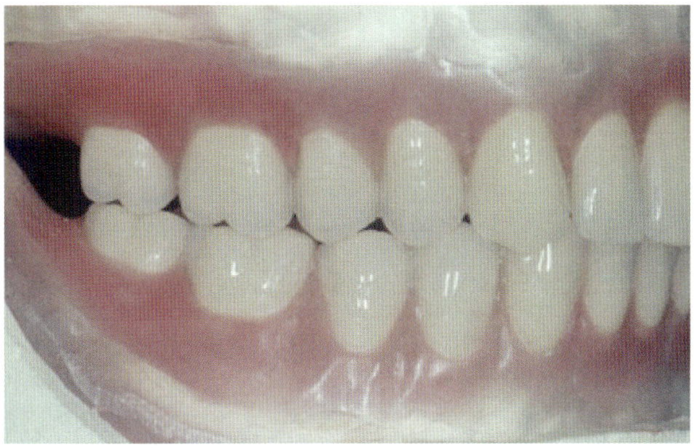 B

그림 8-4. 측방교합에서의 균형. A, Centric. B, Eccentric.

② 이제 균형측(condylar translation이 있는 쪽)의 치아들을 관찰하여 과두의 하방이동에 의해 이들이 이개되어 있는지 본다. 이러한 이개는 상악 7번의 구개측을 하방으로 이동시키고, 하악 7번의 협측을 상방으로 이동시켜서 서로 접촉이 이루어질 때까지 움직여서 없앨

수 있다. 이것이 상악 구개측교두와 하악 협측교두 간에 이루어지고 있는지를 확인하고, 하악교두는 중심교합위에서 좀 더 원심으로 위치될 것이다. 중심교합위로 되돌려서 만일 필요하다면 조정을 한다. 이 과정을 제1대구치와 소구치들에서 반복하면서 이전에 했던 과정들에서보다 이개량이 작은지 주의한다. 반대쪽에서도 위의 과정을 반복한다.

6) 균형측 교합접촉의 기대가능성

균형측 교합접촉이 쉽게 얻어질지 혹은 그렇지 못한지를 결정하였으니, 균형측 교합접촉의 기대 가능성을 검토할 것이 남아 있다.

첫째로, 전방운동 시에 전치부와 구치부 치아들 간의 접촉을 부여하는 균형된 편심위교합과 측방운동 시에 작업측과 균형측 모두에서의 균형된 편심위교합을 강력하게 주장하는 것은 이유가 있다고 보이며, 의치의 제작에서 가장 덜 중요한 요소이다.

왜 'enter bolus exit balance'라는 것이 반 정도만 진리일까? 분명하게, 교합기에서의 균형된 치아 배열은 절치 혹은 작업측 접촉을 통합하며, 이런 것들이 접촉하지 않을 때에는(예: 치아 사이에 음식이 개재된 경우) 균형측에서도 접촉하지 않는다. 하지만 균형교합이 아닌 상태에서보다는 작은 거리만큼 이개된다. 만일 의치가 탈락하려 한다면 그다지 많이 탈락하지는 않을 것이며, 더 쉽게 제위치를 찾아갈 것이다. 얻을 수 있는 한 다른 단점들을 만들어내지 않으면서 균형교합에 접근하게 제작하는 것은 바람직한 것이다.

자연치열의 재건에서 균형교합접촉을 만들어야 할 어떤 정당한 이유도 찾기 어려우며, 균형교합을 추구하면 부주의한 균형측 조기접촉을 만들 가능성이 높아진다. 절대로 균형측 조기접촉을 만들어선 안 된다. 자연치열 혹은 인공치열에서 이런 조기접촉은 큰 타격을 주는 교합의 문제라고 생각할 수 있다. 조기접촉은 전방위에서는 잘 일어나지 않지만, 측방위에서는 쉽게 일어날 수 있다(그림 8-5).

하악 과두들이 측방위로 하악와 내에 있을 때에 일어나는 조기접촉(예: 중심악간 관계에서 구치부 조기교합접촉)을 우선 생각해보자. 하나 혹은 양쪽 과두가 약간 전방으로 이동하면, 과두가 약간 하방이동하게 되고 교합접촉이 사라지게 된다. 'Bite of accomodation'이라는 과정은 그다지 만족할만 하진 않아도 가능하긴 하다.

둘째로, 과두(혹은 과두들이)가 이미 전방위에 놓인 상태에서의 조기접촉이 일어나면, 예를 들어 균형측에서의 조기접촉 등에서는 이런 조기접촉이 과두를 더 전방으로 이동시킨다 하여 없어질 수 없으며, 과두를 후방이동시키면 이런 조기접촉의 문제가 더 악화될 수도 있다. 부하에 놓인 작업측의 점막(혹은 치주인대)의 변위를 허용하기 위해서는 균형측 접촉이 살짝 떨어지도록 하는 것이 현명할 수도 있다(그림 8-6A, B, C).

조절성 교합기를 사용하는 장점은 균형교합을 준비하는 것보다는 균형측 조기접촉을 피하는 데에 있다. 조절성 교합기는 적절한 작업측 교합과 방해되지 않는 교합의 부여에 있어 필수불가결하다(그림 8-6D, E).

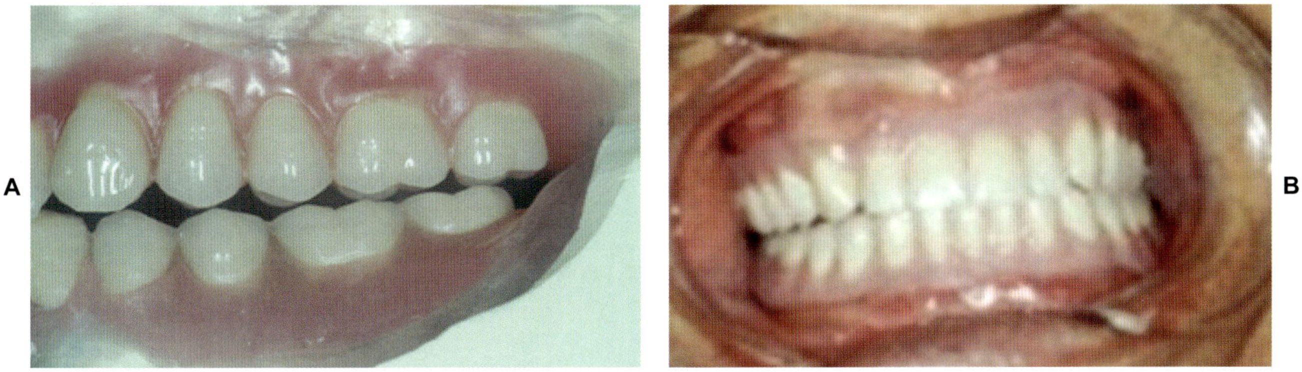

그림 8-5. 측방운동 시의 조기접촉.

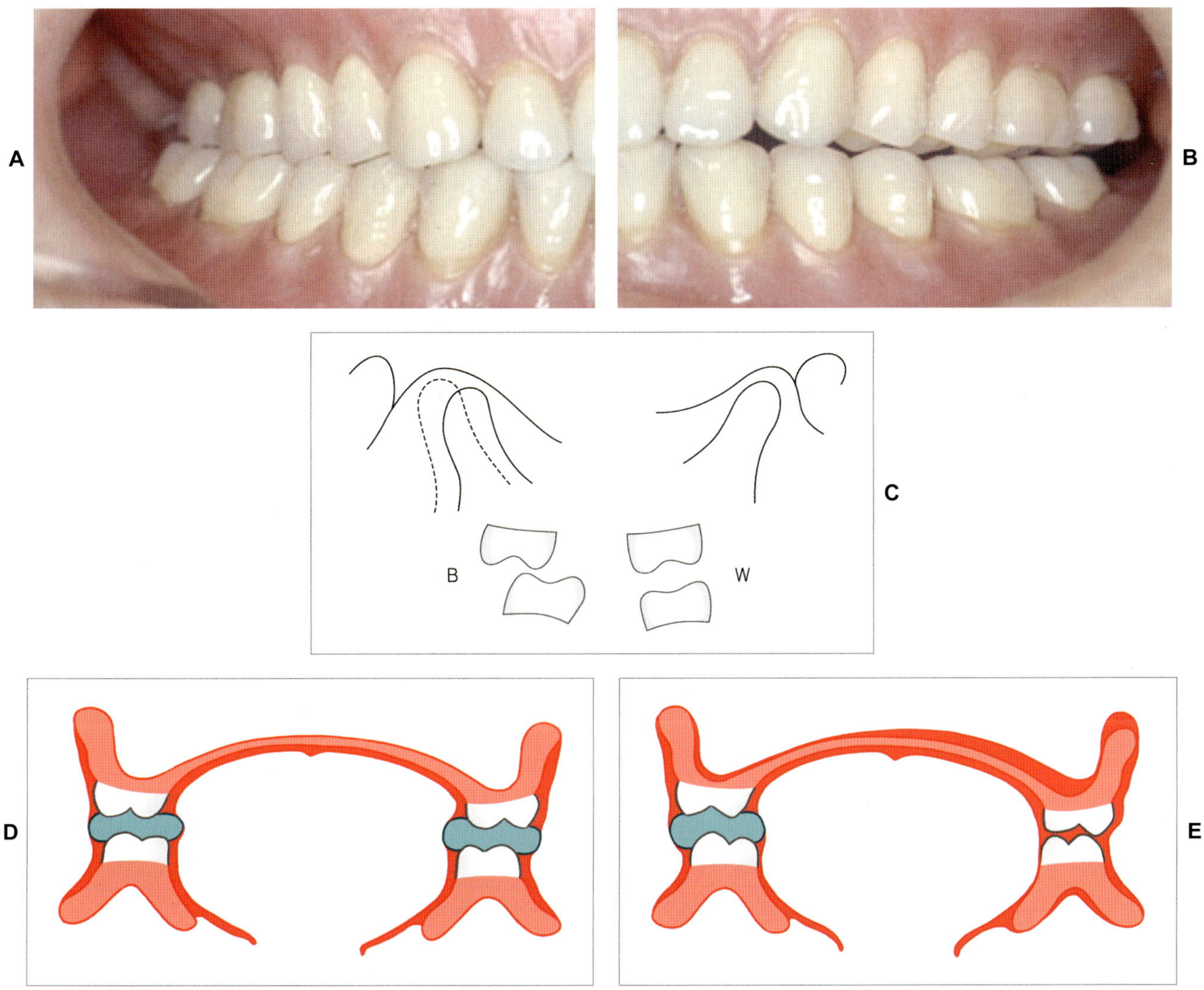

그림 8-6. A, B, C, 작업 측의 변위를 허용하기 위한 균형 측 접촉의 이개. D, 저작 시 양측에 음식물이 고르게 분포. E, 저작 시 편측에만 음식물이 분포할 때 반대측이 contact되지 않기 위한 도치 배열.

7) 교합면 삭제

삭제에 의한 교합조절에 대한 정보를 얻기 위해서는 laboratory procedure를 확인한다.

3 Wax 표면의 외형 만들기와 마무리

Wax 표면의 외형 만들기 방법은 두 가지로 나눌 수 있다. 첫째는 일반적인 형태와 관련된다. 만일 치아들이 올바른 위치에 배열되었다면 wax 작업물의 표면 외형은 자연치를 지지하는 치조돌기의 외형을 닮아야 한다. Fish에 의해 확립된 함요를 만들기 위해 상·하악 의치의 협측 외형을 형성하는 개념은 구강주위 근육계의 작용에 대한 잘못된 개념에 기초를 두고 있다. 협근은 작업측에서 curtain을 형성해서 작업측에서 음식이 협측전정으로 떨어지는 것을 예방한다. 그 최대 수축은 저작주기에서 폐구의 초기에 일어난다.

이것은 협측 치아들이 올바르게 배열되었을 때에만 효과가 있다. 만일 의치의 협측에 큰 함몰부가 형성되면 이것은 치아들이 더 설측으로 위치되어야 한다는 것을 의미하며, 이 근육은 적절한 지지가 없이는 기능할 수 없으므로, 환자들은 음식이 뺨쪽으로 떨어져서 다시 교합면으로 올려놓기 힘들다고 불평할 것이다. 비록 매우 좁은 치아들이 이용될 수도 있지만, 혀의 공간을 비좁게하는 것을 피하기는 힘들 것이다. 상악 전치들은 좋은 심미적 결과를 얻기 위해 교합상의 외형을 따르게 된다. 이와 동등하게 올바로 배열된 하악 치아에 의해 부여되는 지지에 의해 만족스런 외형이 결정되지만, 보철과의사는 구순의 압력이 의치의 불안정을 일으킬 수 있다는 것에 배경을 두고 하악 치아들을 전방경사시켜 배열하는 것을 주저하게 된다. 하악 의치 공간의 인상을 통한 경험들은 어떤 cast들에 있어서 하악 의치의 안정성이 유지될 수 있는 것은 단지 적절한 하악 치아의 전방경사가 있을 때뿐이라는 것을 보여준다. 이것은 만일 치아들이 그릇된 위치된다면 혀가 의치의 탈락 없이는 기능할 수 없기 때문이다.

소구치 후방의 협측 flange들은 상악에서는 하외방으로 향해야 하고, 하악에서는 상외방으로 향해야 한다. 하악 설측 flange는 상내방으로 향해야 한다. 만일 의치상이 적절히 확대되고 치아들이 올바른 위치에 있다면, 이런 외형은 대부분의 경우에서 얻어지게 된다(그림 8-7).

순측 치아들과 함께 상악 순측 flange는 구순에 적절한 형태를 부여하도록 외형이 형성된다. 이것은 trial insertion 동안에 결정되었을 것이다. 하악 순측 flange는 마찬가지로 하순의 형태와 관련이 있다. 절치들의 치경부는 치아순면과 의치상의 순면 사이에 얕은 V자 형태의 구가 형성되도록 약간 설측으로 위치되어야 한다(그림 8-8).

둘째 부분은 순면의 외형이며, 이것은 자연스런 치은을 재현하기 위한 특별한 외형의 형성과 관련이 있다. 이를 형성하기 위한 자세한 지침들은 여기서 다루지 않을 것이지만, 몇몇 강조될 필요가 있는 점들이 있다.

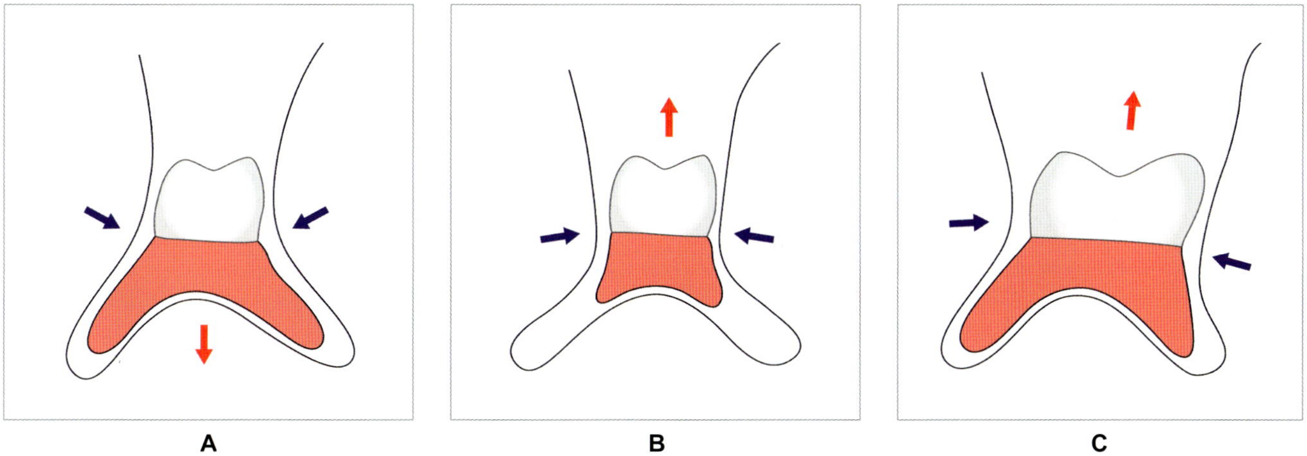

그림 8-7. A, 잘 연장된 base 위의 narrow teeth가 적절한 contour 형성. B, 저연장된 base에 normal sized teeth가 올라가 부적절한 contour 형성. C, 적절히 연장된 base에 너무 큰 치아가 올라가 설측 경사된 모습.

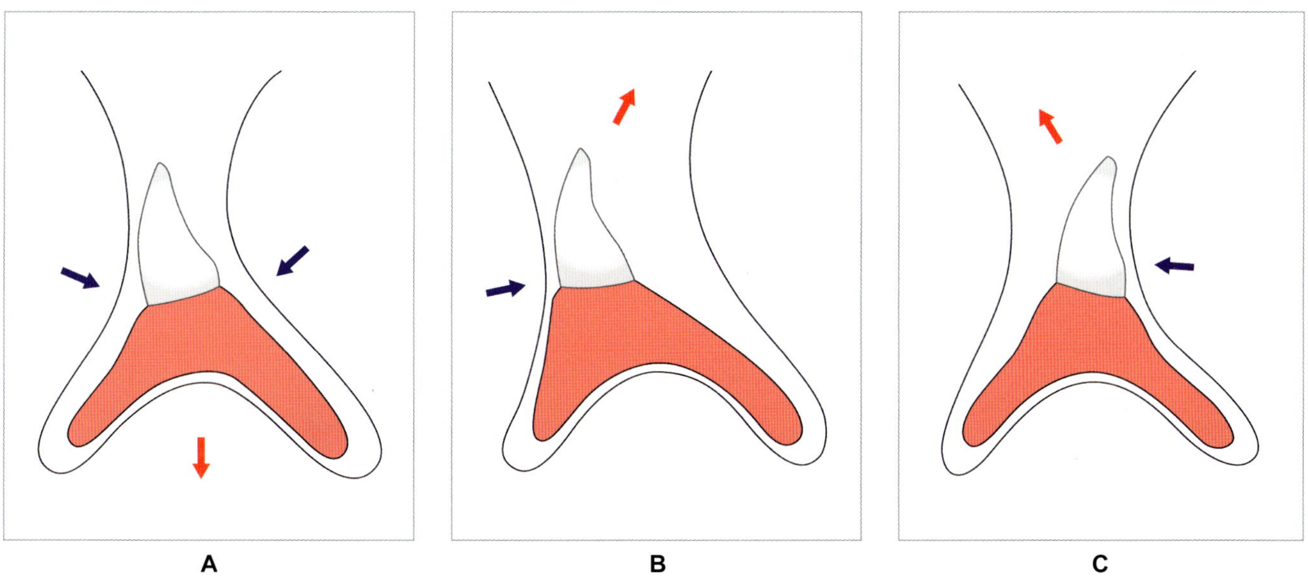

그림 8-8. A, 적절한 위치에 적절한 경사로 배치되어 적절한 contour를 보이는 전치부. B, 지나치게 순측에 위치한 치아. C, 지나치게 설측에 위치한 치아.

1) 치근의 풍융, 치은연 및 치은유두

교합기에서 의치와 mounting ring을 제거한다. 조각을 허용할 만한 충분한 wax가 있어야 하고, wax는 단단하고 층이 지지 않아야 한다는 점이 중요하다. 이를 얻어내기 위해서는 치아들의 주위와 의치상의 순측에서 대부분의 wax를 제거하고 더 많은 wax를 녹인 상태에서 첨가하여 천천히 치아 치경부와 접촉점 아래의 치간공간을 더 두껍게 메운다.

2) 협면과 순면

제2대구치에서 시작한다. 각각의 치아 주위를 Ash No.6 혹은 Le Cron 조각도를 이용하여 조각한다. 이 조각은 수직에 대해서 knife가 45°의 각을 가지도록 시행되어야 하며, 잔존 치조제와 인공치관의 경계까지 시행하여 치관들이 노출되어야 한다.

다시 제1소구치에서 시작하여 치간공간에 얕은 구를 만들기 위해 협면과 순면들에서 wax를 조각해 낸다. 이런 구들이 치은연까지 연장되어선 안 되며, 치간공간에서는 치은유두를 형성하도록 약간 올려져야 한다.

3) 설면과 구개면

의치상의 제작과정에서 이미 의치변연의 두께는 결정되었다. 설면과 구개면의 모양은 전방을 향하게 하여 혀를 위한 최대의 공간을 부여할 수 있게 적절한 함몰부를 만들어 내도록 해야 한다.

치경연은 외측면과 마찬가지로 다듬되 어떤 외형의 형성도 시도해서는 안 된다. 치간구와 치은열구의 형성은 단지 혀를 자극할 수 있게 될 뿐 아니라 때로는 발음의 결함을 일으킨다.

4) 치은점몰

Wax를 잘 조각하면 자연스런 치은을 모방한 외형을 만들 수 있다. 올바른 양의 빛은 산란을 만들어내므로, 만일 의치상의 색조가 만족스럽다면 매우 심미적인 결과를 가져올 수 있다.

치은의 외형형성에 대한 대안 혹은 부수적인 방법으로서 어떤 사람들은 wax에 점몰을 만들고, 이것은 완성된 의치에서 그 표면이 오렌지 껍질 같은 효과를 보이게 된다. Wax를 연화하기 위해 표면을 가온시키거나 작은 burnishing bur를 handpiece에 장착하여 wax 표면을 문지른 후 wax 표면을 치솔의 모로 두드려 이것을 형성할 수 있다. 치은점몰의 단점은 이것에 의해 치석이 더 잘 침착되기 쉬운 의치가 만들어진다는 것에 있다. 만일 치은점몰을 형성했다면 이것은 환자가 크게 이를 드러내고 웃을 때에 보여지는 부위에 한정되어야 한다.

4 의치의 온성

지금까지 모든 치아들을 배열했고 wax의 외형을 형성하고 마무리했다. 이제 이 wax는 치아들을 의치상과 연결시킬 acrylic resin으로 대체되어야 한다. 이것을 함에 있어서 당신은 투명한 acrylic baseplate를 재온성시킬 것이다. 이 과정에 있어서는 두 번째 온성 cycle에서 의치상의 왜곡이 증가될 가능성이 있다. 이 때문에 온성과정이 왜곡을 최소한으로 유지하기 위한 저온(72℃에서 9시간 동안)에서 시행되도록 특별한 주의가 요구된다. 색조 안정성이 있는 자가중합형 레진의 발전은 이 문제를 해결하는 데 도움이 될 수 있다. 중합과정 동안에 열이 필요치 않은 경우를 제외하고는 방법상에 있어서 아주 동일하다.

① 순수한 경석고를 의치상에 부어서 의치변연이 완전히 감싸졌는지 확인한다. Cast는 의치상에 견고한 지지를 부여하므로 의치상을 cast에서 제거하려고 시도하지 말아야 한다. 이 cast들의 측면을 경사지게 한다.

② 함의 얕은 반쪽에 cast상의 의치를 매몰한다. 의치를 후방으로 기울여서 의치의 전방부에 undercut area가 없도록 한다. 언더컷이 있으면 함을 두 쪽으로 분리하는 것에 방해가 될 수 있다. 하악 의치를 후방으로 경사지게 놓으면 하악 의치상의 후방끝 부위를 손상으로부터 보호할 것이다.

③ 경석고와 석고를 50 : 50으로 섞어서 혼합한 것을 치아의 교합면 높이까지 올린 다음, 경화되면 교합면을 덮기 위해 순수한 경석고를 이용하여 매몰을 완료한다. 매몰한 stone이 굳으면(최소한 1시간) wax를 연화시켜 함들이 분리될 수 있게 하기 위해 가열한다.

④ Wax의 연화과정에서 함을 너무 지나치게 가열하지 말아야 한다. Wax가 액상이 되면 의치상 하부로 흘러들어갈 수 있고 이것은 제거될 수 없다. 왜곡을 일으킬 수 있으므로 매몰된 의치상 위에 끓는 물을 부어서는 안 된다. 용매와 세제를 이용하여 의치상에 남아 있는 모든 wax를 제거해야 한다.

⑤ Flasking된 mould들은 resin packing되기 전에 하룻밤 동안 방치되어야 한다. 이것을 통해 석고와 경석고가 그 최고의 강도를 가질 수 있게 된다. 또한 확실히 mould가 매우 차갑게 되도록 한다. 석고 표면에 두 겹의 분리재를 바르고 각각이 건조되도록 한다. Acrylic base와 치아의 노출된 치경부에 분리재를 발라서는 안 된다.

⑥ 이제 mould를 분홍색 acrylic resin으로 채운다. 계량된 monomer와 polymer가 혼합된 것을 담고 있는 용기가 시원하게 유지되도록 한다(이것을 용이하게 하기 위해서는 냉장고에 보관한다). 이것은 doughing period가 가능한 한 길어지게 하기 위해서이다. Doughing period 동안에 불필요하게 용기에서 딱지를 제거하거나 재료를 다루어서는 안 된다. 단량체의 증발과 손에 의한 오염으로 인해 재료 내에 불균일한 doughing과 보이지 않는 잔주름이 생길 수 있다. 완전히 doughing stage에 도달하기 전에는 packing하지 않아야 한다. 이런 방법들은 polymer 입자들이 monomer에 최대한 용해되는 것을 확실히 하며, 레진이 쉽게 흐르고 최소한의 압력으로 packing이 가능한 dough stage가 되도록 도와준다.

⑦ Deflasking 시에는 함의 모든 내용물이 한덩어리로 제거되는지 확인해야 한다. 금속 해머로 함을 두드려서는 안 된다. 의치의 주위에서 매몰에 이용된 stone을 조각조각 제거해 낸다. 의치가 깨지거나 변형될 수 있기 때문에 절대 힘을 주어서 의치를 떼어내려고 해서는 안 된다.

⑧ 의치를 다듬고 polishing할 때 의치상의 변연을 건드리지 않도록 주의한다.

⑨ Mounting cast에 의치를 재위치시키고 중심교합접촉이 의치온성 동안에 변화되지 않았는지 검토한다. 만일 오류가 발견된다면 삭제를 통해 이를 수정한다.

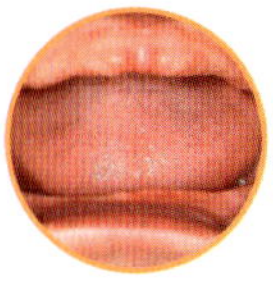 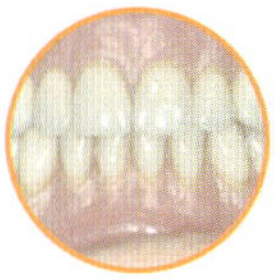

09

완성된 의치

1. 완성된 의치의 삽입

틀니의 핵심 원리와 실전 노하우

1 완성된 의치의 삽입

1) 목적

① 완성된 의치의 유지력과 악간 관계의 정확성을 검토하고 필요하다면 조절하기 위함

② 환자에게 그들의 의치에 대한 올바른 사용법을 일러주기 위함

③ 환자들에게 그들의 의치와 그 의치 지지조직의 적절한 관리에 대한 충고를 하기 위함

④ 인공의치에서 기대되는 한계점들에 대해 충고하기 위함

2) 기구와 재료

① 완성된 의치(그림 9-1)

② 찬물을 담은 용기

③ Bur와 stone

④ Willis gauge

⑤ 교합지

⑥ 기공용 handpiece

⑦ Modeling wax

⑧ 구강세척액

⑨ Bracket table을 위한 깨끗한 towel

⑩ 깨끗한 head-rest cover

⑪ 환자기록부

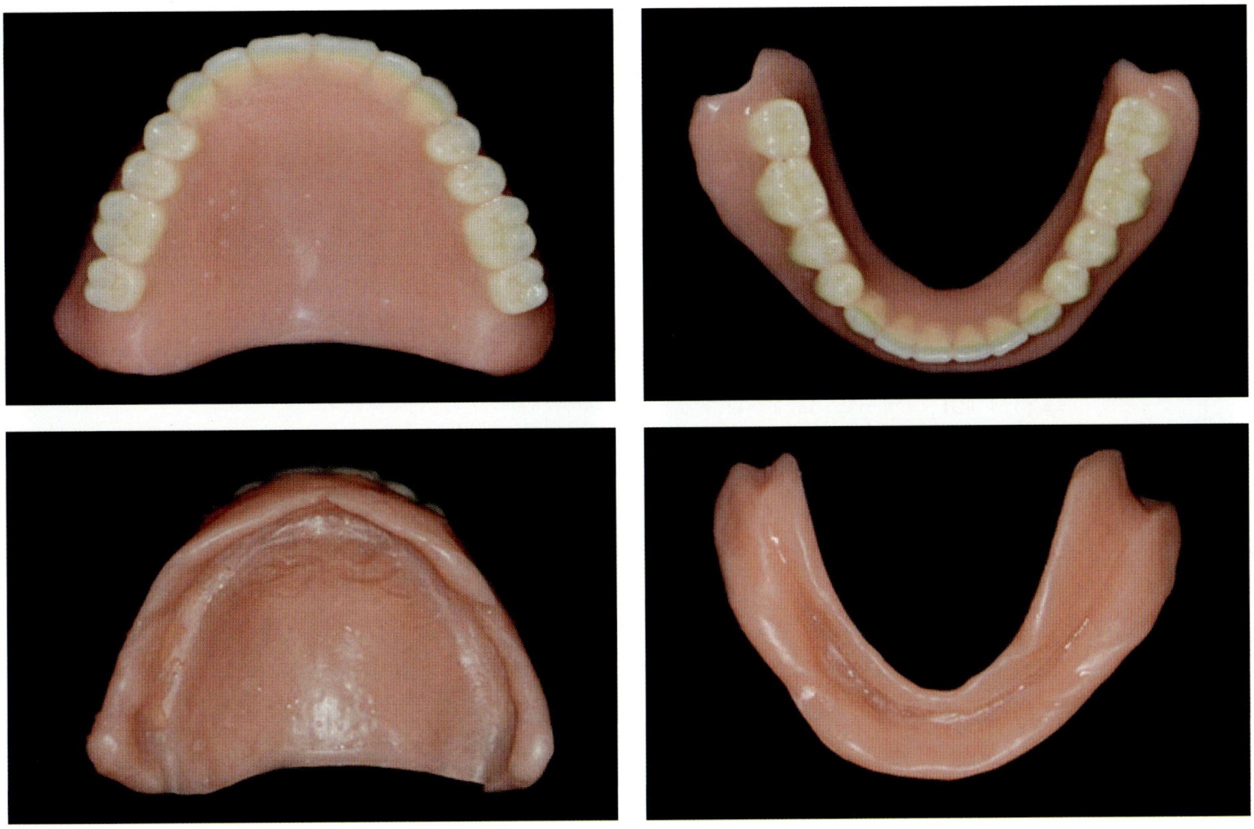
A B C D

그림 9-1. 완성된 의치의 모습.

3) 과정

(1) 의치의 외형검사

① 적합면: 레진의 돌출되어 있는 돌기들 혹은 점막을 손상시킬 수 있는 날카로운 모서리가 없는지 확인한다(그림 9-2).

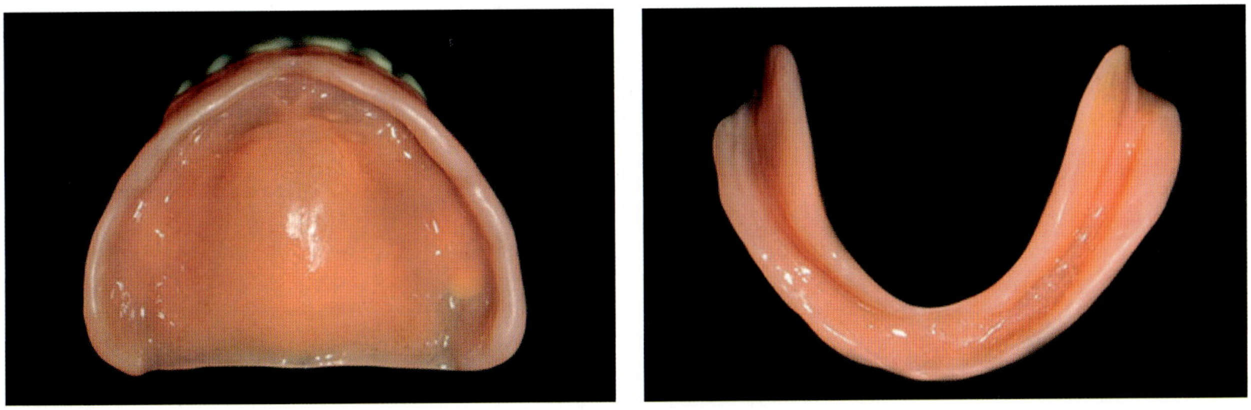
A B

그림 9-2. 적절한 의치의 내면.

② 의치의 변연: 날카롭거나 각이진 변연이 없는지 확인한다(그림 9-3).

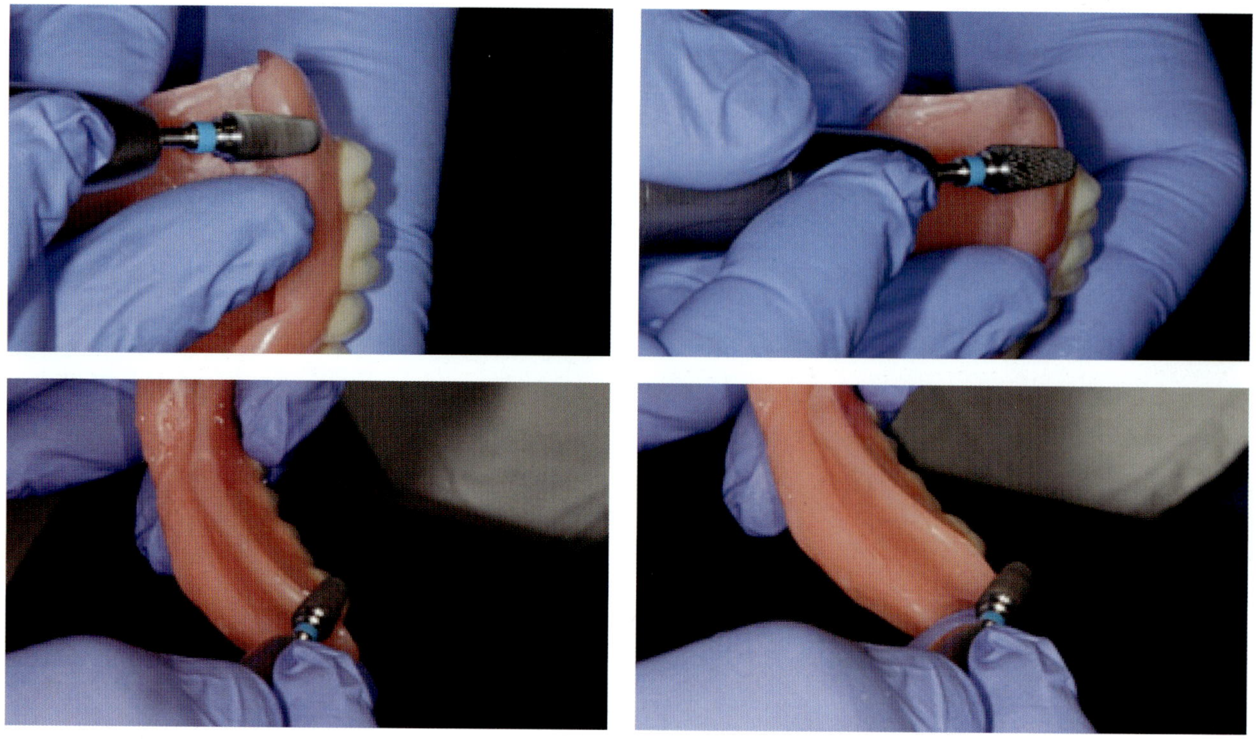

그림 9-3. 날카로운 의치 변연의 연마.

③ 연마면: 연마면들이 적절히 연마되고, 치은열구부위에 석고가 포함되지 않았는지 확인하기 위해 연마면을 검사한다(그림 9-4).

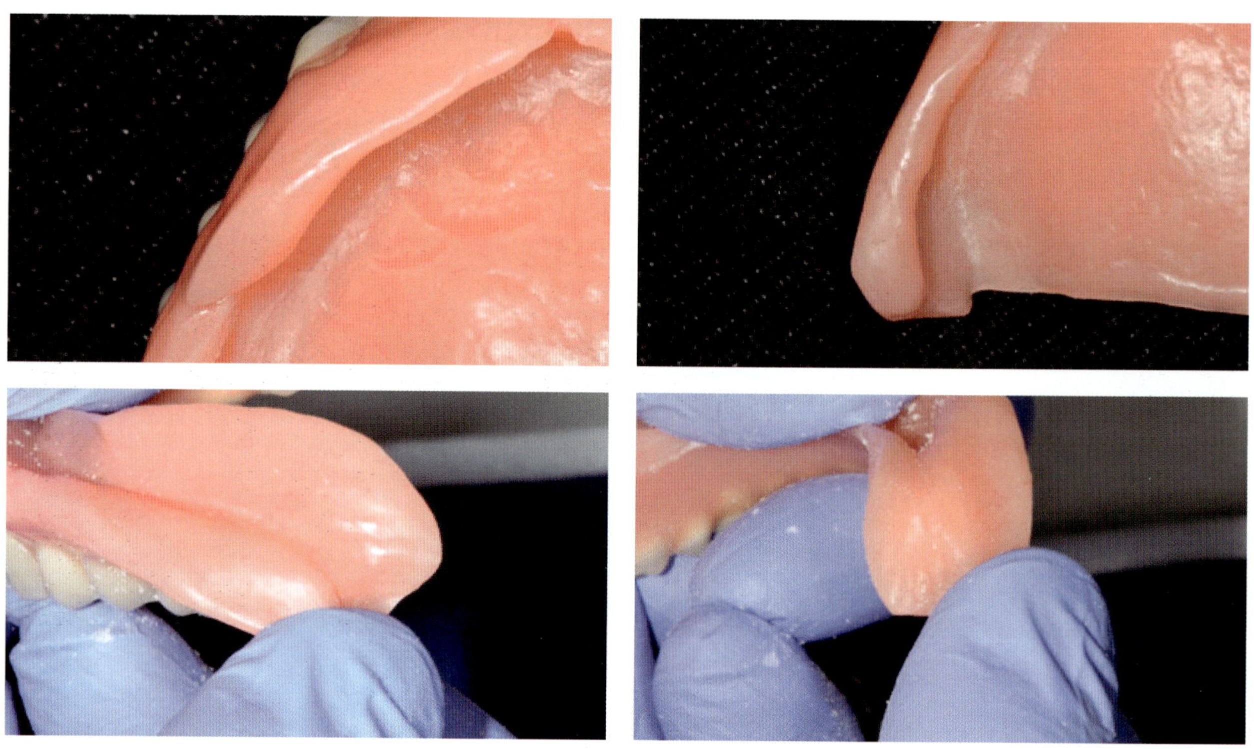

그림 9-4. 의치 연마면 확인.

3) Fit checker와 pressure relief cream의 사용

(1) 변연에서의 사용

의치에 의해 연조직이 과도하게 변위된 부위를 알아낼 필요가 있을 때 혹은 구강안면의 근육들의 영향을 받아 소대의 운동이 방해받는 때 사용할 수 있는 가장 적절한 재료는 disclosing wax이다. 아래에 나와 있는 과정을 따라야 한다(그림 9-5).

A 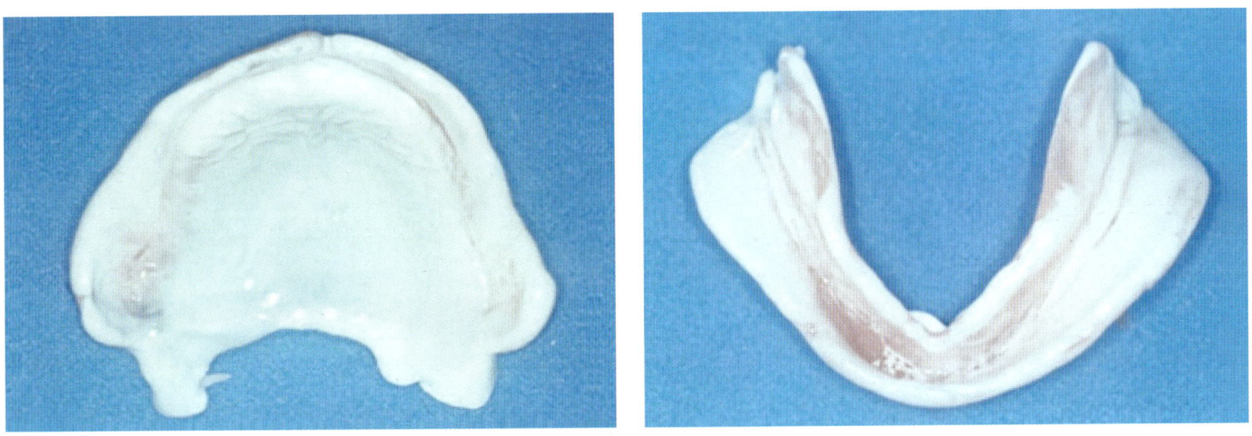 B

그림 9-5. Disclosing agent(Fit checker, GC, Japan)가 적용된 상·하악 denture.

① 구강 내를 관찰하고 대략적인 아픈 부위를 알아낸다.

② 적은 양의 Fit checker를 의치 변연의 적절한 부위에 적용한다. 이것을 미지근한 물에 담근다.

③ Fit checker를 바른 후 의치를 조심스럽게 구강에 안착시킨다. 1분간 그대로 둔 후 환자로 하여금 구강안면조직들의 기능적인 운동을 수행하도록 한다.

④ 의치를 제거하고 Fit checker를 통과해서 나타나는 의치상의 부위를 조금 다듬는다.

⑤ 이 과정을 의치상이 Fit checker를 통과해 보이지 않을 때까지 반복한다.

(2) 적합면에서의 사용

중심위기록의 과정을 통해 모든 교합장애들이 수정되었다면 초기 의치 장착시기에 과도한 의치지지조직의 변위를 알아내기 위해 Fit checker를 사용한다. 의치제작을 위해 사용되는 인상재는 의치를 지지하는 점막의 서로 다른 변위 정도를 감별해 낼 수 없기 때문에 이런 현상이 생길 수 있다. 예를 들면, 이것은 구개정중선의 가압되지 않는 조직이 너무 심한 부하를 받게 되어 relief할 필요가 있는지의 여부를 알 수 있게 한다.

의치의 적합면 전체에 붓을 이용하여 한 방향으로 Fit checker를 얇게 바른다. 각각의 의치를 지지조직 위에 위치시키고 치아들의 교합면에 강한 압력을 가한다. 그 후 의치 적합면을 관찰한다.

Paste가 묻은 붓의 흔적이 끊어지는 부위가 바로 조정이 필요한 부위이다. 이 부위의 arcylic을 조심스럽게 다듬고 한 번 더 Fit checker를 바른 후 다시 의치를 구강에 위치시켜 검사한다. 이 과정은 과도한 압력부위가 나타나지 않을 때까지 시행한다. 환자가 일정 기간동안 의치를 장착한 후 의치상의 하부에 아픈 부위가 있다고 호소할 때에는 손상된 조직에 염증과 부종이 있을 수 있다. 일단 외상이 줄어들면 부종이 감소되어 너무 많은 의치상의 삭제는 접촉이 상실되는 부위를 만들 수 있으므로, 이렇게 부어 있는 부위를 덮고 있는 의치상을 과다하게 relief하는 것은 현명하지 못하다(그림 9-6~9-8).

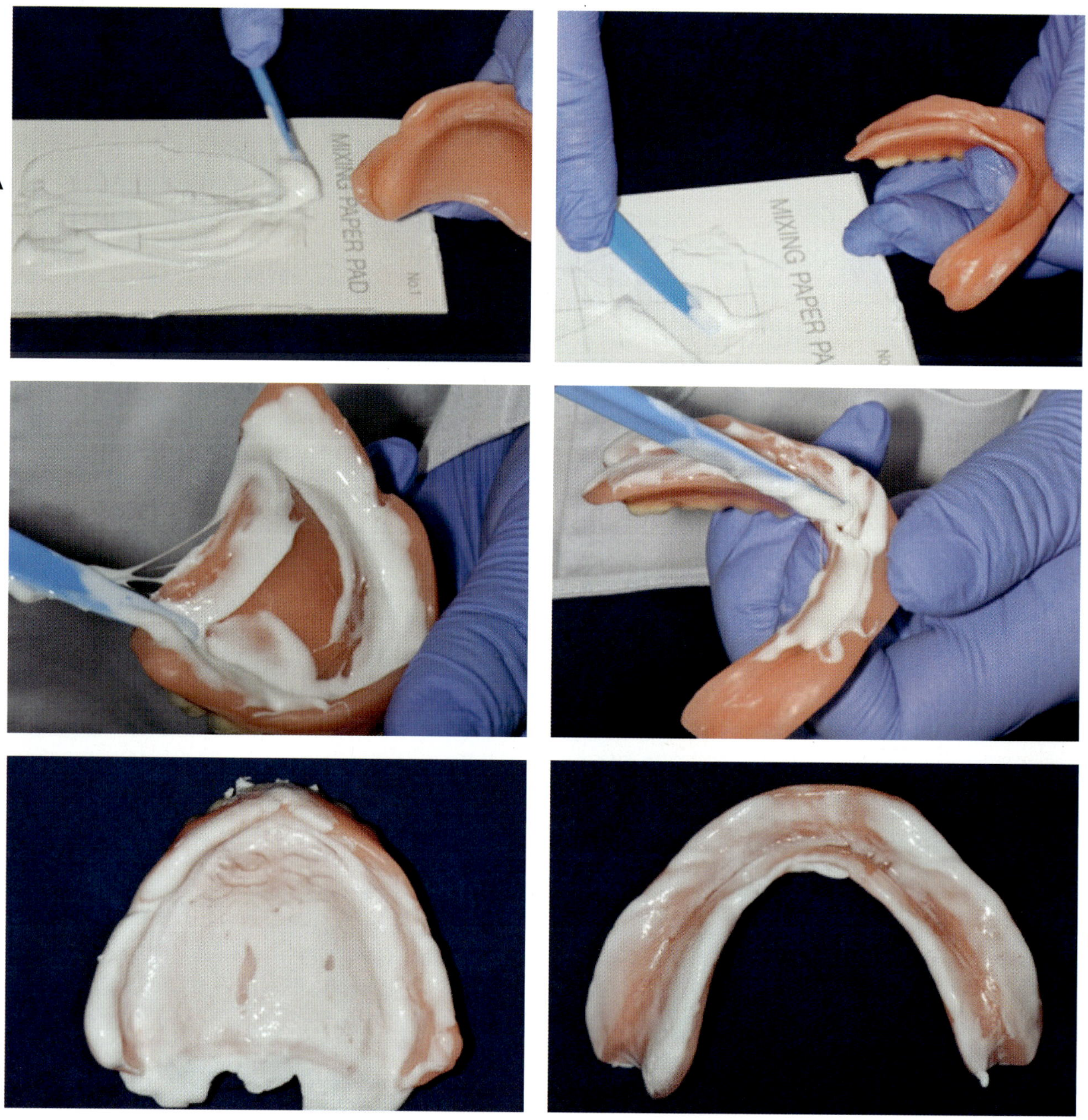

A B C D E F

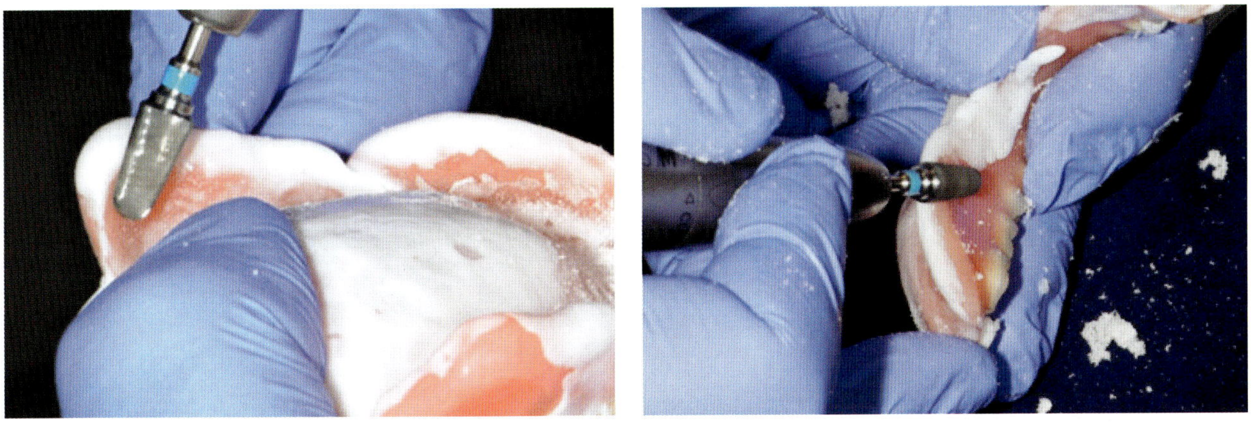

그림 9-6. Disclosing agent의 적용과 denture 변연과 적합면의 조절.

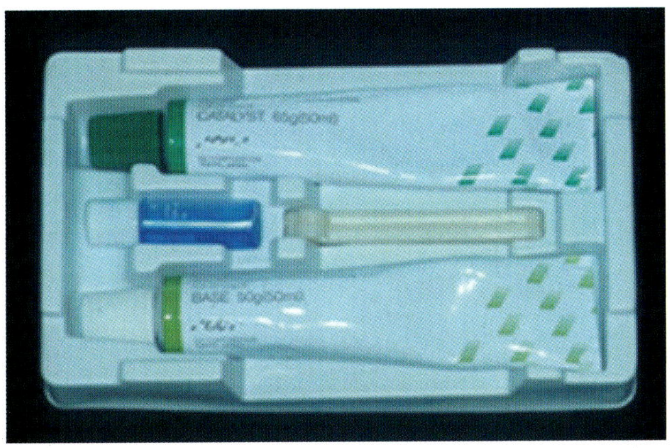

그림 9-7. 사용된 disclosing agent.

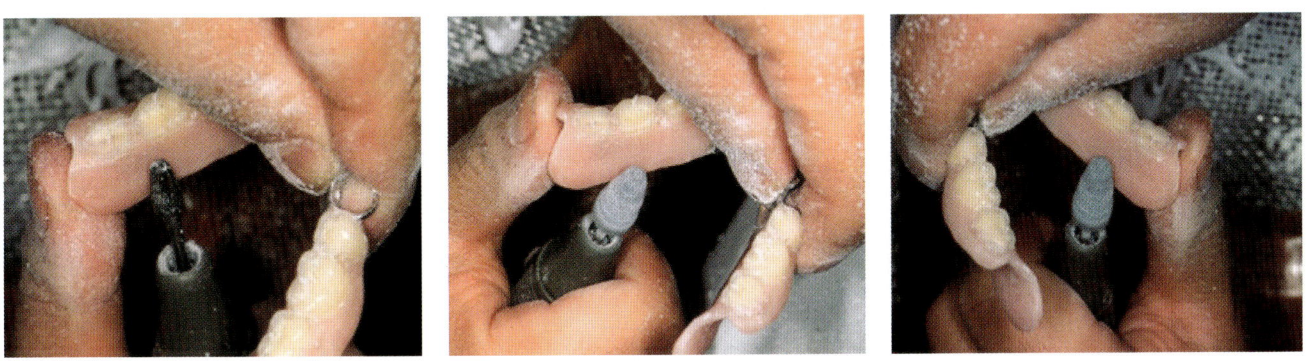

그림 9-8. Chairside polishing.

(3) 의치의 유지력 검사

① 상악 의치를 강하게 후상방의 압력으로 위치시킨다.

② 입술과 볼의 조직들이 의치의 주변으로 안착되도록 한다.

③ 상악 의치의 협측면들을 엄지와 검지로 소구치부위에서 잡는다. 단단하게 아래쪽으로 힘을

가하고 그것에 대한 저항을 평가한다.

④ 만일 필요하다면 의치를 재위치시킨다. 오른손 검지를 상악 절치 후방의 구개에 대고 의치의 후방 경계를 탈락시키기 위하여 전방 지렛대힘을 가한다. 이 힘에 대한 저항을 평가한다(그림 9-9A~D).

⑤ 하악 의치의 유지력을 검사하기 위해서는 하악 의치에서 만들어질 수 있는 유지력은 일반적으로 상악 의치에서보다는 작다는 것을 염두에 두고 상방으로 힘을 가한다(그림 9-9E, F). 만일 유지력이 형편없다면 의치상을 수정해야 한다(그림 9-10).

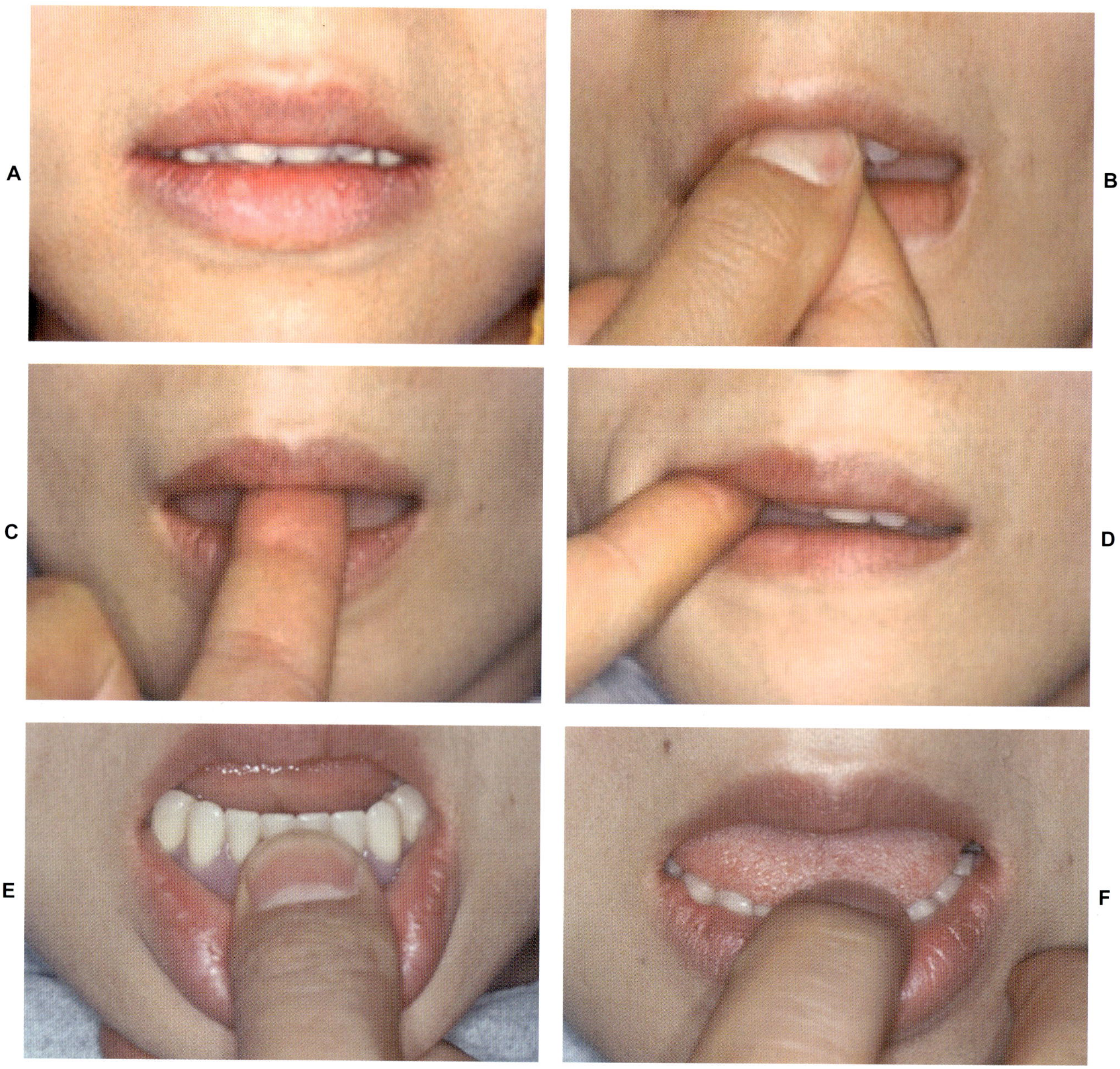

그림 9-9. 의치의 유지력 검사.

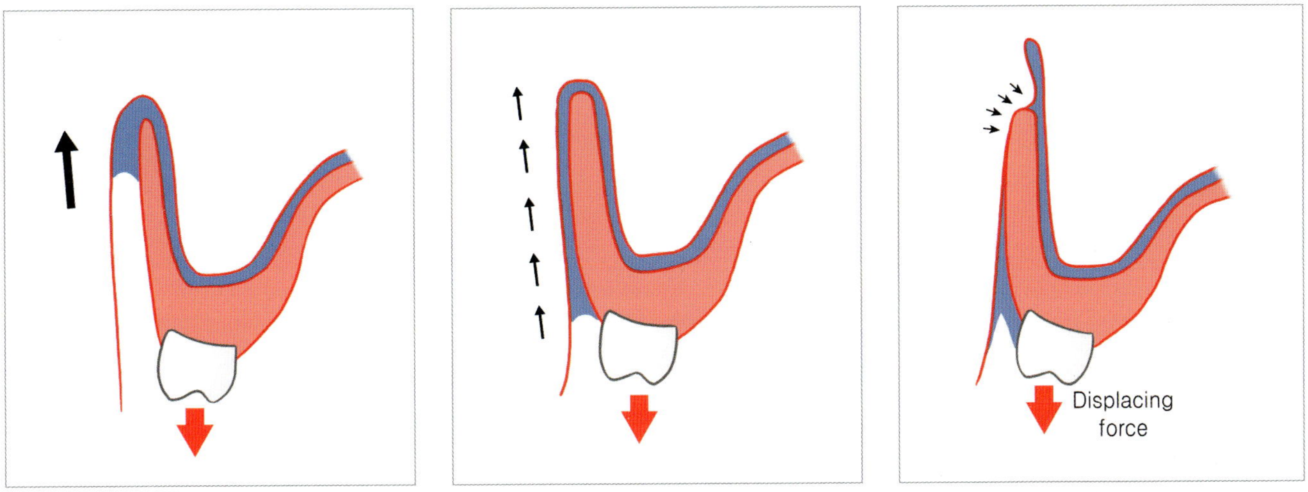

A B C

그림 9-10. 의치상의 두께에 따른 의치 탈락력.

(4) 중심악간 관계의 검사

중심위기록에서 이미 자세히 언급된 바 있는 과정에 의해 중심악간 관계를 검사한다. 환자로 하여금 중심악간 관계로 폐구하게 한 후 대합치들이 교합되는 방식을 주의깊게 관찰한다(그림 9-11). 오류의 관찰 여부와 관계없이 검사기록을 채득하는 것은 항상 필요하다. 이는 지지조직의 편위와 의치상의 움직임이 오류를 찾아내는 것을 방해할 수 있기 때문이다(그림 9-12). 이런 이유로 구강 내에서 교합지를 이용하여 오류를 알아내는 것 역시 불가능하다. 만일 중심위 기록을 채득하여 중심위에서의 오류를 수정하는 과정이 같이 있다면 상악 의치가 구강 내에 있을 때에 과두 간 축과의 관계와 일치하도록 하기 위해 상악 의치를 교합기의 축에 대해 같은 관계로 재위치시킬 필요가 있다. 만일 모형들이 교합기상에 장착되어 있었다면 이런 이 기록은 보존될 것이다. 만일 그렇지 못한다면 상악 의치를 위치시키기 위해 안궁기록이 필요할 것이다.

A

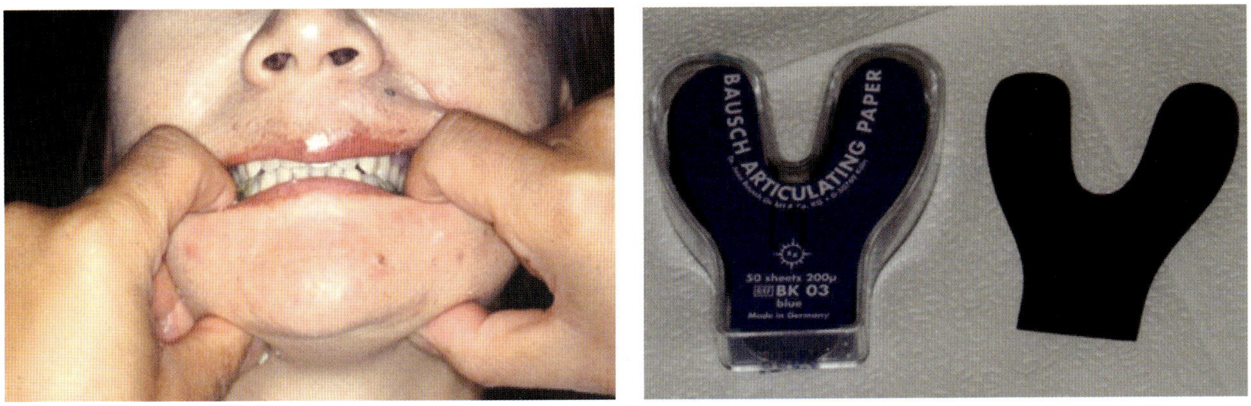

B

그림 9-11. 대합치들의 교합 방식 확인과 교합지.

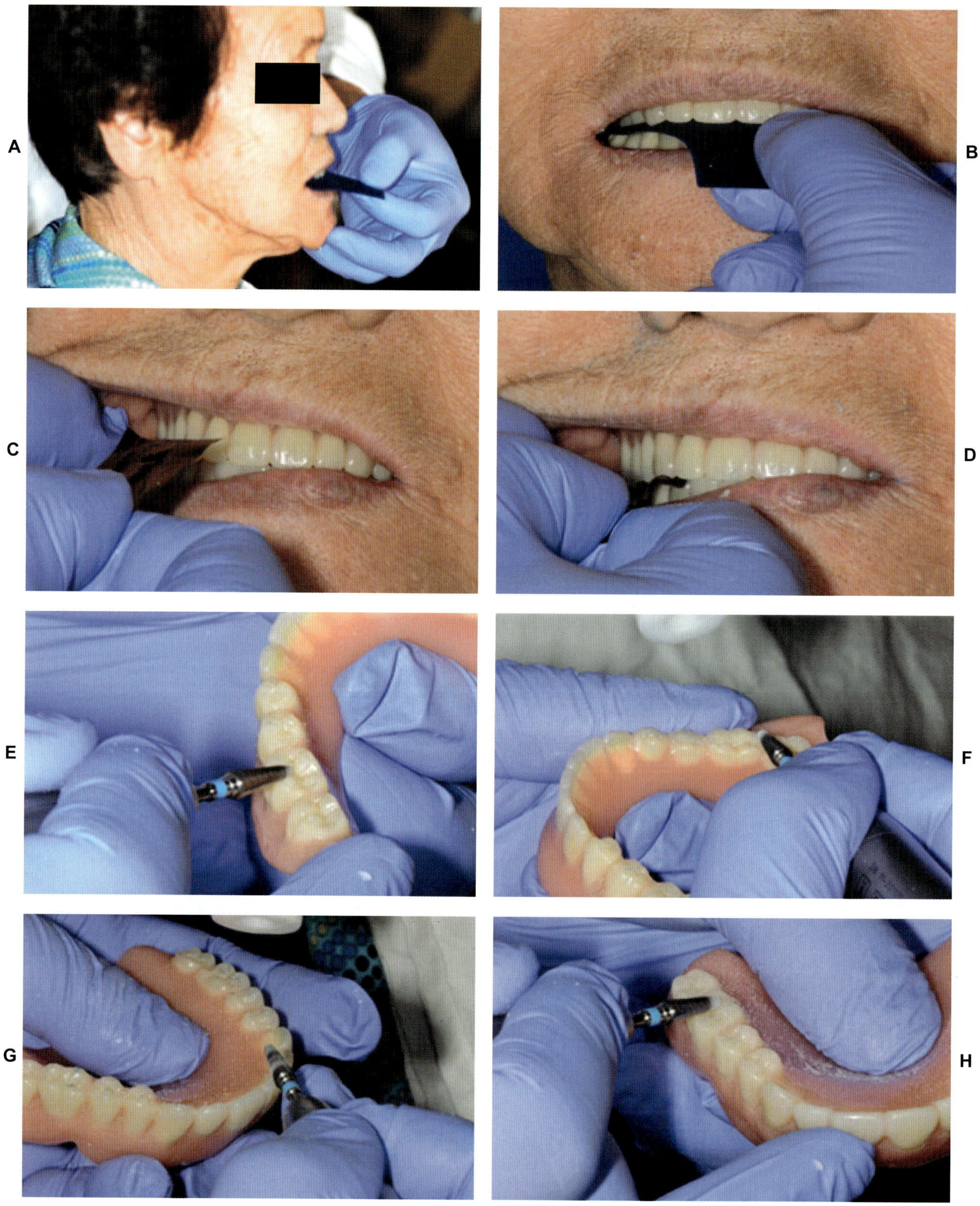

그림 9-12. 중심악간 관계 검사를 위한 교합조정.

(5) 중심위기록을 위한 재료에 대한 검토

여기에서 서술될 방법에서는 악간기록을 위한 교합기록 재료로 wax를 이용한다. Wax의 장점은 다루기 쉽고 치아가 다물어지면 기록이 즉시 고정된다는 것이다. 어쨌든, 이것은 점성이 큰 재료이고 지지조직에의 부하전달에 의해 의치가 변위될 가능성이 존재한다. 이 가능성은 재료를 아주 작은 양만을 사용하고, 균일하고 완전하게 연화되었는지 확인함으로써 피할 수 있다.

많은 사람들이 zinc-oxide eugenol paste 혹은 인상용 석고 등의 유동성 재료를 더 선호한다. 이를 통해 의치상의 변위를 피할 수 있다. 어쨌든, 재료가 경화되는 동안 악골은 최후방위치에 유지되어서 치아들이 약간만 떨어져 있도록 해야 한다는 것이 핵심이다.

(6) 중심위기록의 채득

① Modeling wax 한 장의 한 쪽 끝을 bunden 불꽃에 완전히 연화한다. Wax가 녹아버리지 않도록 한다. 이 끝을 저어서 4mm 폭이 되는 strip을 만든다. 이로써 두겹의 두께를 가지게 된다. 세 겹의 두께를 얻기 위해서는 한 번 더 접어야 한다.

② 두 조각으로 나눈 후 각각을 하악 의치의 소구치와 대구치 부위에 위치시킨다(그림 9-13A).

③ 상악 의치를 구강 내에 장착하고, 하악 의치를 구강 내에 재위치시키면서 환자에게 후방위로 살짝 폐구하게 한다. 단, wax를 뚫어서는 안 된다(그림 9-13B). 만일 치아들이 서로 접촉한다면 의치상이 변위될 수 있으며, 혹은 악골이 편심위로 유도될 수 있다.

A 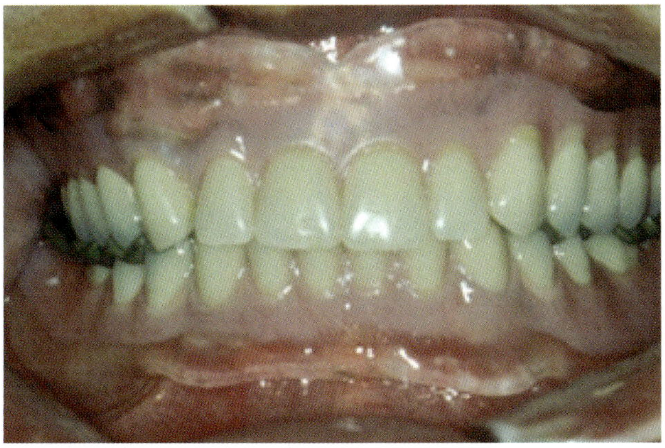 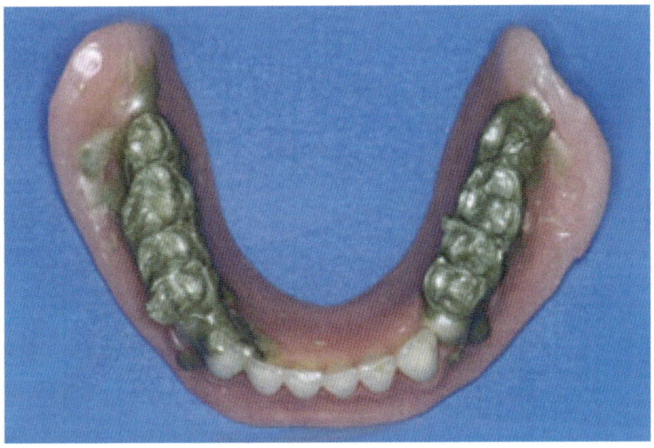 B

그림 9-13. A, 소구치와 대구치 상방의 왁스. B, 채득된 중심위의 모습.

④ 두 장의 얇은 wax를 사용하면 전치들의 관계를 관찰하여 악골이 이개된 정도를 평가하기 쉽다.

⑤ Wax 기록과 함께 하악 의치를 구강 내에서 제거하면 악간기록이 채득된다.

⑥ Wax 기록을 냉각시킨 후 의치를 다시 구강 내에 삽입하고 악간 관계를 검토한다.

⑦ 만일 만족할 만한 기록이 채득되었으면 교합기상에서 오류를 평가하고 수정을 하기 위해 하악 의치를 재위치시킬 때 이 기록을 사용해야 한다.

⑧ 교합이 재조정된 후에 의치를 다시 구강 내에 삽입한다.

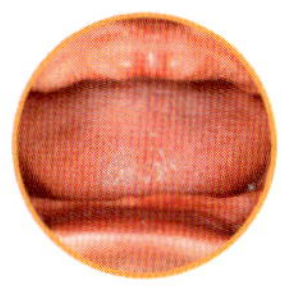
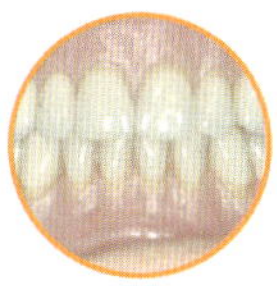

10 교합기 재부착과 교합조정

1. 교합기 재부착
2. 중심교합, 측방교합, 전방교합의 재형성

중심악간 관계의 기록이 채득된 후 한 번의 검토를 거친 후 하악 의치를 교합기에 재위치시켜야만 하며, 중심교합과 편심교합을 조절해야 한다.

1 교합기 재부착(Remounting)

만일 이전의 안궁기록에 어떤 잘못이 있다고 생각되는 경우를 제외하고, 상악 mounting model을 remounting할 필요는 없다. 하악의 mounting model에서 ring을 제거하고 여기에 붙어 있는 석고를 깨끗이 없앤다.

상·하악 의치를 악간 기록에 위치시키고 sticky wax를 이용하여 서로 붙인다. 교합기상의 상악 mounting model에 상악 의치를 안착시키고, 하악 의치에 lower mounting model을 얹어놓는다. 하악 model을 교합기에 재부착시킬 석고를 첨가하기 전에 교합기를 뒤집어 놓는 것이 편리하다(그림 10-1, 10-2).

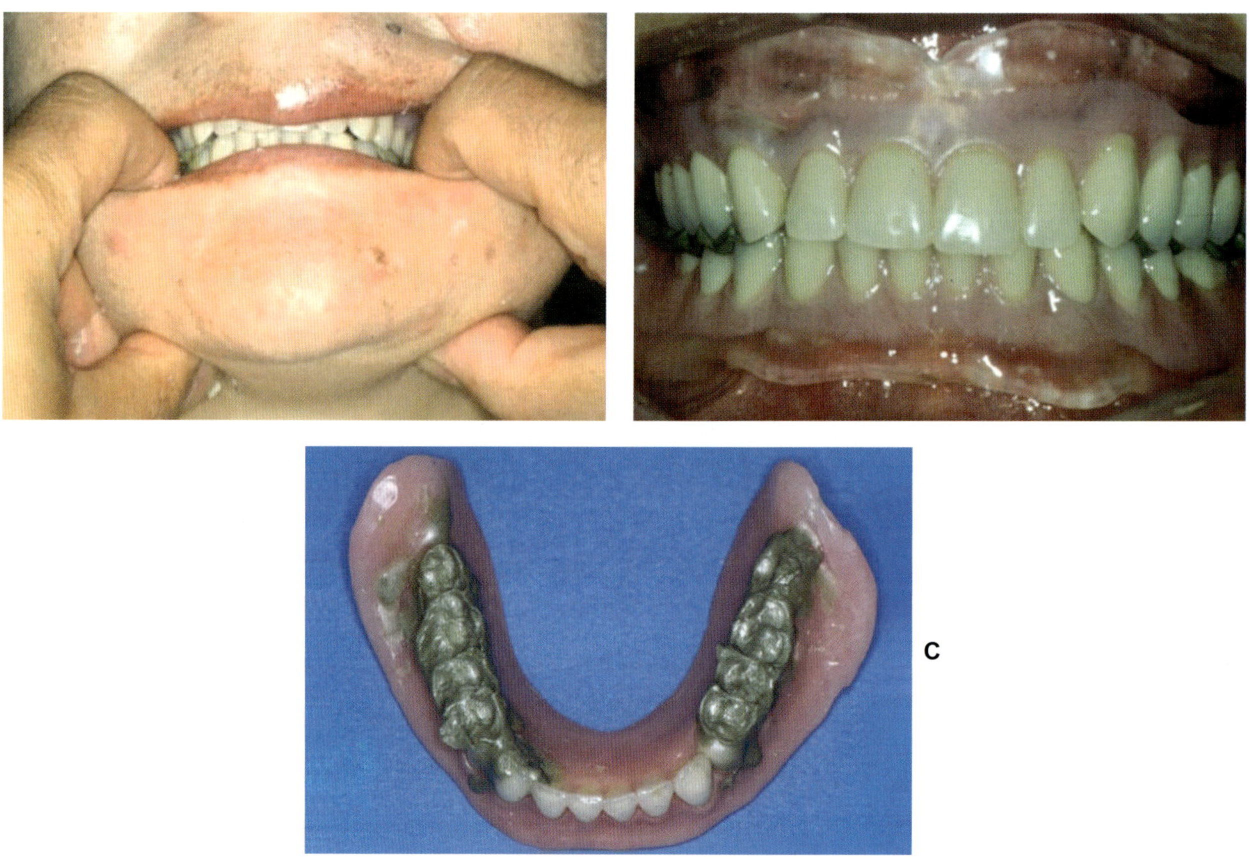

그림 10-1. Clinical remounting을 위하여 Aluwax로 교합을 인기한 모습.

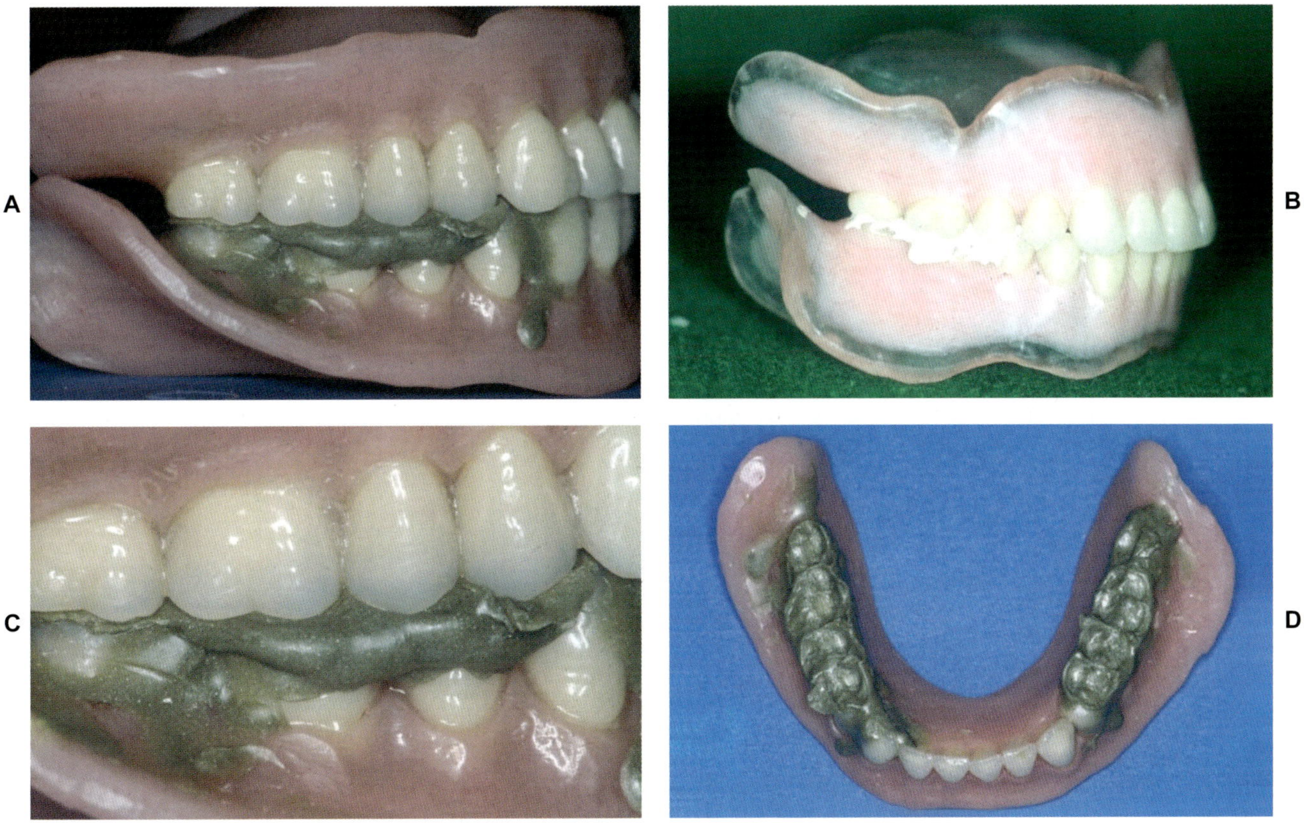

그림 10-2. ZOE paste, Alu wax, stone bite 등을 이용한 bite의 채득.

2 중심교합, 측방교합, 전방교합의 재형성

삭제에 의한 교합조정은 단지 작은 오류들에만 적용할 수 있다는 것을 아는 것이 매우 중요하다. 큰 오류(교합면 형태의 큰 변화를 일으키는)를 수정하기 위한 어떤 시도일지라도 필연적으로 교합면의 파괴를 가져올 것이다. 큰 오류들의 수정은 치아들을 제거하고 다시 배열함에 의해서만 이루어질 수 있다(그림 10-3, 10-4).

1) 중심교합(최대 감합)의 재형성

중심교합을 재형성해야 하는 이유에는 다음과 같은 2가지 유형의 오류가 있다. 첫째로, 대합되는 교합면의 교두-와의 관계가 잘못 배열되지 않은 상태이지만, 교합면들이 한 point(일반적으로 한 쪽의 최후방 대구치부위)에서 조기접촉을 하고, 다른 치아들은 만나지 않는 경우가 있다. 둘째로는, 교합면들이 만나고 있는 상태에서 대합치 교합면들의 교두-와의 관계가 파괴되는 경우이다(일반적으로 하악 치아들이 그들의 대합치들에 대하여 후방으로 관계하는 경우이다). 물론 임상에서는 종종 이 두 가지 유형이 복합적으로 나타난다.

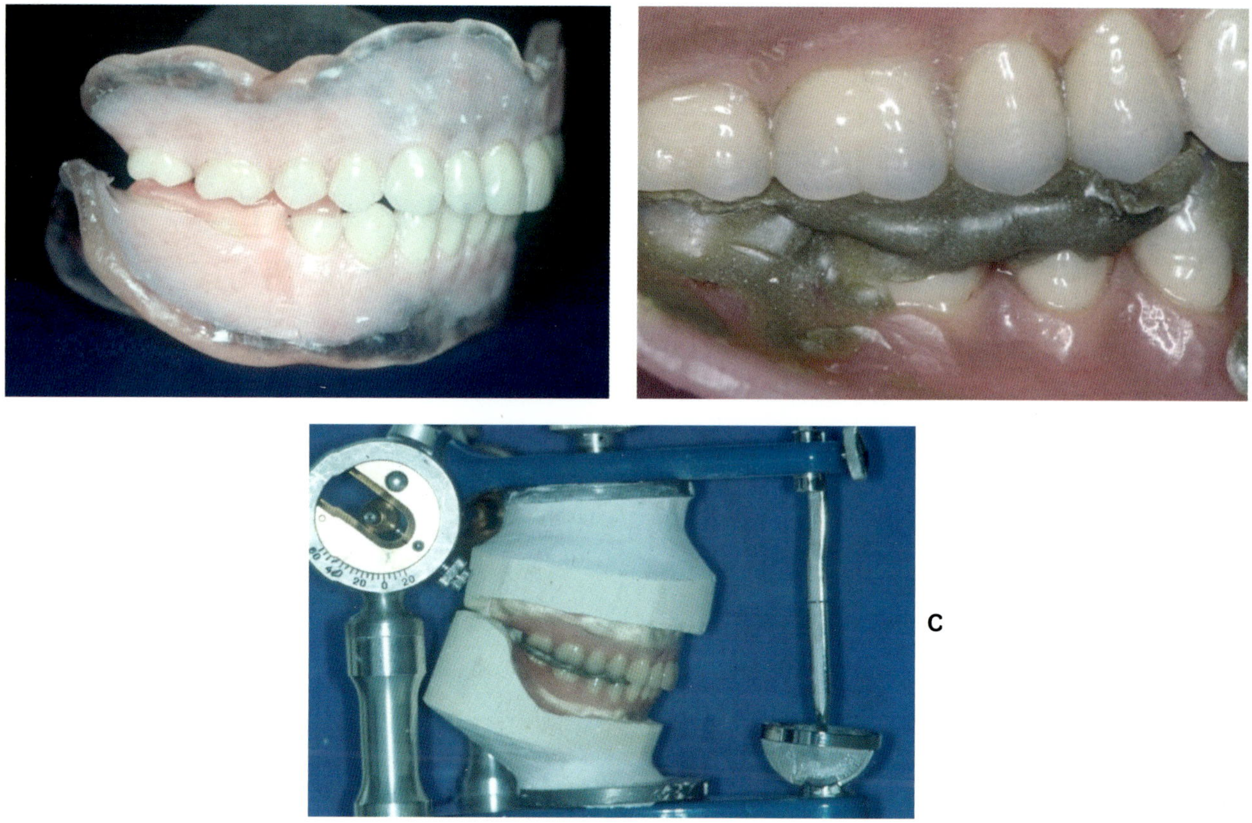

그림 10-3. 교합조정을 위한 교합기 마운팅.

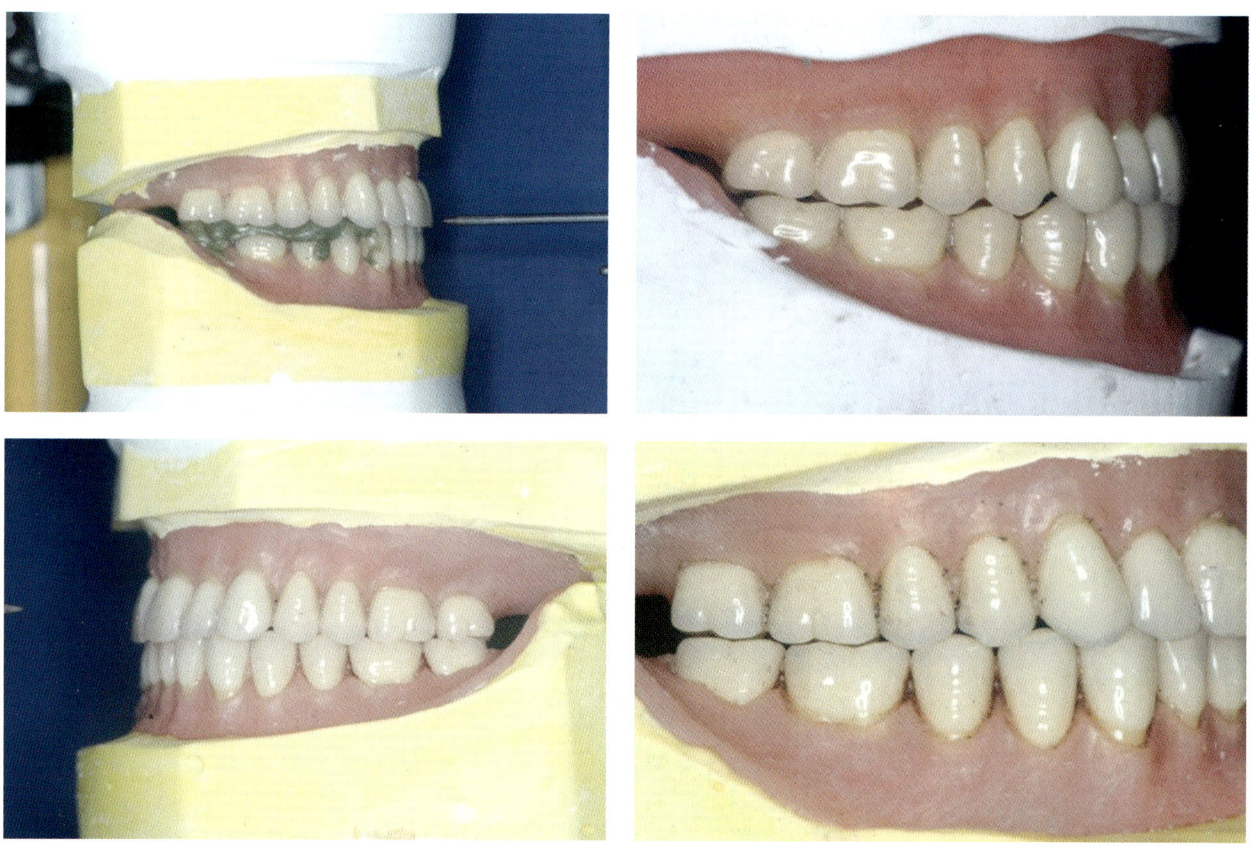

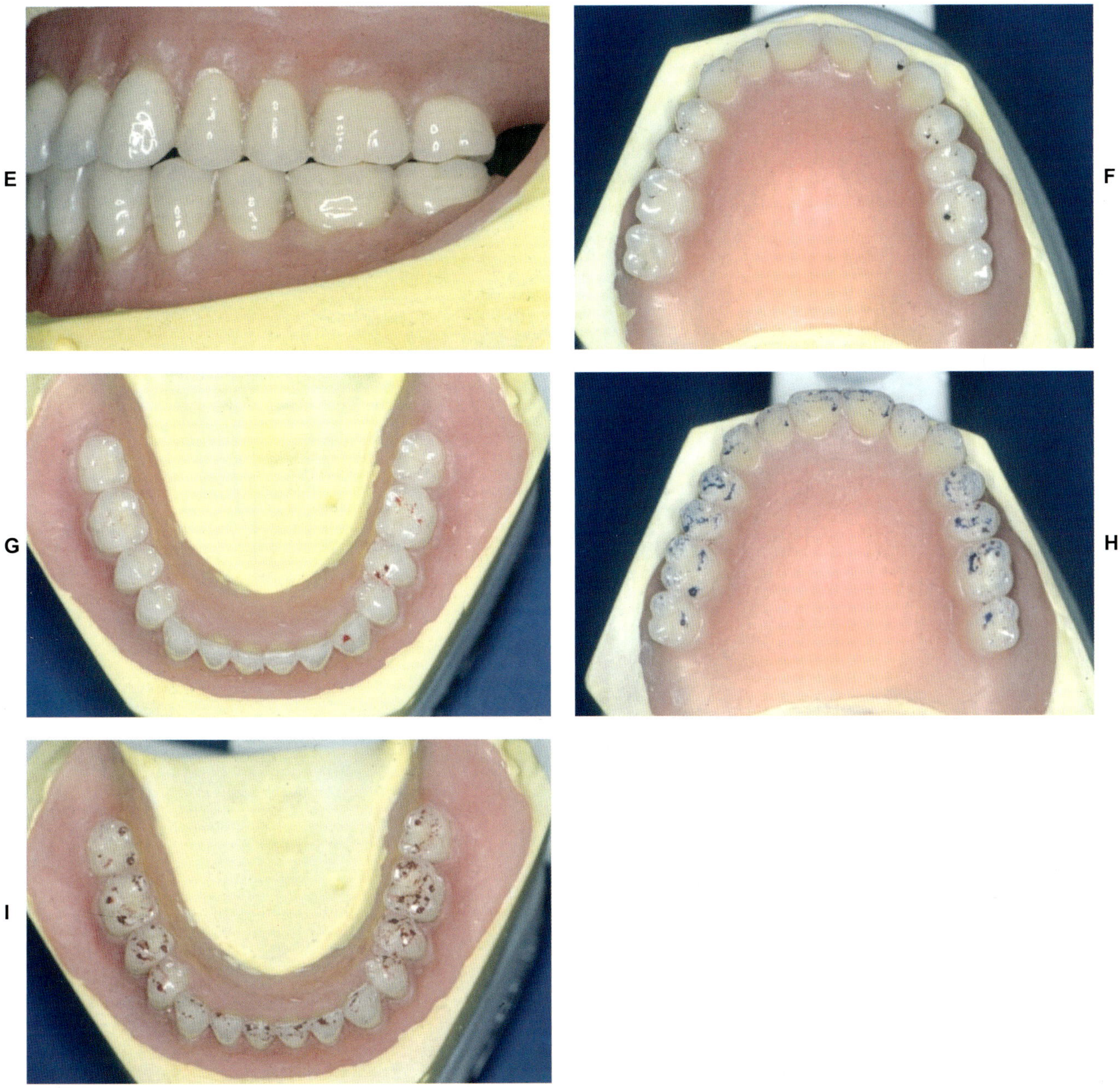

그림 10-4. Occlusal adjustment.

이런 경우에 삭제하는 원칙들은 아래와 같다.

① 만일 대합치들의 교두와의 관계에서 배열의 잘못이 없다면 대합되는 와를 모든 치아들에서 균등한 접촉이 얻어질 때까지 깊게 삭제해야 한다.

② 만일 교두와 와의 관계가 잘못 배열되었다면 우선 교두-와의 배열이 재확립될 때까지 대합치들의 근원심 교두경사면을 삭제하여 이런 배열의 잘못을 수정한다. 예를 들어 만일 교두의 근심경사면을 약간 삭제한다면 교두가 많이 짧아지지 않고 치아 교두가 원심으로 이동하게 된다(그림 10-5). 그 다음에 대합되는 와를 균일한 접촉이 이루어질 때까지 깊게

삭제할 수 있다.

교두와의 관계를 재배열하는 것은 종종 눈으로 보아 가장 잘 이룰 수 있으며, 오류가 아주 작아서 쉽게 발견할 수 있을 때까지는 교합지가 거의 도움이 되지 않는다. 교두와가 접촉하면 와의 deepening을 얇은 교합지를 이용하여 수행할 수 있다.

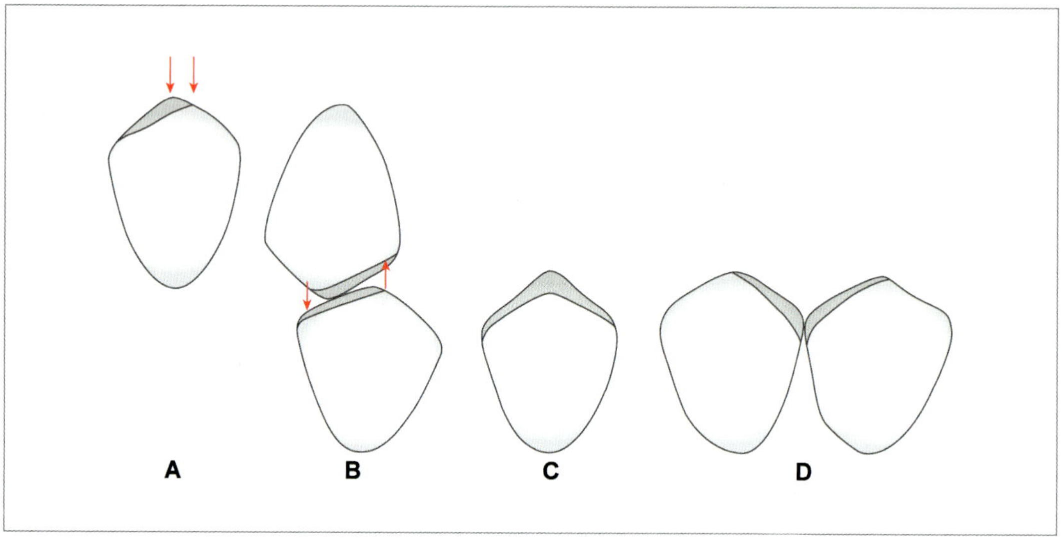

그림 10-5. Occlusal equilibration. **A,** 교두가 빗금친 부분의 grinding이나 충분한 고경의 상실 없이 이동하지 못한다. **B,** Upper cusp의 근심운동이나 lower cusp의 원심운동이 cusp fossa 관계를 다시 형성한다. **C,** 빗금친 부분의 grinding에 의하여 cusp가 짧아진다. **D,** 형태를 잃고 embrasure가 깊어진다.

2) 전방운동 시 교합의 재형성

절치들 간에 접촉이 잘 이루어지고 있는지, 그리고 전방교합에서 중심교합으로의 운동경로가 부드러운지를 확인하기 위한 경우를 제외하고는 이 과정이 요구되는 일은 거의 없다. 상악 절치들의 구개측과 하악 절치들의 절단의 순면들이 삭제된다. 구치부의 균형측에서의 조기접촉이 있는 드문 경우에 있어서 일반적으로 BULL의 법칙을 적용할 수 있다. 즉, 상악 치아의 협측교두와 하악 치아의 설측교두들을 삭제한다. 비록 이런 교두들을 짧게 할 필요가 있더라도 교두의 형태가 유지되도록 하기 위해선 그 교두들의 경사면을 삭제해야 한다.

3) 측방교합의 재형성

(1) 작업측

대합되는 교두들의 적절한 배열이 재확립되어야 된다는 것은 여기에서도 필수적이다. 이 경우에 있어서 교두들과 대합되는 치간공극의 배열이 이루어져야 한다. 만일 필요하다면 상악과 하악 치아들의 교두경사면들은 중심교합조정 때와 유사한 단계로 조정되어야 한다. 배열이 완료된 후 균일한 접촉을 이루기 위해 BULL의 법칙을 수행한다.

(2) 균형측

여기에서 접촉되는 교두들은 상악 구개측교두와 하악 협측교두이다. 더 정확하게는 하악 협측교두가 그 근심에 있는 상악 구개측교두의 원심-구개측 경사면을 따라 이동하는 것이다. 만일 균형측 조기접촉이 존재한다면 이 경사면이 삭제되어야 한다. 치아배열의 문단에서 예전에 거론한 바와 마찬가지로 이런 유형의 균형측 조기접촉은 제거되어야 한다.

4) 부드러운 교합의 부여

편심위에서 중심위로의 운동경로를 부드럽게 한다. 이 운동을 할 때에는 교합기만을 이용한다. 경로들을 따라 생기는 불균일한 접촉점들을 알아내기 위해 교합지를 이용한다. 작업측에서는 특히 상악 협측교두들의 구개측 경사면(이것을 따라 하악 협측교두들이 이동하는)을 주의깊게 관찰한다. 균형측에서는 상악 구개측교두의 협측면(이것을 따라 하악 치아의 협측교두들이 이동하는)을 주목하라. 이 단계에서는 어떠한 교두정도 삭제해서는 안 된다.

또한, 절단 대 절단의 전치부 접촉관계에서 중심위로의 이동 시에 부드러운 운동이 이루어지는 정도를 검토한다. 검사해야 할 경로들은 상악 절치들의 구개면들에 나타나는 것들이다. 이 단계의 마지막으로, 편심교합에서 중심교합으로의 이동 시에 치아들 상호 간의 운동이 매우 부드럽고 균일하게 이루어져야 한다.

5) 삭제 규칙의 원리

아래의 것들을 이해하면 이런 것들을 쉽게 알 수 있다.

① 중심교합에서 하악 협측교두들과 상악 구개측 교두들은 그들의 대합되는 와와 만나며, 이 접촉은 occlusal vertical dimension을 지지해 준다.

② 측방교합의 작업측에서 상악 협측교두들은 하악 협측교두들과 감합하며, 상악 구개측교두들은 하악 설측교두들과 감합한다.

③ 측방교합의 균형측에서 하악 협측교두들은 상악 구개측교두들과 접촉한다.

④ 전방운동에 있어서 작업측 접촉은 상·하악 전치들의 절단 간에 생기며, 구치부 접촉(만일 존재한다면)은 전방운동의 방향으로 치궁 형태가 만들어내는 각도에 의해 다양하게 나타날 것이다. 하악 협측교두들은 상악 협측교두들과 접촉하거나 전방의 와와 접촉할 것이다.

6) 선택 삭제의 순서

이런 과정들에 있어서는 어떤 중요한 것들을 유지하는 것이 도움이 된다. 교두들은 삭제에 있어서 중요성을 가진다.

- 순위 0: 하악 설측교두 – 작업측 교합에서만 이용되므로 그다지 중요하지 않다. 언제나 삭제될 수 있고, 만일 필요하다면 제거될 수 있다.
- 순위 1: 상악 협측교두 – 작업측 교합에서만 이용된다. 하악 협측교두들과 좋은 감합상태를 이루기 위해 삭제되어야 한다.
- 순위 2: 상악 구개측교두 – 작업측 교합에 이용되며, 이 교합에서는 삭제될 수 있다(이 교합에서는 중요하지 않은 편임). 편심교합에서(두 번째 기능) 삭제될 수 있다. 그리고 균형측 교합에서 조기접촉을 피하기 위해 삭제될 수 있다.
- 순위 3: 하악 협측교두 – 대부분의 교합에서 가장 중요하며, 중심위를 수정하기 위한 경우에서만 재형성될 수 있다. 작업측 교합에서 상악 협측교두들과 감합해야 하고, 균형측 교합에서 상악 구개측교두들이 하악 협측교두들과 감합해야 한다.

아래와 같이 요약될 수 있는 일반적인 중요성들이 있다.

가장 중요한 것은 중심교합이며, 불균일한 접촉이 없어야 한다. 둘째로 중요한 것은 협측교두들의 작업측 교합이며, 정확하고 균일한 감합이 이루어져야 한다. 마찬가지의 중요성을 가지는 것은, 작업측에서 중심교합으로의 이동 시에 부드러운 운동경로를 가져야 한다는 것이며, 이때 균형측에서 이것을 방해하는 교합접촉이 없어야 한다.

균형측 접촉이 일어나지 않는 경우에 있어서 작업측 교합에 아주 작은 조정을 시행하여 균형측 접촉이 얻어질 수 없다면 이런 상태를 받아들일 수 있다. 설측교두들과 구개측 교두들 간의 작업측 교합접촉은 그다지 중요하지 않으며, 이것은 상악의 구개측교두와 하악의 와 간의 중심접촉이 큰 중요성을 가지지 않는 것과 마찬가지이다.

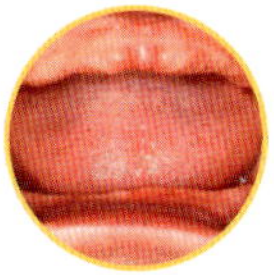 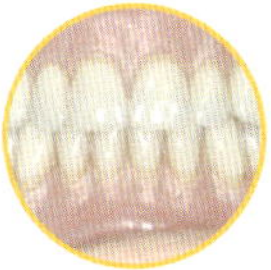

11 의치의 사용에 대한 환자교육 및 환자관리

1 의치의 사용에 대한 환자교육

1. 인공의치의 한계점에 대하여 강조한다. 상·하악 총의치에 의해 만들어질 수 있는 최대 교합력은 완전 자연치열에서와 비교할 때 1/10에 불과할 것이다.
2. 사용 초기에는 환자 자신이 최소한의 저작이 요구되는 음식을 선택하는 것이 현명할 것임을 주지시킨다. 환자는 음식을 작은 조각으로 썰어야 하며, 저작 시 한 쪽으로만 씹으려 해서는 안 된다.
3. 의치는 잔존한 현재의 치조제에 맞도록 제작되었으며, 약간의 흡수가 계속 진행될 것임을 주지시킨다. 이 흡수량은 작은 양이지만, 의치를 정기적으로 검사해야 하고, 구강조직의 손상을 피하고, 최대의 편안함을 부여하기 위해서는 시간이 지난 후에 교체해야 될 수도 있다는 것을 강조한다.

2 의치의 적절한 관리에 대한 충고

1. 음식잔사와 치석이 의치에 부착될 수 있다는 것을 강조하고 환자에게 의치의 세척에 관한 조언을 한다.
2. 단단한 솔 혹은 어떤 종류의 세마제도 사용해서는 안 된다. Acrylic resin은 쉽게 흠집이 생기게 된다. 의치상의 재료에 손상을 줄 수 있으므로 집안에서 사용하는 세마제를 사용해서는 안 된다.
3. 만일 식후에 의치를 부드러운 솔과 비누를 이용하여 규칙적으로 청소하면 대부분의 음식잔사가 제거될 것이다.
4. 환자들은 그들의 의치를 찬물 담은 그릇에 담은 채 씻어야 하며, 이것은 의치가 손에서 미끄러져 떨어질 때 의치가 파절되는 것을 막기 위함이라는 것을 환자에게 주지시킨다. 솔로 닦을 때 의치를 손바닥으로 쥔 채로 행해서는 안 되는데, 이것은 의치, 특히 하악 의치의 가장 흔한 파절원인이라는 것을 환자에게 경고해야 한다(그림 11-1).
5. 만일 의치에 치석형태의 침착물이 존재한다면 이것을 용해시키는 세척액을 사용할 필요가 있다.
6. 밤에는 의치를 장착하지 말아야 한다는 것을 주지시킨다. 의치를 삽입한 후 처음 며칠간은 밤에 의치를 장착하면 의치에 적응하는 것을 도울 수도 있다. 하지만, 이런 초기 기간이 지난 후엔 밤에 장착해서는 안 된다. 이것은 의치에 의해 덮일 점막에 있어서 부자연스러운

상태가 된다. 의치를 계속 장착하면 정상적인 모세혈관 순환에 장애가 될 수 있으며, 의치 하방에 하부조직에 손상을 일으킬 수 있는 미생물들이 정착할 수 있다. 의치를 장착하지 않을 때에는 흡수된 물이 소실되면서 생길 수 있는 dimension의 변화를 피하기 위해 물속에 보관해야 한다.

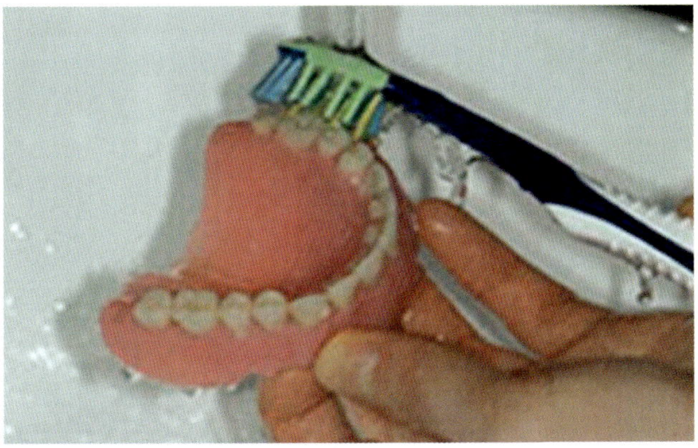

그림 11-1. 의치의 세척.

3 의치세정제

음식잔사, 세균, 치석 등은 모두 의치를 오염시킬 것이며, 이 때문에 의치를 정기적으로 청소해야 한다. 지저분한 의치는 심미적으로도 좋지 않으며, 이런 오염은 구강조직의 감염과 상기도 감염의 원인이 될 수 있다. 의치의 오염은 세 가지 단계로 일어난다.

1. Mucin과 음식잔사가 표면에 침착된다. 이 침착물은 단순한 세척과정에 대한 저항이 거의 없으며, 비누를 묻혀 솔로 살살 닦으면 제거될 수 있다.
2. Mucilaginous surface contamaination은 의치상의 재료와의 부착력을 가져서 치태를 형성하고 음식물 잔사 혹은 담배로부터 형성되는 착색물의 침착을 돕기 위한 기질로서 작용한다. 타액에서 유리되는 칼슘염들이 여기에 침투할 것이다.
3. 유기질이 완전히 돌처럼 단단해질 때까지 석회화가 진행되었다면 치석이 형성되는 세 번째 단계에 도달한 것이다. 이것은 타액선 도관이 개구하는 부위에 인접한 의치 표면에서만 발생한다.

전문적인 세척제를 이용하여 화학적인 혹은 물리적인 세척이 가장 필요한 시기는 의치가 색소 침착 혹은 치석침착에 의해 영향을 받았을 때이다. 의치 세척제들은 그 작용 기전에 있어서 화학적 혹은 마모적인 성격을 가지고 있다. 화학적인 세척제는 아래와 같이 정의될 수 있다.

1. Alkaline hypochlorite
2. Alkaline peroxides
3. Dilute acids

Hypochlorite들은 그 위에서 치석을 형성하는 유기기질을 용해시키는 능력을 갖고 있다. 이러한 재료들은 의치의 금속성분을 부식시키므로 때로는 불신감을 일으켰다. 하지만 물을 부드럽게 하기 위해 일반적으로 사용되는 sodium hexametaphosphate와 같은 항부식성분을 첨가함으로써 과도한 알칼리성이 이런 단점이 극복하게 되었다. 이런 형태의 세척제는 가루형태로는 부적절하며, 따라서 액상으로 판매되고 그 자체가 사용하기 편안하게 포장되지는 않는다.

두 번째 그룹은 물에 용해되었을 때에 hydrogen peroxide의 알칼리용액이 되는 가루 혹은 정제로 구성되어 있다. 이런 제품들은 일반적으로 sodium perborate 혹은 percarbonate 같은 산소를 배출하는 약품, 그리고 tri-sodium phosphate 등과 같은 알칼리성 세척제를 포함하고 있다. 산소 거품이 이런 용액에서 배출되면 가볍게 부착된 오염물질들에 있어서 물리적인 세척효과를 나타낸다. 맨 처음 의치를 상용할 때부터 정기적으로 사용하면 이런 제품들은 mucin과 가볍게 부착된 음식잔사 등을 효과적으로 제거한다. 대부분의 경우에 있어서 이런 제품들은 의치상의 재료에 대해 미약한 위해성을 가지거나 전혀 해가 없다.

산성 세척제들은 대부분이 염산 5% 용액이다. 인산은 15%의 농도로 단독 사용될 수 있으며, 염산 세척제의 보조제로서 작용할 수 있다. 이런 세척제들의 효능은 산의 해리 정도와 비례한다. 치석 침착물의 무기인을 공격하므로 세척제의 peroxide 성분의 작용에 대한 저항력을 가진 강한 stain에 효율적으로 이용될 수 있다. 이런 제품들은 솔 혹은 스폰지와 함께 공급되며, 의치를 이런 세척제에 노출시키는 시간도 짧다. 하지만 이런 제품들의 강한 산성 때문에 옷에 해로울 수 있으며, 더 큰 제한점은 금속성분이 포함된 의치에는 사용되어서는 안 된다는 것이다. 여기에는 국소의치의 대부분이 포함되며, 산이 base metal 성분을 공격하므로 이런 성분들을 약하게 할 수 있다.

산성 세척제 중 대부분은 액체로 공급되며, 특수한 applicator 혹은 스폰지나 솔과 함께 공급된다. 이것들은 두 가지로 규정되는데, 하나는 치약과 유사한 paste의 형태이고, 다른 하나는 액체 현탁액의 형태이다.

의치의 세척을 위한 가장 좋은 매개체는 효과적이고, 안전하며, 의치의 재료들에 아무런 손상을 주지 않아야 한다. 어떤 환자들은 그들의 새 의치를 비누칠을 한 솔로 닦거나 식사 후에 늘 물로 닦아서 청결하게 할 수도 있지만, 대부분이 치약이나 독점적인 세척제에 의존하고 있다. 알칼리성 peroxide 용액에 의치를 밤새 담구어 놓는 것은 의치를 안전하고 효과적으로 세척할 수 있는 방법이다.

각각의 경우에 있어서 솔로 닦는 것은 1분에서 2분간만 시행되므로 한 쌍의 의치밖에 없는 환자들이나 혹은 밤에도 의치를 장착하고자 하는 환자들은 의치를 용액에 담가 두는 것보다는 마모성 세척제를 사용하는 것이 대안이 될 수 있다. 이런 제품들은 acrylic resin에 손상을 일으키므로 최소한의 마모성을 가진 세척제를 사용해야 한다. 착색이나 치석을 제거하는 목적으로 비누와 물로 닦는 것은 가장 비효율적이라는 것이 밝혀졌다(그림 11-2).

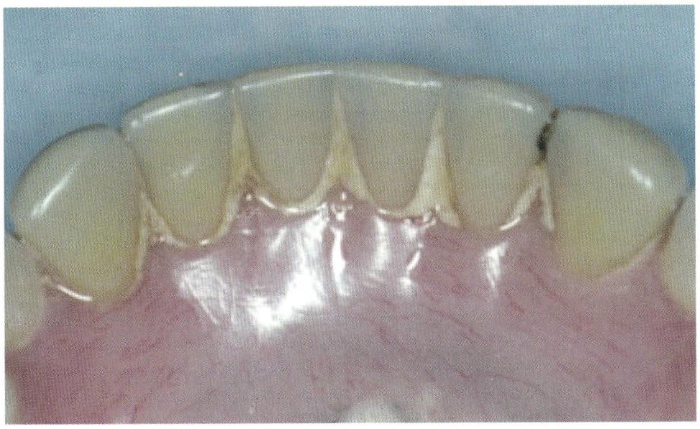

그림 11-2. 치석이 축적된 의치.

환자가 단기간 동안(48시간을 넘지 않는 것이 좋다) 의치를 장착해본 후 재내원시켜야 한다. 그 다음 환자의 의치가 어떤 불편함을 일으키고 있는지 확인해야 하며, 구강에 손상의 흔적이 없는지 검사해 보아야 한다. 이 당시에는 이런 손상은 붉은 부위로 나타나는 것이 보통이다. 만일 손상이 특히 심했다면 아마도 어떤 궤양이 존재할 수 있다. 조직에 나타날 수 있는 이와 같은 외상은 과도한 조직의 변위(의치상이 과도하게 연장되었을 때에 의치의 변연에서 생기는 것과 같은)에 의하거나 혹은 의치상의 하부에 있는 지지저막에의 심한 압력에 의해 나타날 것이다. 후자는 의치 적합면의 불규칙성에 의하여 나타나거나, 교합의 부조화에 의하여 나타나는 경사면 효과들에 의한 영향으로 의치상이 변위되어서 나타날 수 있다. 다른 어떤 이유들을 고려하기 전에 교합의 오류를 항상 의심해 보아야 한다(그림 11-3).

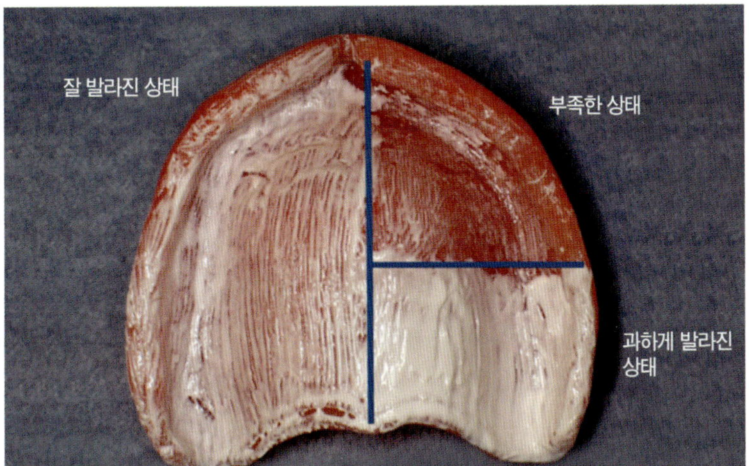

그림 11-3. Pressure indicating paste의 의치조직면 적용 방법.

손상이 과도한 조직의 변위에 의해 나타났다고 결정되면 의치상의 문제가 되는 부분을 알아내는 것이 필수적이다. 이런 목적을 위해서 선택되는 재료에는 disclosing wax가 있다. 무분별한 삭제를 하면 긴밀한 접촉과 변연봉쇄를 손상시키기 쉽다.

4 계속적인 환자관리

의치에 의한 불편감이 완전히 없어질 때까지 환자를 1주 이내의 간격으로 내원시켜야 한다. 만일 환자가 계속적으로 의치 사용에 있어서 어려움을 가지고 있다면 의치에 대한 재평가를 주의깊게 시행해야 한다.

치조제상의 의치 하방에서 국소적이며 지속적인 동통을 호소한다면 이것은 중심악간 관계의 오류에 의한 경우가 가장 많다는 것을 아는 것이 중요하다. 환자가 의치를 교합시킬 때에 조기교합접촉이 있을 수도 있으며, 혹은 교두감합이 일어나지 않을 수도 있다. 이런 상황들 중 어떤 것일지라도 치아가 접촉할 때 의치의 움직임을 일으키게 되며, 이런 움직임은 교합력의 하방에 있게 된다. 따라서 그것은 의치에 의한 통증을 아주 쉽게 유발할 것이다.

만일 환자가 쉽게 위치를 알 수 없는 하악 치조제상에 전반적인 작열감을 지속적으로 호소하고, 근육의 피로를 동반하며, 몇 시간 동안 의치를 장착했을 때 의치를 빼내고 싶은 생각이 든다면 이것은 의치의 occlusal vertical dimension이 너무 큰 경우가 대부분이며, 이것 또한 다시 주의깊게 평가되어야 한다.

중심위 혹은 occlusal vertical dimension에 오류가 있다면, 이것은 중심악간 관계(그리고 만일 이전의 mounting한 cast가 보관되지 않았다면, 안궁기록을)를 다시 채득해야 수정될 수 있다. 그 다음 의치를 교합기에 장착해야 하고, 선택 삭제에 의해 혹은 치아를 제거한 후 재위치시키고 중합시켜서 교합을 조정한다.

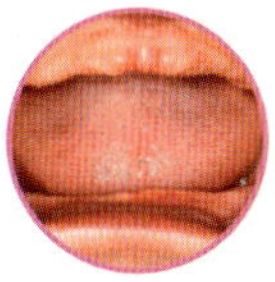

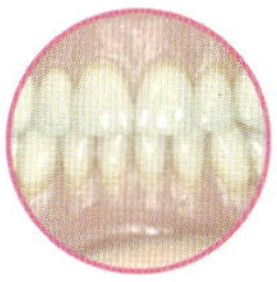

12 총의치의 개상(Rebasing)과 복제(Copying)

1 총의치의 개상(Rebasing)

총의치의 유용한 수명은 대부분 하부의 치조골 흡수율에 의해 결정된다. 의치 지지조직의 외형은 잠행성으로 변화하며, 의치가 실제로 헐거워질 때에만 환자들은 이런 변화들을 알 수 있게 된다. 환자가 그들의 의치에 대한 적합성이 나빠졌다고 호소할 때에 의치와 구강을 검사해 보면 아래의 것들이 나타날 수 있다.

① 교합적 안면고경의 상실

② 하악이 중심관계로 폐구할 때에 균일하게 교합되지 못함

만일 이 단계에서 의치를 다시 제작하지 않을 것이며, 의치의 다른 부분들은 좋은 상태라면 현재 끼고 있는 보철물들을 첨상하거나 개상하기로 결정할 수 있다. 의치의 유일한 문제가 유지력의 부족인 경우에 이 과정을 준비해야 한다는 것을 강조해야 한다. 불안정성에 의해 생긴 동통이나 의치의 헐거움이 있었던 경우에 있어서 개상을 하는 것은 거의 대부분 이롭기보다는 해로울 것이다.

의치에서 유지력의 부족은 의치적합면의 적합 상태가 불량하다는 것을 항상 의미하지는 않는다는 것을 기억해야 한다. 그것은 부적절한 변연봉쇄를 가진 의치상 연장의 부족을 의미할 수도 있다. 물론, 이런 기준들은 첨상 혹은 개상을 계획하기 전에 평가되어야 한다.

1) 이장(Relining)

이것은 의치의 조직면을 새로운 의치상 재료를 첨가하여 재적합시키는 것이다. 이 방법은 즉시 의치의 적합 후에 일어나는 제한적인 흡수가 있은 후에 국소적인 부위의 적합성을 향상시키기 위한 경우와 또는 적합성을 제외한 다른 점들은 만족스럽지만 적합성의 불완전성을 수정하기 위한 경우에만 국한되어 이용되어야 한다. 상·하악 의치들의 적합면에 레진을 첨가하면 의치의 적합성은 증가될 수도 있지만, 한편으로는 occlusal vertical dimension이 증가되거나 전후방적인 치아관계가 변화할 위험이 분명히 존재한다. 의치상 재료가 한층 첨가될 때에는 의치의 부피 또한 증가되며, 결과적으로 상악 의치의 경우에 있어서는 구개부의 두께가 증가된다(그림 12-1).

A B C D E F

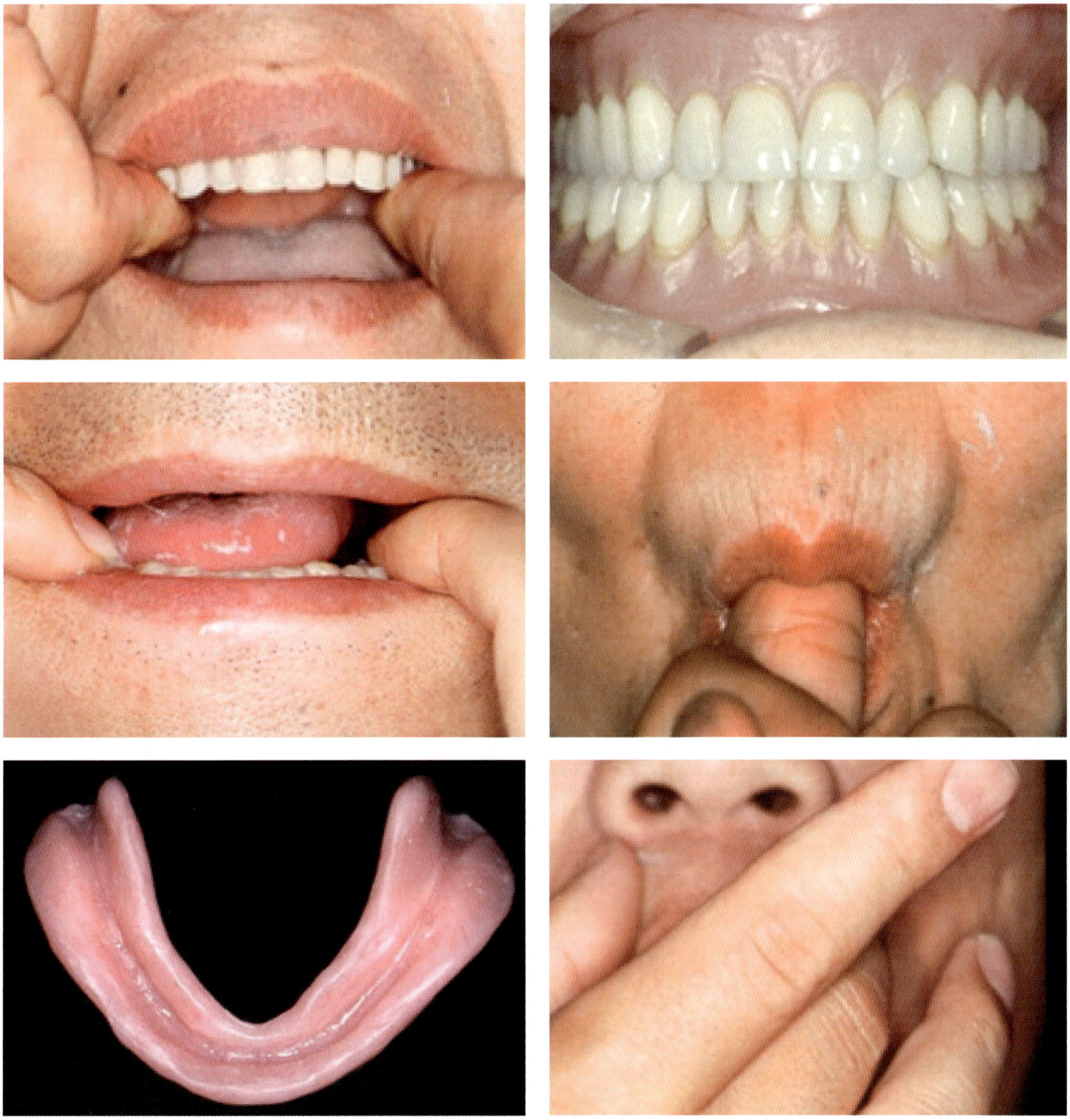

그림 12-1. Relining procedure.

2) 개상(Rebasing)

이것은 현존하는 의치를 장착한 상태에서 새로운 인상을 채득한 후 의치상이 전부 다시 제작된다는 점에 있어서 첨상과는 다르다. 개상은 단순히 아크릴릭 레진을 적합면에 한층 첨가하는 것이 아니다.

(1) 개상의 임상적인 과정

이 과정은 상악과 하악 의치들의 개상에 대해 서술하고 있다. 물론 이것은 하나의 의치를 개상하는 경우에 있어서도 동일하게 적용된다.

의치의 교합을 검토한 후에 큰 결합이 그 자체에서 관찰되지 않는다면 wash impression material을 수용하기 위한 충분한 공간을 부여하기 위해 의치를 다듬고 모든 undercut을 제거한다. 의치 변연은 1mm 삭제하고, 악설골근 상방에 공간을 부가적으로 부여해야 한다. 각각의 의치에 교대로 인상용 paste를 담고 견고하게 구강에 안착시킨다. 이때 이용되는 술식은 2차 인상을 채득하는 것과 정확하게 일치된다. 구개부에 있어서 과도한 두께의 재료는 피해야 되는데, 이것은 상악 교합평면의 변화가 필요 이상으로 일어나지 않게 하기 위해서이다. 또한 교합면 간의 기록과 안궁기록을 채득한다. 인상채득을 시행하는 시기에는 의치가 하부의 골에 대해 움직이지 않아서 악간 관계가 파괴되지 않았다는 것을 확인할 방법이 없다. 인상을 채득하는 동안 상·하악 의치들을 동시에 구강에 넣어서 환자에게 치아를 교합시키도록 하는 술식은 흔히 시행되는 방법이다. 이 방법을 사용하면 인상재가 경화되는 동안에 하악이 후방위에 있으려하지 않을 것이므로 일을 어렵게 할 가능성이 매우 크다.

이런 어려움은 check record를 채득함으로써 극복된다. 안궁기록을 이용하면 교합기상에서 알맞은 교합조정을 시행할 수 있다.

물론, 인상재의 두께와 교합면 간의 check record는 occlusal vertical dimension의 증가를 가져오게 된다. 이런 증가량은 rest vertical dimension의 평가를 통해 결정되어야 하며, 만일 이런 증가량이 과도하다면 기공과정을 통해서 조정되어야 한다(그림 12-2).

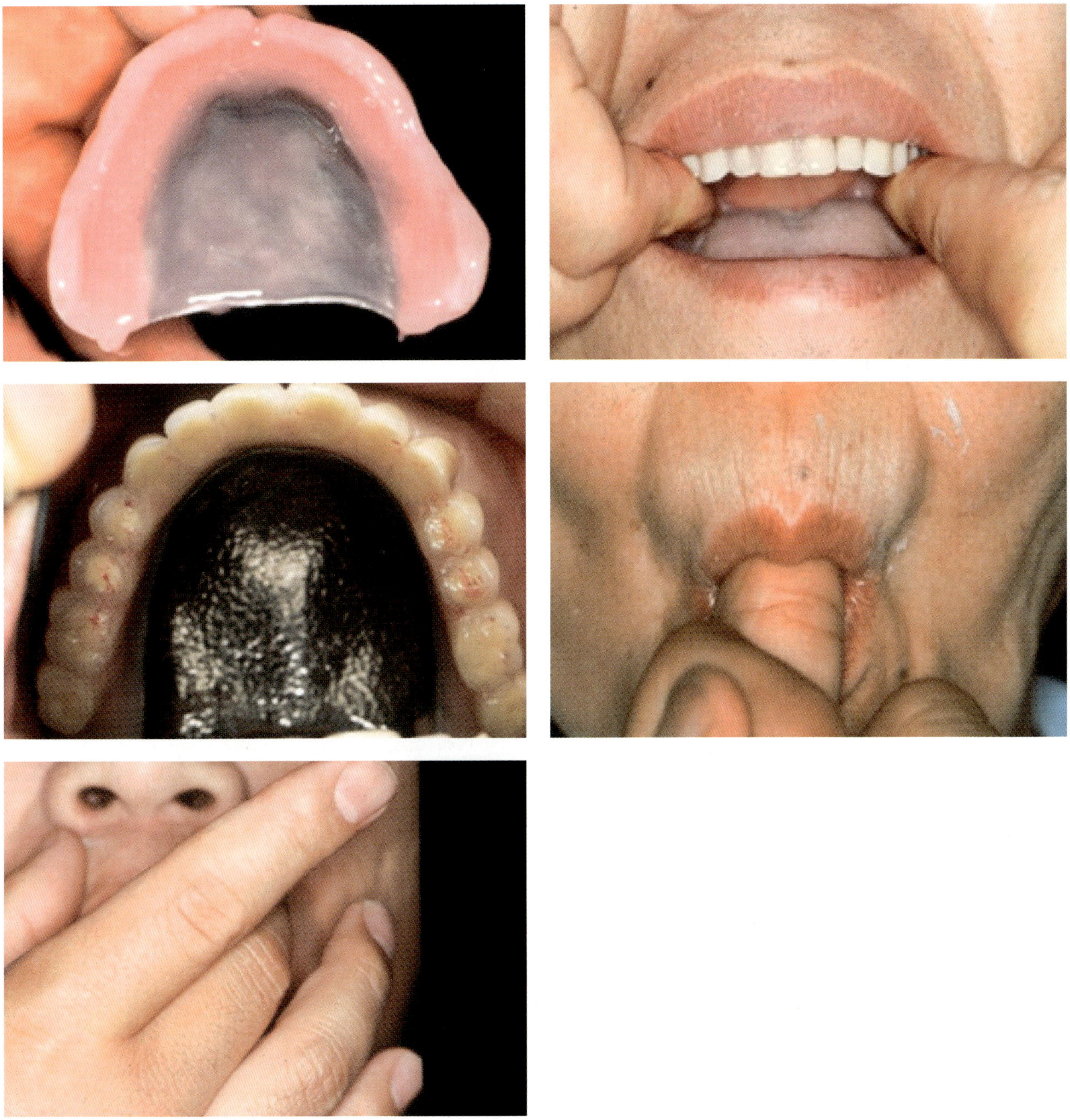

그림 12-2. 구내 의치 개상 과정.

(2) 개상을 위한 기공과정

의치를 이용해 채득한 인상체에 cast를 붓고, 이것들을 교합기에 장착하기 위해서는 안궁과 악간기록을 이용한다. 이것을 시행한 후에 인상재의 두께와 check record에 의해 생긴 occlusal vertical dimension의 증가를 보상해 주기 위해 incisal pin을 '0'점 상방으로 충분히 올린다. 상악 의치를 cast에서 분리하고, 치아를 붙잡고 있는 resin 부위만을 제외한 나머지 부분의 resin을 모두 삭제해 버린다. 남아 있는 치아지지 부분을 치아들이 하악 의치의 치아들과 교합되도록 재위치시키고, 이들을 sticky wax를 이용하여 명확하게 접착시킨다. Incisal pin을 다시 '0'점에 고정시키도록 조정한다. 그 다음 연화한 wax를 상악 cast의 치조제상에 위치시키고, incisal pin이 incisal guide table과 접촉될 때까지 교합기의 lever arm을 올린다. Wax가 경화한 후에 치아들의 교합면을 서로 분리하고 상악 의치를 정상적인 방법으로 wax up한다. 같은 방법으로 하악 의치를 개조할 때에도 이와 같은 과정을 시행한다. 이 시점에서 상·하악 의치를 flasking하고 packing과 processing을 시행할 수 있다(그림 12-3, 12-4).

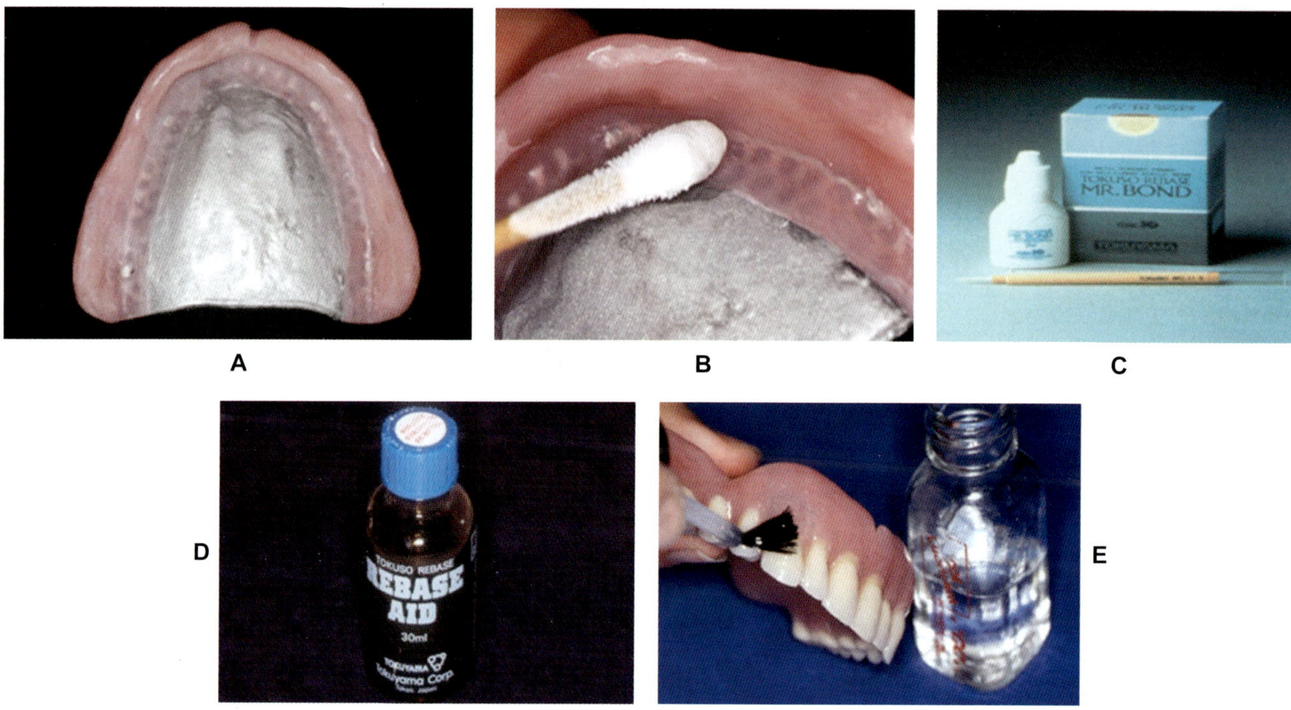

그림 12-3. Rebasing procedure.

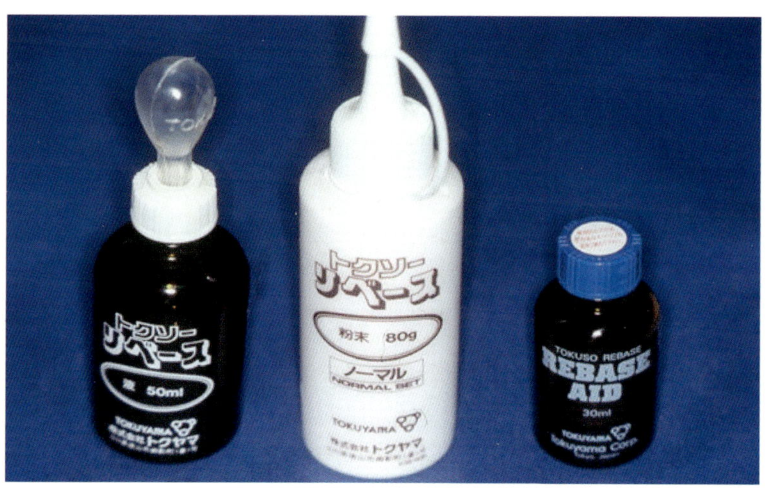

그림 12-4. 의치 개상재.

(3) 주의사항

만일 매우 신중하게 시행하지 않는다면 의치를 개상하는 것은 매우 유해한 과정이 된다. 더욱이, 개상 혹은 잘못된 첨상을 한 의치를 장착한 환자들에게 있어서 불편감을 이전보다 더 많이 호소하는 것을 볼 수 있다. 이런 환자들의 경우 항상 vertical occlusal dimension은 증가되었으며, 중심악간 관계의 오류가 생겼다.

3) 탄력성 이장(Resilient linings)

제조사들은 탄성재료를 이용하여 의치를 relining한 후 장착하면 환자의 편안감을 증진시킬 수 있다는 견해를 가지고 탄성재료들을 개발해 왔다. 어쨌든, 이런 재료들은 환자들의 문제점들을 해결할 수 있는 만병통치약이 아니라는 것과 보철치료에 있어서 매우 제한된 역할을 한다는 점을 명심해야 한다. 탄성 이장재들(resilient relinings)을 이용하였을 때의 주된 단점들은 아래와 같이 요약될 수 있다.

① 악간 관계의 오류를 발견하지 못하게 할 수 있다.
② 요구되는 부피에 있어서 이것들은 잠재적인 파절을 일으킬 정도로 의치를 약하게 할 수 있다.
③ 청결하게 유지하기 힘들다. 그 표면에 너무 쉽게 치태가 부착되어서 치석 침착의 근원이 되며, 병원균에 의해 오염될 수 있다.
④ Easing이 필요하게 될 때에 의치의 적합면을 조정하는 것이 곤란하다.
⑤ 이장재를 의치상 레진과 접착시키는 것이 어렵다.
⑥ 노출된 이신경에 대한 어떠한 보호역할도 부여하지 않는다.
⑦ 이런 이장재에 포함되어 있는 탄성을 위해 첨가되는 가소제가 새어 나감에 따라서 점진적으로 단단해진다.

효과를 나타내기 위해서는 탄성층이 충분한 부피를 가져야 하며 1.5~2mm의 두께가 요구된다. 이것은 이 재료가 상악 의치에 적용될 수 없음을 의미하며, 상악 의치의 총 두께는 위의 두께 범위를 초과해서는 안 된다. 이런 재료들은 가소성 아크릴릭과 siloxane 중합체(polymer)의 두 부류로 나누어질 수 있다. 비록 가소성 레진이 silicone보다 더 우수하게 methyl methacrylate와 화학적인 결합을 이루며 청결하게 유지하기 쉽지만, 초기의 탄성은 가소제가 새어나감에 따라서 점진적으로 감소되므로 이것의 사용은 단지 임시적일 수 있다.

Siloxane 중합체는 낮은 유리변화 온도를 가지고 있으며, 따라서 구강 내에서 부드러운 상태로 남아 있게 된다. 이것들을 의치상 재료와 부착되도록 하기 위해서는 접착제(adhesive)를 사용할 필요가 있으며, 이 결합은 때때로 실패할 수도 있다. 이런 것들은 곰팡이 균사의 성장을 용이하게 할 수 있고, 만일 NaOCl 세척제로 닦으면 쉽게 탈색되거나 심각한 약화가 일어날 것이다. 그럼에도 silicone 재료는 그것이 가지고 있는 지속적인 탄성 때문에 더욱 선호되는 경향이 있고, 가장 만족스럽게 사용되는 것들 중의 하나가 Molloplast B이다.

(1) 사용의 적응증

이런 재료들은 동통이 다른 모든 보철적인 주의에도 불구하고 의치 하방에 지속적으로 계속되는 경우에만 사용되어야 한다. 특히 증가된 occlusal vertical dimension을 가진 경우나 중심악간 관계에 있어서 큰 오류가 있는 의치들에 연성 이장재를 사용하는 것은 전혀 낯선 일이 아니다. 연성 이장재를 적용받는 환자 중에서 올바로 제작된 일반적인 의치로 완전한 편안감을 가질 수 없는 환자들은 거의 없다.

점막이 무르고 촉진에 민감한 부위에서는 어느 정도 이로움을 줄 수도 있으나, 일시적으로 사용하는 연성 이장재가 relief를 부여하고 있는지를 검사하는 것이 현명하다. 만일 그렇지 않다면 영구적인 연성 이장재를 사용해서는 안될 것이다.

물론, 만일 하부 골에 대한 압력으로부터 점막을 보호하려고 한다면 연성재료는 의치와 점막 사이가 아닌 점막과 골의 사이에 개재되어야 한다는 것은 충분히 인정할 만한 것이다. 이것은 사실상 이런 연성재료의 사용에 대한 모든 기준들을 문제삼게 만들며, 드물게 얻을 수 있는 성공적인 적용은 강한 정신적 성분을 가지고 있다는 결론으로 유도한다.

(2) 방법

만일 탄성 이장재를 사용하려면 의치에 이것을 적용하기 위한 몇 가지 기술들이 이용되어야만 한다. 간단하게 두 가지 방법이 설명된다.

① 이 방법은 현존하는 의치가 탄성 이장재의 첨가를 필요로 하는 경우에 인정될 수 있다. 어쨌든, 잘 연장된 하악 의치상과 올바른 occlusal vertical dimension, 그리고 정확한 중심관계가 있는지를 확인하기 위해 특별히 주의해야 한다. 만일 의치상에 undercut이 존재한다면 이것을 제거하고, reline impression을 채득하기 위해서 zinc-oxide-eugenol 연고의 wash를 이용한다. 만일 여기서 악간 관계가 부정확하다면 이것을 연성 이장재를 이용하여 수정하는 것은 대부분 불가능하다. 이장된 의치상으로부터 cast를 제작하고 교합기에 key occlusion으로 의치를 장착한다. 의치를 cast에서 제거하고, 이때 undercut이 없고 한층의 paste가 존재하므로, cast가 손상 없이 분리될 수 있다. 그 다음 충분한 양의 의치상을 갈아내어 탄성 이장재의 두께를 부여하기 위한 공간을 마련한다. Occlusal key로 다시 의치를

교합기상에 장착하고 cast에 wax로 부착한다. 그 다음에 의치를 wax trial denture에서처럼 함에 매몰한다. 함을 분리하고 wax를 boil out한 후 아크릴릭 표면에 결합제를 바른다. 그리고 탄성 재료를 채운 후 함을 재조립하고, 제조사의 지시에 따라서 중합시킨다. 함을 분리하고 날카로운 부분을 잘라낸 후 의치를 polishing한다.

② 이 방법은 새 의치에 탄성 이장재를 적용할 때에 더욱 선호되는 경향이 있다. 임시 자가중합형 아크릴릭 baseplate를 이용하여 사용될 연성 이장재의 두께와 같은 두께로 의치를 제작한다. 이 과정은 wax trial denture 단계까지 완료한다. 이것을 통상적인 방법과 마찬가지로 flasking하고 wax를 boil out하지만 이때 함의 아래쪽 반에는 baseplate가 남아 있게 된다. 이것들을 소성과정 동안 그 위치대로 유지시킨다. 소성이 완료된 후 함을 분리하고 baseplate를 제거한다(이때에 필요하다면 가열한다). 필요에 따라서 소성된 아크릴릭의 표면을 삭제한다. 결합제를 적용하고 함의 아래쪽 반에 남아 있는 공간에 탄성 이장재를 packing한다. 함을 재조립하고 소성시킨다.

(3) Tissue conditioners

환자가 얼마동안 잘 맞지 않는 의치를 창작해 왔다면 연조직들은 변형되게 된다. 연조직들은 또한 부종과 염증을 나타낼 것이다. 의치는 헐겁고 불편하며, 환자는 기능 중에 동통으로 고생을 할 수도 있다.

새로운 인상을 채득하기 전에 조직이 건강을 회복하고 의상을 입지 않은 형태로 회복되어야만 한다는 점이 중요하다. 그렇지 못하면 새 의치는 이전의 조직상태를 나타내게 된다. 이러한 조직의 회복은 의치를 장착하지 않도록 환자에게 권고함으로써 가장 잘 얻어질 수 있다. 어쨌든, 이것은 매우 불편할 수 있으며, 따라서 의치에 적용시켜서 의치를 장착하고 있는 동안에 조직이 회복되도록 하기 위해 재료가 고안되었다.

이러한 재료들을 'tissue conditioner'라고 부른다. 지속적인 압력하에서는 흐름성을 가지지만, 갑작스런 부하에는 높은 탄력을 나타낸다. 이런 재료들은 poly(ethyl methacrylate)와 같은 acrylic polymer 혹은 co-polymer 가루와 ester(예: butyl-phthalyl-butyl-glyconate 또는 di-n-butylphthalate와 benzyl silicate 등을 섞은 것)에 에탄올을 섞은 액으로 구성되어 있다. Ester는 가소제처럼 작용하고, 알코올은 gel화되는 속도를 증가시키기 위한 침투재로써 이용된다. 액에는 methacrylate 단량체가 없으므로 이런 재료들은 일반적인 경우에서처럼 경화되지 않으며, 잔류 단량체가 구강점막을 오염시킬 염려도 없다. 가소제와 알코올은 구강액으로 새어나가며, 따라서 conditioner는 단단해진다.

만일 염증이 있는 상태에서 이 재료를 사용한다면 염증이 소실됨에 따라서 조직이 모양의 변화를 일으키므로 그것을 2~3일에 한 번씩 바꾸어 주어야 한다. 만일 이 재료를 임시적인 이장재로써 이용한다면 그 수명은 1개월에서 3개월까지로 다양하고 이것은 알코올의 유리에 의해 결정되며, 재료에서 eater의 양의 감소할수록 점진적인 경화와 변위가 일어난다. 표면에서 더 많이 소실되는 것에 의해 표면이 거칠게 되는 경향이 생긴다. Alkaline perborate denture cleanser를 사용하는 것은 역시 유해하다. 이런 재료들은 비눗물로 세척해야 한다.

Wright(1984)는 연성 이장재의 85%의 임상적인 성공률은 재료의 성상이나 상태와 연관되어 있지 않다는 것을 발견했다. 사용 중에 재료가 이미 굳었더라도 환자는 그것을 모르는 경우가 많은 것처럼 보인다.

이것은 'tissue conditioning' 효과에 대한 의문을 일으키며, 그런 재료들의 이로운 효과는 조직을 더 이상 손상시키지 않는 적합성의 향상에 의한 것이라는 제안을 가져 왔다. 사실상 그것들은 훌륭한 임시적인 이장재료이고, 그렇게 생각되어 이용되어야 한다.

이 재료들은 새 의치를 장착하기를 기다리고 있는 환자들과, 수술 후 치조제의 형태변화가 일어난 경우와 다른 수많은 경우들에 있어서 도움이 될 수 있다. 이것들은 의심할 여지없이 우리의 재료들 중에서 매우 가치 있는 하나가 될 것이다.

이 재료들은 'functional impression'의 재료로 이용되면 절대로 안 된다. 그것들은 이런 목적에서는 가장 부적절한 재료이다. 이 재료의 gel과 같은 성질 때문에 변연부조직의 변위는 일반적으로 불완전하고 불규칙하게 일어나며, 비록 이것들이 편안함은 증가시키지만, 의치를 한동안 장착한 후에는 이런 재료들이 인상에서 요구되는 긴밀한 석합상내를 가지지 않게 될 것이다. 이러한 방법으로 의치를 개상하면 처음부터 의치의 적합도가 떨어지게 되며, 교합의 오류를 일으킬 가능성이 매우 높다.

(4) Relief areas

궁극적으로 총의치의 지지를 제공하는 골은 다양한 양의 연조직에 의해 덮여 있다. 구개의 정중부와 하악 골융기처럼 골이 두드러진 부위를 덮고 있는 곳에서는 구강을 이장하고 있는 점막이 골막과 결합되어 사실상 탄력성이 없는 점막성 골막을 형성한다. 그밖의 다른 부분에서는 다양한 양의 섬유조직, 지방조직, 그리고 점액선들을 포함하는 분명한 점막하층이 존재하며, 이것들은 모두가 조직의 변위 가능성에 기여한다.

만일 낮은 점조도를 가진 인상재를 이용하여 2차인상을 채득한다면 치조제와 구개를 덮고 있는 연조직의 변위가 거의 없거나 전혀 생기지 않을 것이다. 이런 인상은 종종 'mucostatic'이라고 불린다. 이런 인상으로부터 얻어진 cast상에서 만들어진 견고한 의치상은 실제로 악골의 탄력성이 없는 부위들에 저작력을 전달하게 되며, 만일 이런 부위가 중앙에 위치하고 있다면 이지점의 주변으로 의치가 흔들릴 수 있게 된다. 일어날 수 있는 움직임의 정도는 변위가능한 조직들의 양과 분포에 의존하게 될 것이다.

이런 움직임을 예방하기 위한 시도의 일환으로서, 때때로 의치상에 relief area를 적용한다. Relief할 부위의 정도와 relief할 부위의 깊이는 조직을 검사하여 결정한다. 이 부위는 손가락 혹은 뭉툭한 기구를 이용하여 검사한다. 탄력성이 없는 조직부위를 cast의 표면에 경계 지은 후, 적절한 두께의 tin foil을 이 부위에 압접시키고 oxyphosphate cement를 이용하여 고정시킨다. 사용되는 가장 두꺼운 foil의 두께는 7 gauge(0.508mm 두께)이며, 이것은 의치 지지조직의 변위 정도가 가장 다양한 경우들에 있어서 이용될 수 있다. 사용되는 가장 얇은 foil은 1 gauge (0.152mm 두께)이다. 이렇게 수정된 cast상에서 의치상의 온성이 이루어지면 relief의 외형선과 부합되는 총의치 적합면의 함요가 생길 것이다. 이런 함요의 날카로운 경계부는 경사지게 삭제해야 한다. 그렇지 못하면 그것들이 상피의 증식을 자극할 수 있다.

아크릴릭 레진이 중합되는 동안 일어나는 수축에 의해 상악 구개 정중부에서 상악 의치의 의치상이 구개부와 접촉하지 않는 결과를 빈번하게 일으키며, 따라서 정중부 relief의 필요성을 배제시킨다는 것을 명심해야 한다.

또한 relief 부위가 있음으로 인해 상악 의치의 의치상이 정중부에서 얇아질 수 있으며, 이것은 의치의 정중부 파절의 가능성을 증가시키게 된다. 인상용 콤파운드나 중간 정도의 점주도를 가진 점성 인상재(예: zinc-oxide-eugenol 등)를 사용하면 지지조직의 변위가 일어날 수 있어서 relief의 필요성을 배재시킨다. 이런 인상을 'mucocompressive'라고 부른다.

① 천층 이신경(Mental nerve)의 relief

하악 치조골의 광범위한 흡수에 따라서, 볼과 구순의 감각을 지배하는 이신경(mental nerve)이 통과하여 나타나는 이공(mental foramen)은 의치를 지지하는 점막성 골막의 직하부에 놓이게 된다. 이런 상황이 생기면 치아들이 교합될 때마다 의치에 의해 생기는 압력에 의해 신경조직이 외상을 받게 될 것이며, 환자는 동통을 겪게 될 것이다. 신경간(nerve trunk)에 가해지는 압력에 의해 신경 기능의 장애를 일으킬 수 있으며, 입술이 쑤시거나 아리는 증상이 동일 부위에서 일어날 수 있다. 만일 이런 증상이 생겼다면 신경이 압박을 받지 않고 의치 하방을 통과할 수 있는 충분한 공간이 있는지를 확인해야 한다.

이런 목표를 달성하기 위해서는 이공의 위치와 신경의 주행방향을 촉진을 통해 확인해야 하며, indelible pencil을 이용하여 이것을 점막표면에 표시해야 된다. 이렇게 하면 염료가 인상재의 표면에 옮겨지고, 따라서 경석고 모형의 표면에도 옮겨지게 된다. Cast에 옮겨진 이 부위를 No. 7 tin-foil(0.5mm)을 이용하여 한 층으로 덮고 하부의 경석고와 합착시켜서 중합된 아크릴릭 의치가 천층의 신경으로부터 relief되도록 하면 신경이 외상없이 relief한 부위를 통과할 수 있게 된다.

때때로 환자들이 하악 의치 하방의 지속적인 동통을 호소한다면, 치과의사는 탄성 이장재의 사용을 시도할 필요가 있다.

만일 신경이 의치 지지조직의 표면 직하부에 놓이게 되면 교합부하의 더 넓은 분포를 허용하는 탄성은 의치상의 하방변위가 일어나는 것 역시 허용하게 되며, 따라서 신경에 외상을 주게 된다. 만일 의치 지지조직의 내성이 너무 약해서 탄성 이장재의 사용이 필요하다고 생각되면 이 신경을 위한 relief의 두께도 중복하여 고려해야 한다.

② 절치유두 상방의 relief

정상적으로 절치유두의 섬유성 조직은 돌출하는 비구개신경을 충분히 보호할 수 있지만, 전상악골(premaxillary bone)의 순측면이 광범위하게 흡수됨과 함께 절치유두는 치조능의 위에 위치되거나 혹은 더 전방에 놓이게 된다. 이와 함께 종종 상피 표면과 하부의 섬유성 조직이 얇아지며, 이런 변화가 생기면 절치유두를 촉진할 때에 동통 반응을 유발할 수 있다. 이런 상황에서는, 한 장의 No. 7 foil을 이용하여 경석고 cast상의 절치유두의 외형을 덮어서 의치의 표면을 relief함으로써 완성된 의치가 이 부위에 압력을 가하지 않도록 하는 것이 현명하다.

구개의 정중부 부위가 큰 힘을 받게 된다는 것에 기초하여 정중부의 조직들을 일상적으로 relief하는 것은 잘못된 개념에 근거를 두고 있다. 대부분의 증례들에 있어서, 구개의 외형은 아크릴릭 레진의 중합과 관련된 적은 양의 수축이 일어날 때에는, 이것이 의치상으로 하여금 정중선 부위에서 최소로 긴밀한 접촉을 이루도록 할 것이다. 의치의 지지조직의 작은 부위에 압력이 국소화되는 경우에는 pressure relief cream을 이용하여 그 부위를 찾아내어 조정할 수 있다.

2 의치의 복제(Denture copying)

환자가 원래의 치아들에 대한 즉각적인 대체물로서 제공된 의치를 장착하고 있을 때에 새 의치는 치아들의 위치와 의치의 외형을 가능한 한 정확하게 재현한다. 즉각적인 대체물이 없는 경우에 있어서, 환자가 수년간 의치를 성공적으로 사용해 왔으며 이런 의치들이 모든 면에 있어서 의치제작의 원칙들을 충족시키고 있다면 그들의 좋은 면들을 새로운 의치에 적용하는 것은 장점이 될 수 있다. 의치의 복제는 이것을 시행하는 한 방법이다. 물론, 만일 의치들이 개상될 수 있다면 개상이 더 우선시된다. 의치의 복제는 훌륭한 의치를 가지고 있으며 여벌의 의치를 필요로 하는 환자들에게 적용될 수도 있다. 다음의 과정을 통해서 당신은 적합성과 의치상의 연장을 향상시키는 동시에 구 의치에서의 치아의 위치와 연마면의 형태를 유지하는 새로운 의치를 제작할 수 있게 될 것이다.

만일 어떤 부위에 있어서 의치의 변연이 부족하게 연장되어 있다면 이런 결손은 low fusing compound를 의치의 변연에 첨가하여 교정될 수 있다. 의치의 변연이 과도하게 연장되는 경우는 거의 일어나지 않지만, 만일 이런 상황이거나 소대가 적절히 공간을 부여받지 않았다면 의치의 변연을 조정해야 한다(그림 12-5).

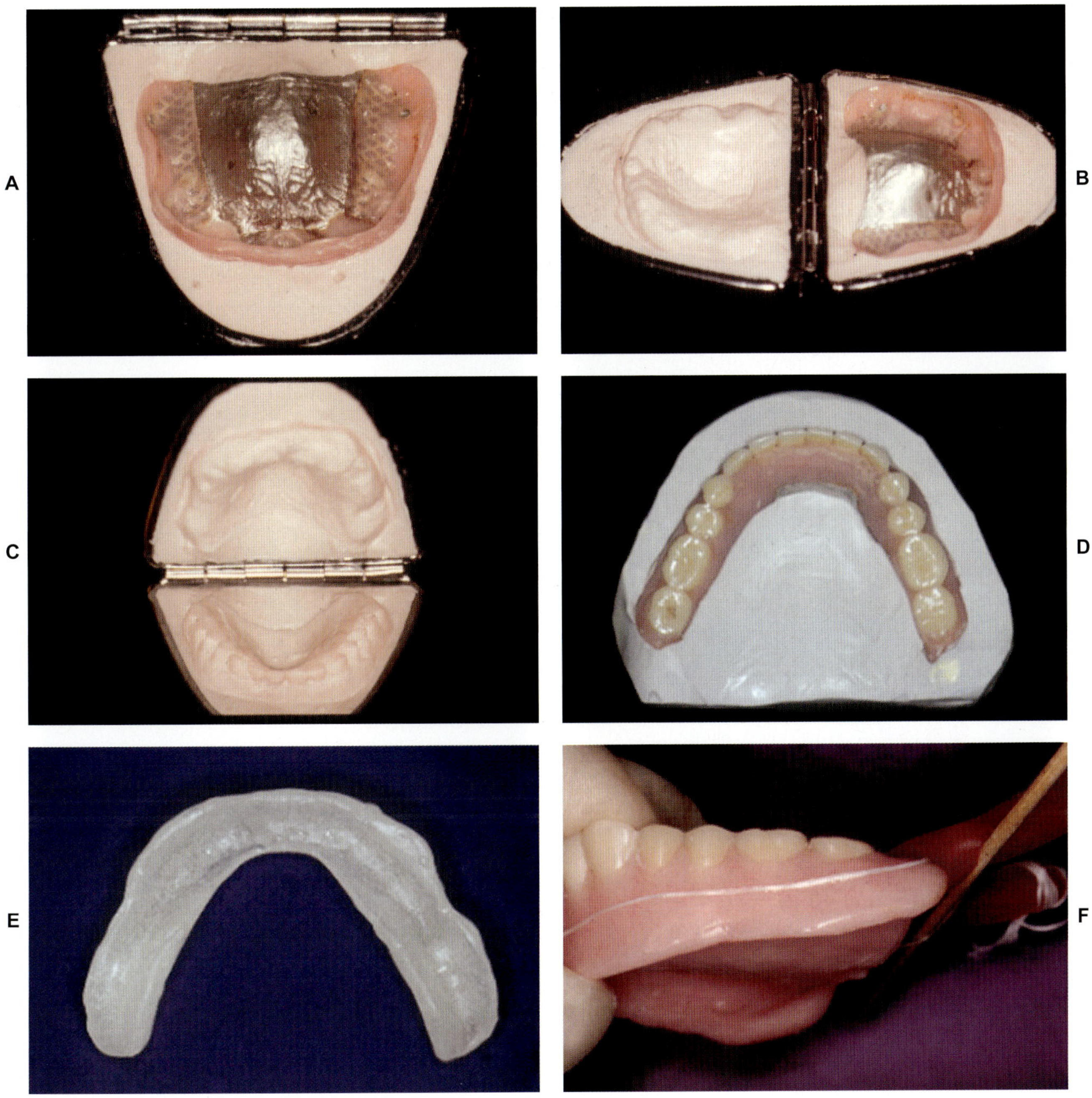

G

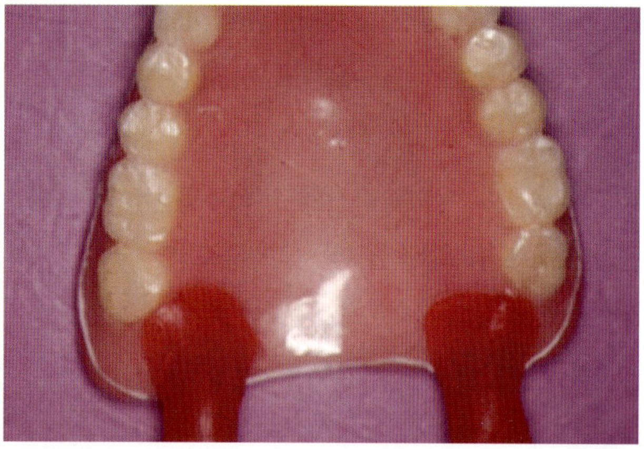

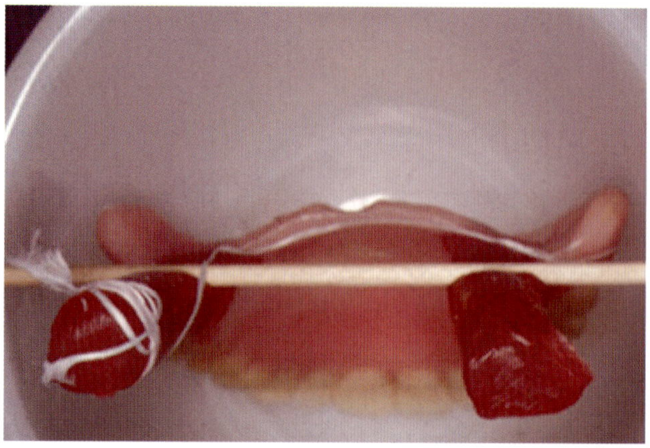

H

I

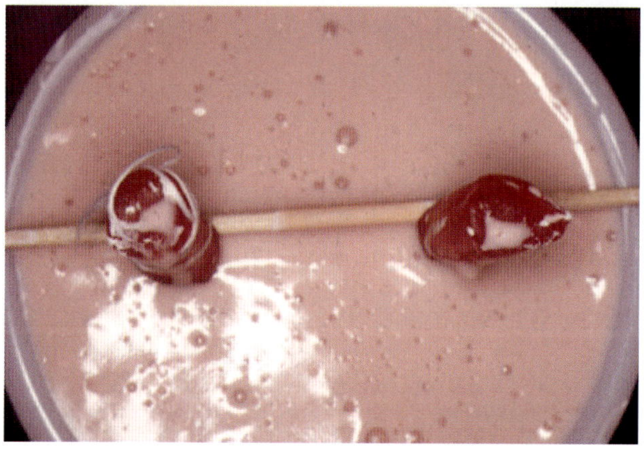

그림 12-5. Denture copying의 임상과정.

1) 기공 과정

가열한 후 두 개의 sprue top 사이를 가로질러 부착되는 약 12cm 길이의 견고한 철사 막대에 부착되는 sprue를 만들기 위해 0.5~1cm 길이의 작은 sticky wax 조각을 상악 의치의 상악결절 부위와 하악 의치의 retromolar pad 부위에 붙인다.

경사진 복제함에 의치를 건다. 함의 깊이는 의치가 함의 벽이나 바닥에 닿지 않을 정도여야 한다. 그 다음 sprue가 부착된 의치들을 담은 함을 찬물이 함의 주위로 순환될 수 있는 냉각통에 넣는다. 액상의 복제용 agar액을 50℃의 온도에서 함에 붓고, 이때 agar가 의치를 함의 벽쪽으로 변위시키지 않도록 주의한다. 의치를 완전히 덮고 wax sprue의 top에 이를 때까지 복제용 재료를 첨가한다. 상·하악의 함을 완전히 채운 다음 agar의 고형화를 촉진시키기 위해서 함의 주위로 냉각통의 찬물을 순환시킨다. 약 20~30분 정도가 지나면 agar gel이 경화할 것이며, 냉각통에서 이것을 제거한 후 함을 뒤집어 놓고 agar gel을 제거한다. 날카롭고 좁은 날을 가진 칼을 이용하여 agar를 길이 방향으로 잘라서 의치가 mould로부터 제거될 수 있도록 한다. 이 단계에서 sprue를 떼어낼 수 있으며, 의치를 깨끗이 한 후 환자에게 돌려줄 수 있다. Agar mould의 반쪽들을 함안에 재조립하고, 자가중합형 아크릴릭 레진을 두 개의 sprue hole 중 하나에 흐르는 정도로 흘려 넣어서 또 다른 sprue hole로 레진이 올라올 때까지 붓는다.

아크릴릭 레진이 mould 내로 주입되는 동안 mould 내에 있을지도 모르는 공기를 유출시키기 위해서 함을 진동시키거나 회전시킬 수도 있다. 두 번째 sprue로 잉여 레진이 배출되어 나오면 mould가 완전히 채워진 것이며, 상·하악 함들이 아크릴릭 레진으로 다 채워졌다면, 207kPa(30Ib/sq.in)의 압력까지 가압되는 봉쇄된 압력용기에 이 함들을 넣는다. 그 다음 아크릴릭 레진을 실온에서 30분간 중합되게 한다. 30분이 경과된 후에는 공기압을 감소시키고 환자의치의 중합된 복제품들을 mould에서 떼어낸 후 sprue를 잘라낸다.

위에 언급한 과정을 수행하기 위한 특별한 장비가 없는 경우에 있어서는 흙을 개는 플라스틱 대야를 금속함 대신에 이용할 수 있으며, agar 대신으로 액상으로 혼합된 알지네이트를 이용할 수 있다. 이런 경우에 있어서 걸려 있는 의치들의 주위에 진동을 주어 담을 수 있을 정도의 흐름성을 알지네이트에 부여하기 위해서 정상적인 액-분말 비의 약 2배가 이용된다. 물론 알지네이트의 경화는 매우 빠르게 일어나며, mould에 약간의 공기가 포함될 수 있으므로 복제된 의치는 의치표면에 수많은 아크릴릭 레진 기포를 나타낼 수 있다. 이런 기포는 제거되어야 한다.

2) 임상 과정

이제 완성된 상악과 하악 복제의치들을 인상채득과 악간 관계기록의 임상적인 단계에서 이용할 수 있다. 이 과정은 개상에서 이용된 과정과 매우 유사하다.

첫 번째로, 의치들의 적합면에 있는 모든 undercut을 제거해야 한다. 그 다음 상악 복제의치를 구강에 넣고 구순선에 대한 치아의 위치를 검사한다. 적합면에 compound나 wax를 이용한 stop을 첨가하여 전치들의 위치에 작은 변화를 줄 수 있을 것이다. 어쨌든, 이것은 전정의 reflection에 대한 의치 변연의 관계를 변화시키게 될 것이고, 개상을 위한 인상 시에 어려움을 야기할 수도 있다. 만일 stop을 첨가한다면 이것은 상악결절부위와 절치유두부위에 있어야 한다. 그 다음 의치를 구강에서 제거하고, 개상을 위한 인상채득을 위해 의치를 사용하기 전에 wax 혹은 compound stop을 찬물에 식힌다.

이런 목적에 이용되는 인상재에는 zinc-oxide-eugenol이 있으며, 상악 복제의치에 paste를 조심스럽게 담은 후에 구강에 넣어서 위치에 안착시킨다. 상악 인상이 완료되면 하악 복제의치를 인상에 이용한다.

하악 인상이 만족스럽게 얻어지면 악간 관계기록을 채득할 필요가 있다. 약간의 석고 혹은 연화한 wax를 개상된 하악 의치의 교합면에 적용한다. 그리고 상악 의치를 구강 내에 위치시키고, 환자로 하여금 중심위로 살짝 폐구하도록 한다. 어쨌든, 치아들이 석고 혹은 왁스를 뚫고 서로 접촉되지 않도록 주의해야 한다.

이 단계에서는 occlusal vertical dimension을 평가하는 것이 가장 필요하다. 만일 이것이 너무 크다면 또 다른 기록을 채득해야 한다. 만일 너무 작다면 그때는 더 이상의 기록이 문제를 해결해 줄 것인지 혹은 incisal pin을 올려서 교합기상에서 조정을 다시 시행해야 할지를 결정해야 한다.

'조기접촉이 없는 악간기록'을 채득한 후에는 이것을 잘 보관하고, 개상한 상악 의치를 구강에 장착한 후 상악 cast의 접번축에 대한 관계를 올바로 교합기상에 옮기기 위해서 안궁기록을 채득한다. 두 개의 인상면에 경석고를 붓고, 만들어진 cast들을 교합기에 안궁기록과 조기접촉이 없는 악간기록을 이용하여 장착한다.

이 과정을 완료하였다면 교합면 간의 기록을 제거하고 새 의치가 제작될 occlusal vertical dimension에 대한 결정을 한다. 안궁을 이용하여 cast를 교합기에 장착하였으므로 이런 조정은 교합기의 pin을 상·하로 올리거나 내려서 시행될 수 있다.

이 단계에서는 개상된 복제의치들 중 상악 혹은 하악을 cast에서 제거해내고 다른 복제의치가 교합기에 장착된 채로 temporary baseplate를 model에 깐다. 가지고 있는 복제의치를 치아배열의 참고로 삼아서 대합되는 의치와 교합되도록 치아들을 하나씩 배열할 수 있다. 한 쪽을 이런 방식으로 배열한 후에 다른 쪽 복제의치를 cast에서 제거해 내고, temporary baseplate상에 모든 치아들이 배열되고 시적을 위해 wax up될 때까지 같은 과정을 수행한다. 시적과 마무리 악간기록 등을 위한 과정은 표준적인 과정과 일치한다.

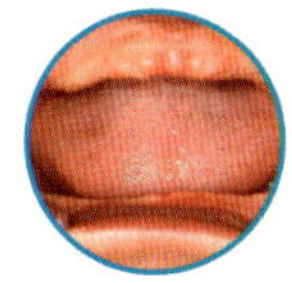 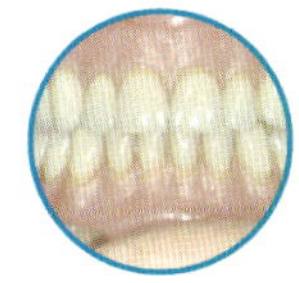

13 치아로 지지되는 Overdenture

치아로 지지되는 overdenture의 지대치는 치근의 형태로 의치상의 하방에 위치하여 의치의 지지 및 유지에 도움을 준다. 이러한 overdenture는 환자가 완전무치악 상태로 이행하기 전에 수복해 주어 환자에게 심리적 안정과 기능을 부여해 줄 수 있는 좋은 치료방법이다.

그러나 그 지대치의 선택과 치료계획은 여러 요인을 충분히 고려한 신중한 선택이 필요하다. 치아 발거의 치료계획과 시기는 잔존치아의 상태나 환자가 무치악 상태가 되는 연령에 대한 고려가 우선되어야 한다. 치료에 있어서 계획적인 발치가 필요하며, 발치의 연기는 치조제의 흡수를 지연시킬 수 있기에 치아 발거의 시기는 중요하다. 즉, overdenture는 점막뿐만 아니라 지대치의 치근막에 의해 지지되기 때문에, 이런 형태의 수복은 치조골의 유지에 기여할 수 있다.

그러나 심한 치주질환을 가진 환자에서는 치아 발거의 시기를 앞당기는 것이 좋은데, 이는 오히려 심한 치주염을 가진 치아의 계획된 발거는 치주상태의 개선을 가져오며, 시간에 따른 치조골의 흡수를 줄일 수 있기 때문이다.

1 지대치의 진단과 선택 조건

구강 검사와 치료계획 단계에서 어떤 치아가 overdenture의 지대치로 적절한지 평가해야 한다. 무엇보다도 먼저 환자는 overdenture의 지대치 관리에 대한 동기부여가 되어야 한다. 원칙적으로 어떤 치아라도 overdenture를 위한 지대치로서 역할을 할 수 있으나, 지대치의 선택은 치아우식의 측면과 치주 또는 근관치료적인 조건뿐만 아니라, 무엇보다도 보철적인 관점에 의해 결정하게 된다(그림 13-1).

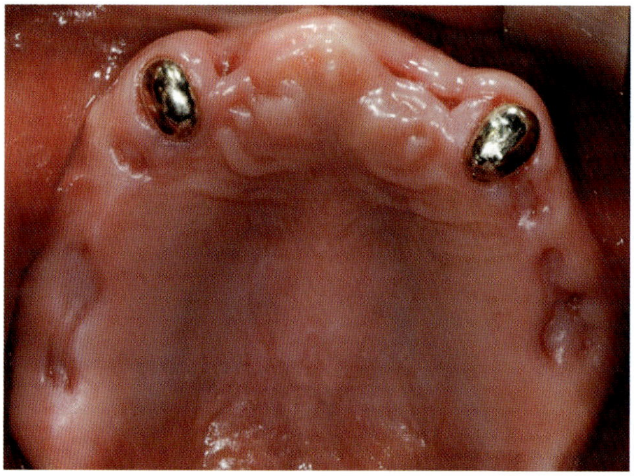

그림 13-1. 상악의 overdenture.

1) 우식증

치은 연상의 우식증은 치관 제거를 통해 쉽게 제거되고 거의 문제되지 않는다. 그렇지만 심한 우식증 활성도는 overdenture 지대치로서의 이용에 금기가 될 수 있다. 치과의사의 경험, 환자의 희망과 잔존치열의 상태에 따라, 치은연하 우식을 가진 치아들을 지대치로 유지할 것인지에 대해 고려할 수 있다.

2) 치주상태

Overdenture의 지대치를 선택할 때 잔존치열의 치주낭 상태와 방사선 사진으로 평가될 수 있다. 치주 검사의 소견에 기초하여 지대치의 선택에 아래의 요소들이 고려되어야 한다. 지대치의 동요는 선택에 있어 절대적인 금기는 아니다. 동요도는 치관을 절단하면 없어질 수 있기 때문이다.

지대치의 수평적인 골소실은 발치의 적응증이 아니지만 수직적인 골소실은 발치의 적응증이 될 수 있다. Peiskel(1985)에 따르면 수직적인 골소실 없는 최소한 6mm의 골 지지와 함께 지대치 주위에 상당한 양의 부착치은 존재는 지대치의 예후를 향상시킨다고 한다.

치주적으로 문제가 있는 인접치아의 발거 또는 치은연하 소파술로 지대치의 치주상태를 호전시킬 수 있다. 인접치의 발거를 통하여 치주낭이 감소하고 장기적인 잔존치의 치주적 예후가 향상되는 장점이 있다. 이를 선택적 발치(alternating extraction)라고 부르는데, 예를 들어 같은 4분의 1악에 견치와 두 개의 잔존 소구치가 지대치로 있는 경우에 제1소구치를 발거한다. 그 이유는 견치와 제2소구치의 유지는 힘의 분산에 좋을 뿐만 아니라, 제1소구치의 발거는 견치의 원심과 제2소구치의 근심에 있을 수 있는 치주낭을 감소시키기 때문이다.

3) 근관치료의 문제

일반적으로 지대치는 근관치료가 필요하다. 비교적 쉽게 치료되는, 예를 들어 한 개의 치근과 치근단 방사선 투과성 병소가 없는 치아가 좋은 지대치이다. 나이가 많은 환자들에서는 치수강과 또는 근관이 종종 이차 상아질에 의해 폐쇄된다. 이것으로 말미암아 근관치료 없이 치아의 길이를 감소시킬 수 있다. 그러나 생활치수의 지대치는 상아세관을 통한 미세누출로 말미암아 후에 종종 문제점들을 일으킬 수 있는 것으로 알려져 있다.

일반적으로 근관치료를 시행하고 지대치의 높이를 감소시키는 것은 치관/치근비가 향상되어 측방력을 감소시키고 동요도를 줄여 주며, 심미적으로 좋은 전치부 배열을 위한 더 많은 공간을 제공한다.

4) 보철적 고려사항

교합기에 mounting된 진단모형에서는 교합에 대한 정보뿐만 아니라 수평적, 수직적인 관계를 평가할 수 있다. 상·하악을 모두 수복해야 할 경우에 충분한 수직적인 의치 공간이 있다면 양악 모두를 위한 overdenture의 제작을 고려하는 것이 가능하다. 만일 수직적인 관계에서 의치 공간이 부족하거나 교합 수직 고경이 증가될 수 없는 경우에는 하악에서의 overdenture와 상악에서의 총의치가 반대의 경우보다 더 좋다. 그러나 하악에서 잔존치가 남아 있고 발치의 적응증이 되지 않는다면 상악에도 overdenture를 계획하는 것이 좋은데, 이는 combination syndrome (Kelly's syndrome)이 생길 수 있는 가능성을 줄여주기 때문이다. 이 증후군에서는 하악에 잔존되어 있는 전치에 의한 과도한 교합압으로 상악 전치부 치조제의 심한 골소실이 나타날 수 있다.

지대치의 선택에 있어서 가장 큰 원칙 중의 하나는 overdenture의 안정성에 있다. 이것은 지대치가 악궁에 있거나 상·하악궁의 사이에 대칭적으로 분포되어야 가능하다. 즉, 지대치를 선택할 때 4분의 1악당 적어도 하나의 지대치를 남기는 것이 중요하다. 만일 하나의 4분의 1악에 하나 이상의 지대치가 남게 된다면 서로 인접한 치아가 아닌 것이 좋다. 치열궁을 가로 질러서 4개의 지대치가 양측성으로 분포되는 것이 가장 좋은 결과를 가져오는데, 이는 overdenture에 가장 좋은 안정성을 부여하기 때문이다(그림 13-2).

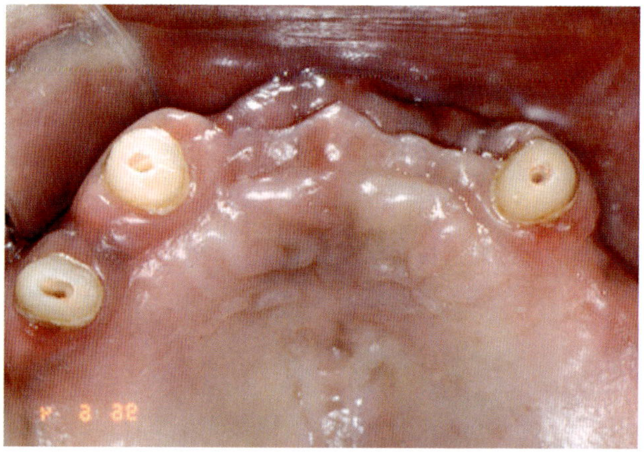

그림 13-2. Overdenture의 안정성에 가장 중요한 요소인 지대치 분포.

또 소구치의 근관치료가 더 용이하게 행해질 수 있기 때문에 대개 소구치가 대구치보다 선호된다. 게다가 대구치는 종종 치근 이개부의 문제점을 가지고 있어 치주적인 관점에서 더 큰 위험 요소를 안고 있다. 또 상악의 경우 대구치는 협측에 undercut을 갖는 경우를 흔히 볼 수 있다(그림 13-3).

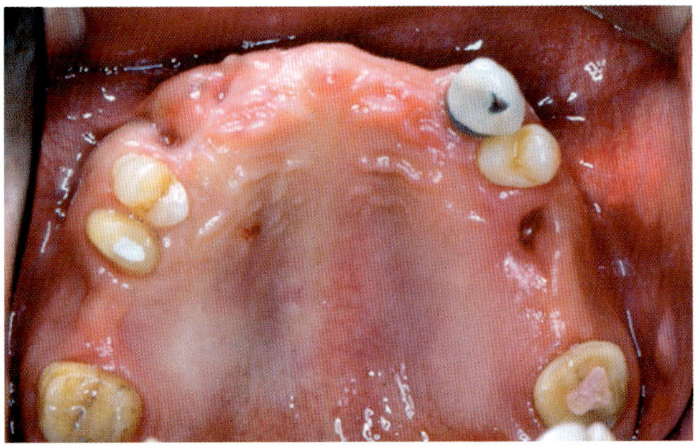

그림 13-3. 협측에 undercut을 갖는 상악 대구치.

만일 세 개의 지대치가 두 개의 4분의 1악에 걸쳐 분포되고 있고 서로 넓게 분포되어 있다면 세 개의 지대치도 overdenture에 적합하다. 치열궁에 있어서 두 개의 지대치가 있는 경우는 일반적으로 만들기가 용이하지만, 이런 상황은 만일 이 두 개의 지대치가 서로 너무 멀리 떨어져 있거나 너무 근접해 있는 경우에는 부적절할 수 있다. 일반적으로 견치가 지대치로 가장 좋은데 그 이유는 아래와 같다.

1. 견치는 정상적으로 가장 치열궁 내에 오래 잔존하는 치아이다.
2. 견치는 전략적인 위치에 있다.
3. 치근이 길고 난원형이어서 악골에서 유지력이 좋다.
4. 근관치료가 비교적 쉽다.

그러나 견치는 경우에 따라 큰 순측 undercut이 있을 수 있어 이는 심미적인 문제나 장착 시 문제들을 야기하기 때문에 환자에게 그 결과에 대한 충분한 설명과 동의가 필요하다(그림 13-4).

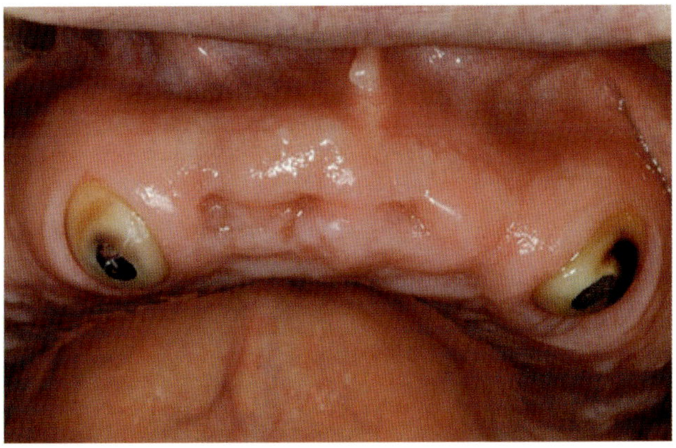

그림 13-4. 견치를 지대치로 사용한 overdenture.

치조골의 소실에 대한 근본적인 해결책은 없다. 그러나 overdenture의 사용은 지대치를 유지하여 궁극적으로 치조제를 보존하기 때문에, overdenture의 사용은 가능한 경우에는 모두 적극 사용되는 것이 유리하다고 할 수 있다. 비록 overdenture의 지대치로서 충분히 건강하지 않은 치아일지라도 치조골의 유지에는 기여할 수 있다. 물론 임플란트를 식립하는 것도 치조제의 흡수를 지연시킬 수 있는 효과적인 방법이다.

2 지대치의 preparation

지대치의 preparation은 overdenture의 치료술식 중 가장 중요한 부분이다. 지대치를 preparation 하는 방법에는 대략 다음의 세 가지로 구분할 수 있다.

어떠한 방법으로 선택하는가에 대한 문제는 각각 지대치의 위치 및 상태와 목적, 그리고 환자의 위생상태, 악골 간 간격 등의 고려와 환자의 경제적 능력에 좌우된다. 매 증례마다 최선의 치료는 적절한 선택이 반드시 전제되어야 한다.

1) Bare root surface

근관치료 후 와동을 glass-ionomer cement나 amalgam으로 충전하여 dome-shape으로 형성하고 연마한다. 치근우식증의 억제를 위해 불소도포를 하는 것이 좋다. 이 방법의 장점은,

1. 비용이 가장 적게 들고 치료가 쉬우며 최소의 공간만 필요하다.
2. 즉시 장착이 가능하여 환자가 무치악 상태로 지내는 시간을 최소화할 수 있다.
3. 지대치의 상태가 나쁘거나 환자의 협조도가 의심될 때 선택할 수 있다.

그러나 다음과 같은 경우에는 선택해서는 안 된다.

1. 지대치의 대합치가 자연치인 경우 장기적으로 수직적인 치근 파절이 발생할 수 있다.
2. 대합치가 역시 bare root인 경우 dentin간의 접촉이 마모를 촉진시킨다(그림 13-5).
3. 우식활성도가 높은 경우
4. 장기간 유지할 목적으로는 사용하지 않는 것이 좋다.

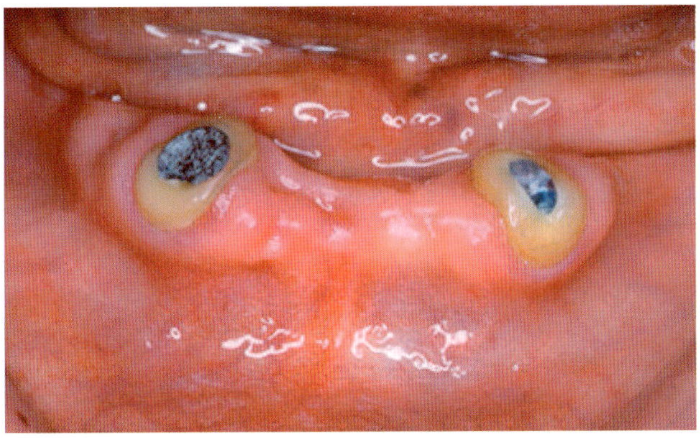

그림 13-5. Bare root surface.

2) Metal coping

치은 상방 1~2mm 높이의 dome-shape coping으로 형성한다(그림 13-6). 또 coping이 지나치게 얇아지는 것을 방지해야 하며 치근 내로 연장된 dowel 주위에 회전 방지부(anti-rotation slot)를 반드시 형성해 주어야 한다. 이 보철의 장점은 치관/치근비를 향상시켜 측방력의 작용을 현저히 감소시킬 수 있다는 것이다.

다른 치료방법의 하나는 처음에 지대치를 bare root로 남기고 의치제작을 완료한 다음 수개월 후 연조직의 변화가 안정된 후에 coping을 제작하고 의치를 relining하는 것이다. 이 방법의 장점은 예후에 따라 치료의 정도를 결정하고 환자의 동기부여에도 도움을 줄 수 있다(그림 13-6).

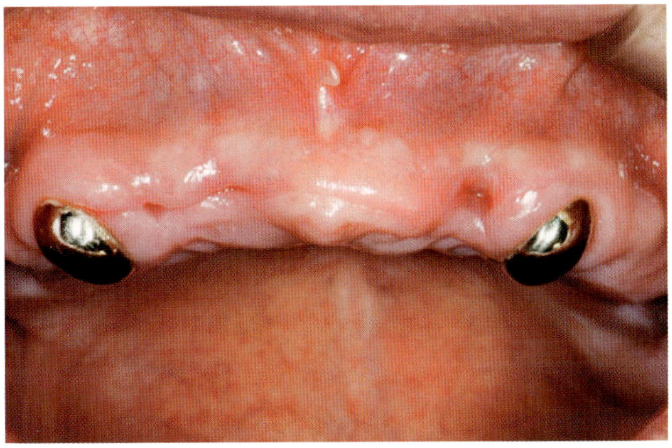

그림 13-6. Metal coping.

3) Attachment

Attachment의 종류에 따라 매우 다양한 선택을 할 수 있으나, 다음에 다시 논의하도록 하고, 예외의 경우도 있지만, attachment를 사용하는 경우에도 대부분 coping의 제작이 동반된다(그림 13-7, 13-8).

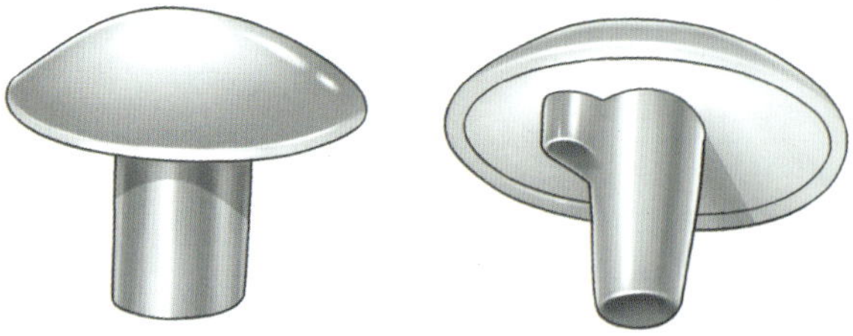

그림 13-7. Metal coping의 모식도.

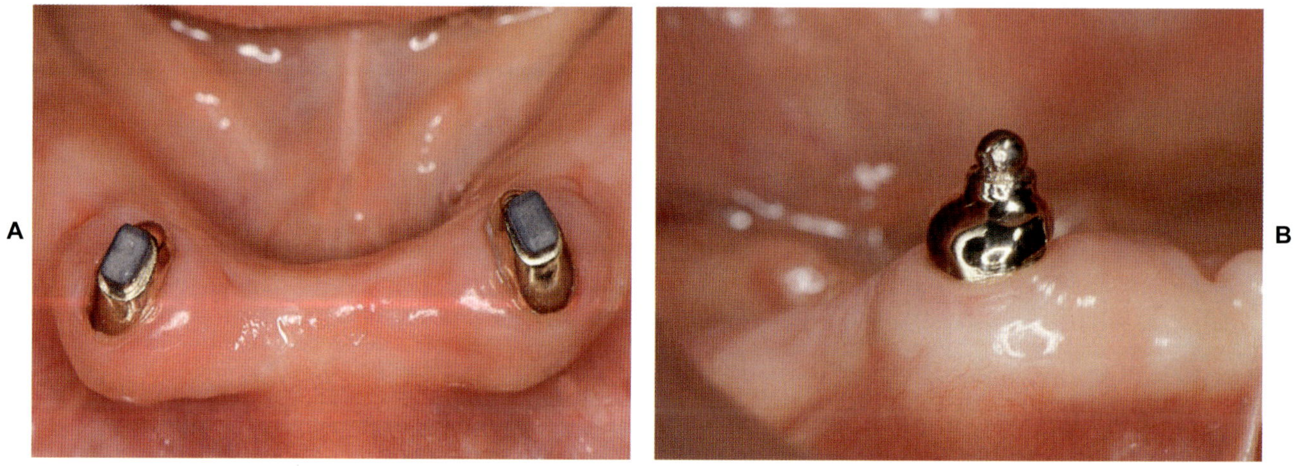

그림 13-8. Magnet. Dalbo attachment.

3 결론

치아를 이용한 overdenture는 무치악으로 이행되기 전 환자에게 심리적인 안정감과 양호한 저작기능을 제공할 수 있는 좋은 치료방법이다. 하지만 적응증을 적절히 고려하지 않고 overdenture 치료를 선택하는 것은 매우 좋지 않은 결과를 초래할 수 있으므로 신중한 선택이 필요하다.

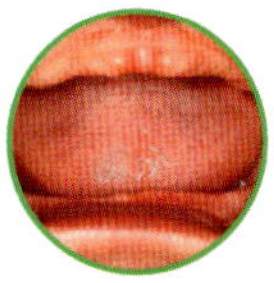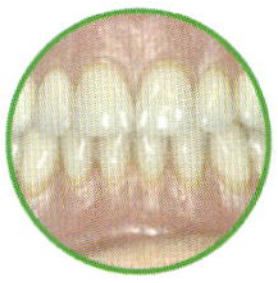

14 무치악에서의 임플란트 적용과 Overdenture

1 임플란트

저작력을 직접 골로 전달하고 의치를 골에 anchoring시켜 의치의 안정성을 증가시키기 위한 가능성은 수 년간 임상가들의 목표가 되어 왔다. 실패의 원인들 중 하나는 골과 임플란트의 제작에 사용된 재료 간의 생체적합성 결핍이었다.

1950년대에 재료학의 진보에 의해 비활성 합금들이 개발되었고, 이것은 임상가들이 새로운 술식들을 개발하는 것에 있어서 신선한 힘이 되었다.

지난 30년이 넘는 기간 동안 우리는 수많은 술식들에 대한 평가를 해왔지만, 인체가 임플란트를 거부하려는 경향 때문에 이런 술식들은 모두가 만족스럽지 못한 결과를 가져왔다. 어쨌든, 지난 10년 동안에 골이 임플란트와 결합을 이루게 하는 술식들이 개발되었고, 이런 일체된 구조물을 의치와 견고하게 부착시키는 것이 가능해졌다. 골과 유착된 titanium implant의 성상은 우리가 최초로 치근을 인공적으로 대체할 수 있고 잠재성이 있는 성공적인 수단을 얻어냈음을 의미한다.

이러한 성공은 명백하게 무균, 외상의 최소화, 그리고 매우 견고한 일차적인 고정성 등의 임플란트 식립술식과 재료에 의한 것이다. 치과 임플란트 분야에서 Branemak의 개척자적인 연구는 다섯 개 혹은 여섯 개의 fixture와 소구치에서 소구치까지의 한 덩어리로 된 상부구조로 만들어진 상·하악의 전치부 고정성 가교의치의 설비에 중점을 두었다. 이런 방식에 의해 임플란트 system이 총의치에 대한 대체물로써 이용된다. 이 system에서는 나사모양으로 된 임플란트가 골내에 위치되며, 점막성 골막이 이것을 덮게 된다. 6개월 동안은 부하가 가해지지 않게 치유기간을 기다린 후 임플란트의 head를 부분적으로 점막을 통과시켜 노출시키고 상부구조물을 연결시킬 점막통과성 지대치(abutment)를 위치시킨다. 이 방법의 커다란 성공은 야금술적인 순도와 임플란트의 제작, 임플란트의 세심한 공학적 설계, 모든 골 삭제가 풍부한 생리식염수를 냉각수로써 이용하여 저속으로 행해지는(이 술식에서는 1,500rpm 이하가 추천된다. 저속삭제를 행하는 이유는 골세포의 손상을 피하기 위해서이다) 세심한 임플란트 식립부 형성, 금속 적합성과 필수적 일차 안정성(어떠한 확인 가능한 움직임도 허용되지 않는다)을 가지고 정확하게 적합하는 것을 확실케하는 기구조작 등에 기인한다.

이 방법의 비용은 사용되는 기구, 필요한 임플란트의 수, 이에 따른 bridgework 등에 의해 매우 비싸며, 따라서 일반적인 환자들에게 이것을 제공하는 것에는 제한점을 가져온다. 이 system의 본산지인 스웨덴에서 임플란트가 광범위하게 시술된 것은 국가와 산업의 대폭적인 지지가 있었기 때문이다. 비록 기본적인 원칙들은 변하지 않고 있지만, 현재는 동일하거나 다른 재료들을 이용하는 수많은 경쟁적인 system들이 존재한다.

가철성 보철학적인 견지에서 보면 최근에는 임플란트를 overdenture의 지대치로 이용하려는 경향이 있다. 치근을 현명하게 유지하여 overdenture를 제작하려는 것의 명백한 성공은 우리로 하여금 인공치근의 식립 또한 마찬가지로 이로울 수 있겠다는 기대를 하게 한다. 이런 경향은 치료비를 낮추고, 더 많은 사람들에게 골융합성 임플란트를 사용하여 그 시행범위를 넓히고, 총의치에 대한 대체물을 제공한다기보다는 총의치를 안정시킬 목적으로 임플란트를 이용하기 위한 시도였다.

또 하나의 발전은 한 단계로 점막을 통과시키는 임플란트의 사용인데, 여기에선 골 속에 임플란트를 묻어둘 예비적인 단계가 필수적이지 않으며, 술식의 과정을 매우 단순하게 하였다. 간단한 기구조작과 낮은 임플란트 가격으로 인해 더 넓은 범위의 환자들에게 임플란트의 사용을 적용시킬 수 있게 하였다.

임플란트는 전치부 혹은 구치부에서 단일 치아를 대체하기 위해 이용되고 있으며, 만일 하나의 치관을 대체하여 임플란트를 사용하지 않는다면 건강한 치질의 광범위한 삭제를 수반하는 bridge를 설계해야 할 것이다. 또는 후방연장 국소의치 대신에 임플란트를 이용한 고정성 가교의치를 설계할 수 있다. 정확한 임플란트의 수술위치와 각도를 잡는 것은 보기만큼 쉽지 않으며, 풍부한 양의 알맞은 골이 요구된다는 것을 기억하고 있다면 이런 사용은 개발시킬 가치가 있는 것이다.

1) 무치악 환자에서의 적응증

여기에서 우리의 특별한 관심사는 의치장착의 문제를 가진 무치악 환자들을 임플란트를 이용하여 돕는 것이다. 이것은 단지 의치를 장착하는 것을 싫어하며, 대체물에 대한 비용을 부담할 경제력이 있는 환자들을 위하여 선택적으로 임플란트를 이용하는 것과 확연히 구별된다. 일반적으로 이런 것들은 하악 의치에서의 어려움들이지만, 상악 의치의 유지력 문제들도 종종 매우 심각할 수 있다. 이런 환자들은 의치상들이 적절히 연장되고 유지력이 있으며, 악간 관계가 올바르고, 치아들이 적절한 위치에 배열된 경우 등에서처럼 주의깊게 의치를 제작한 것에 대하여 없어지지 않는 의치의 헐거움이나 동통을 호소할 것이다.

비록 경우에 따라서는 아주 잘 발달된 치조제를 가진 환자들도 이런 문제를 가질 수 있지만, 매우 많은 골흡수가 있는 환자들에서의 지속적인 의치의 헐거움이 가장 흔한 상황이 될 것이다.

불행히도 매우 심한 골흡수가 있으며 임플란트가 절실히 요구되는 경우에 있어서는 임플란트의 식립에 필요한 골 역시 부족할 수가 있다.

2) 의치의 준비

임플란트를 성공적으로 식립한 후에 이것을 이용하여 보철을 하는 방법의 채택은 술자의 목적에 의해 결정되며, 문헌들에 매우 완벽한 서술들이 많이 나와 있다.

어쨌든, 어떤 의치 혹은 고정성 보철물들일지라도, 반드시 정확한 악간 관계와 교합의 조정 등에 특별한 주의를 기울임과 동시에 엄격한 술식의 기준들을 지켜야 한다. 환자들에게는 높은 수준의 구강과 의치의 청결에 대한 절대적인 필요성을 인식시켜야 한다. 외상성 부하 혹은 염증성 과정들은 장기간의 성공 가능성에 대한 의심을 일으키기에 충분하다.

5년 이후 임플란트의 성공은 지속적으로 동요도가 없고 발견할 수 있는 움직임이 방사선 사진상 2mm 이상의 치조골의 소실이 없어야 한다는 것에 의해 평가된다는 것이 현재 일반적으로 동의되는 견해이다. 물론, 치료의 성공 여부는 환자의 의치 편안감에 대한 괄목할 만하고 지속적인 향상에 의해서도 결정된다.

이것은 비교적 새로운 술식이며 적절히 이용된다면 의치 장착자들을 도울 수 있는 우리의 노력을 크게 도와줄 수 있는 도구가 된다. 하지만 불행하게도 이것은 남용될 수 있으며 그러한 경우에 환자에게 더 나쁜 상황으로 치료를 종결하게 된다. 만일 임플란트의 사용이 조심스런 보철적인 치료에 대한 대용물로서 생각된다면, 이것은 하나의 재앙이 될 것이다.

2 Overdenture

총의치의 안정성을 돕기 위하여 어떤 치근들을 유지시키는 것은 현재 잘 인식되고 있는 술식이다. 이런 치근들은 삭제된 치관부를 가지고 있으며, 총의치가 이것들을 완선히 넓을 수 있도록 형성된다. 그리고 이런 의치를 overdenture라고 부른다. 유지되어 형성된 치근의 기능은 수평면상에서 의치의 움직임에 저항할 수 있는 치조제의 형태를 도와서 의치의 안정성을 부여하는 것이다. 치근에 유지형 attachment를 부착해서 치근이 의치의 유지력을 돕는 데 이용될 수 있다는 견해도 때로는 옹호된다. 어쨌든, 이것은 술식에 있어서의 복잡성과 비용을 상당히 증가시킨다.

1) 국소의치 혹은 overdenture

자연치아들이 약간만 남아 있는 경우에 overdenture를 제작할 것인지 혹은 국소의치를 제작할 것인지를 결정해야 한다. 만일 치아들이 아주 적은 수로 남아 있다면, 특히 이런 치아들이 좋은 유지 형태를 가지고 있지 않다면, 국소의치의 유지력은 매우 위태로워진다.

상악의 총의치와 대합되는 하악의 6전치가 잔존되어 있는 경우는 특히 관심사가 된다. 이것이 매우 위험한 상황이라는 것은 잘 알려져 있다.

유지력이 있고 안정적인 하악 국소의치를 제작하는 것은 어려우며, 의치를 장착하지 않으면 상악 전치부 치조제가 파괴되는 결과를 초래한다. 절치들을 발치하고 하악 견치를 유지시켜서

overdenture를 계획하는 것이 모든 전치들을 발거하고 총의치를 제작하는 것보다 더욱 선호될 수 있다.

Overdenture의 장점 중 하나는 만일 치근들 중 하나가 실패하여 발거되어야 한다면 당연히 그로 인한 결과가 심각하지 않다는 것이다. 의치의 실질적인 재제작은 필요하지 않으며, 단지 의치상하부의 구멍을 채우기만 하면 된다. 이것은 치아들의 상실이 생기면 의치를 광범위하게 재제작해야 하는 몇 개의 잔존치아들을 이용해 제작된 국소의치와는 구별되는 점이다. 여기에서 소수 잔존치아들 주위에 연조직 지지형 국소의치를 제작하는 경우에는 많은 대합되는 교합의 문제들이 생길 수 있다는 것 또한 기억해야 한다. 대합되는 교합이 총의치라면 매우 파괴적인 결과들이 생길 수 있다. Overdenture를 제작하면 균일하고 비외상적인 교합을 제공할 수가 있다.

2) 적응증

Overdenture가 치아에 의해 지지되지 않는 의치와 비교하여 매우 향상된 안정성을 가진다는 것은 의심할 여지가 없다. 이런 이유로 인해 overdenture는 '가능하다면 언제나' 적응증이 된다고 이야기할 수도 있다.

Overdenture의 지대치로서 치근을 유지시키는 데에는 금기증들이 있다. 치근 주위 골 높이로 인해 의치를 위한 공간의 부족이 있을 수 있는 경우 혹은 치아의 경사도가 총의치의 적절한 삽입을 방해할 만한 협측 혹은 순측 undercut을 만드는 경우이다. 만일 의치상을 잘라낸다면 치근들을 유지시켜서 얻어지는 장점들 중 큰 부분이 감소되는 결과를 가져온다.

유지될 치근이 overdenture의 지대치로서 적절한지의 의문이 생기게 된다. 치주질환으로 인해 어느 정도의 골소실을 겪은 치아들은, 치근의 2/3가 골에 의해 적절히 지지되고 있다면 여전히 지대치로써 이용될 수 있다. Overdenture의 치근형성 시에 치관을 삭제하는 것은 치관 대 치근의 비를 향상시키며 치근에 가해지는 어떠한 지렛대 효과도 감소시킨다는 것을 기억해야만 한다.

총의치에 가해지는 불안정한 힘들에 대해서 하악 의치는 낮은 저항성을 가지므로 overdenture는 하악에서 가장 일반적으로 사용되며, 아마도 가장 빈번한 적응증이 된다. 때로는 상악에서 overdenture가 이용되지만, 일반적으로 말해서 상악에서 심한 골흡수가 있는 동시에 여전히 몇몇 치아들이 잔존해 있는 경우를 발견하기는 어렵다.

3) 치근의 형성

- 근관치료: 일반적으로 말해서, 치아형성 전에 치아를 무수치화시킬 필요가 있으며, 이것은 훌륭한 근관치료를 수행할 수 있다는 것을 전제로 한다. 그렇지 못하다면 치근단 감염이나 염증에 의해서 치아를 상실할 것이 예상된다. 확실히 이런 점에 의하여 가장 성공적으로 근관치료를 수행할 수 있는 지대치를 선택해야 한다는 제한점이 생긴다. 이런 관점에서 볼 때,

긴 치근이 길면서 좋은 치관 대 치근의 비를 가지고, 비교적 곧고 단순한 근관 형태를 가진 견치가 이상적이다.

• 치관의 형태: 우선 치아의 근관을 충전하고 치관을 삭제하며, 움직임에 대한 축방 저항을 잘 제공해 주도록 충분한 높이를 가진 dome-shape의 지대치를 제작하는 데에 목표를 두어야만 가장 만족스러운 결과를 가질 것이다. 하지만 지대치의 높이는 의치제작 시에 의치공간을 감소시켜서 제작을 못하게 할 정도로 높아서는 안 된다.

물론 치근을 치은의 높이와 일치되게 삭제할 수 있고, 근관이 금으로 제작된 post와 coping을 수용할 수 있도록 형성할 수 있다. 하지만 수 년간의 경험에 의하면 이것은 불필요하고, 오히려 치면을 형성하고 작은 아말감을 근관의 치관측 부분에 충전한다면 예후가 매우 좋다. 노출된 상아질 면을 불소연고로 처리하는 것은 종종 도움이 된다. 필요에 따라서 환자들에게 치근면과 이것을 덮고 있는 의치의 내면을 철저하게 세척하도록 지시해야 할 필요가 있다. 치아를 실활시키지 않고 형성 및 삭제하여 gold coping을 제작하여 overdenture의 지대치로 이용하려는 시도를 할 수도 있다. 어쨌든, 이런 술식은 의치를 적절히 위치시키는 것을 방해할 정도로 매우 큰 지대치를 만들게 된다. 또는 이것이 종종 의치의 의치상 재료를 통과하여 돌출되기도 한다.

4) 의치의 유지

Overdenture의 유지 문제에 있어서 attachment를 사용할 수 있다는 것은 이미 언급되었지만, 이런 것들은 전혀 필요하지 않으며, 치근은 의치를 안정시키기 위해서 이용하고 유지는 의치상을 적절히 연장시키고 변연봉쇄를 이룸으로써 얻어야 한다는 것이 더 타당하다고 말할 수 있다. 의치의 지지는 쉽게 상상할 수 있는 바처럼, 만일 의치의 부하가 모두 overdenture에 떨어지고 점막에 떨어지지 않는다면, 이것은 바람직하지 않을 것이므로, overdenture에 있어서 지지는 중요한 문제이다. 이것은 의치에 stress를 일으키고 치근에 좋지 않은 부하가 될 가능성이 크다. 그러므로 overdenture에 부하가 작용할 때에 압력이 점막과 치근에 균일하게 분포되고 있는지를 확인하는 것이 현명하다.

5) 결론

Overdenture는 어쨌든 간에 최대한의 지지와 유지를 가진 적절히 연장된 의치상의 필요성을 감소시키지는 않는다. Overdenture 술식은 훌륭한 보철술식에 대한 대체물이 아니다. Overdenture는 많은 치아들을 상실하고 국소의치를 제작할 것인지 혹은 총의치를 제작할 것인지를 결정해야 할 때에 도움이 될 수 있으며, 항상 치료의 대안으로서 고려되어야 한다.

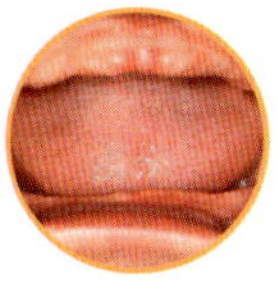 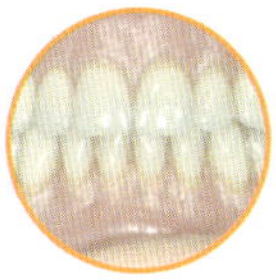

부록

틀니의 핵심 원리와 실전 노하우

첫 번째 내원

술전 안모 사진

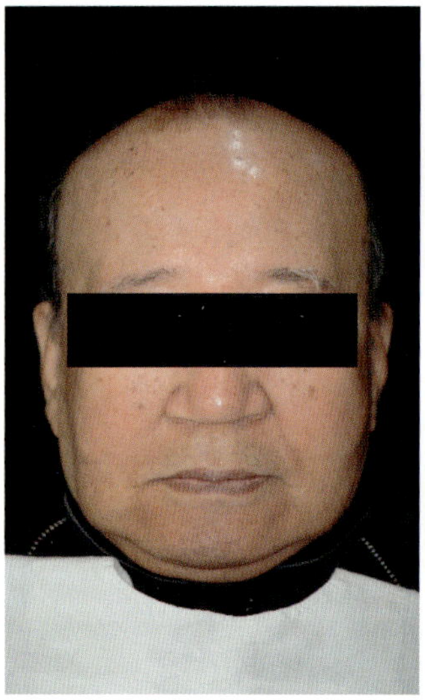

구내 사진

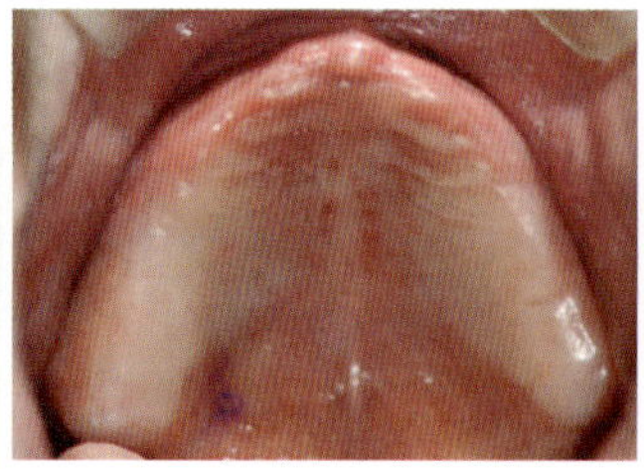

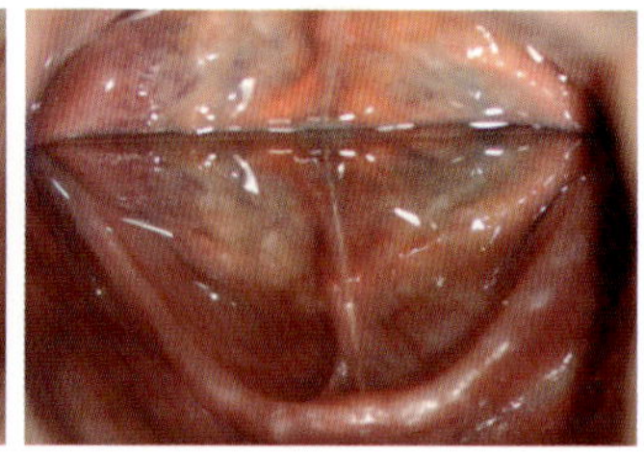

Old denture

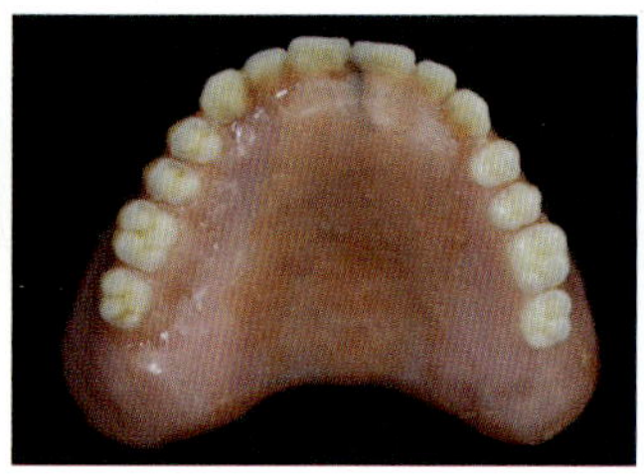

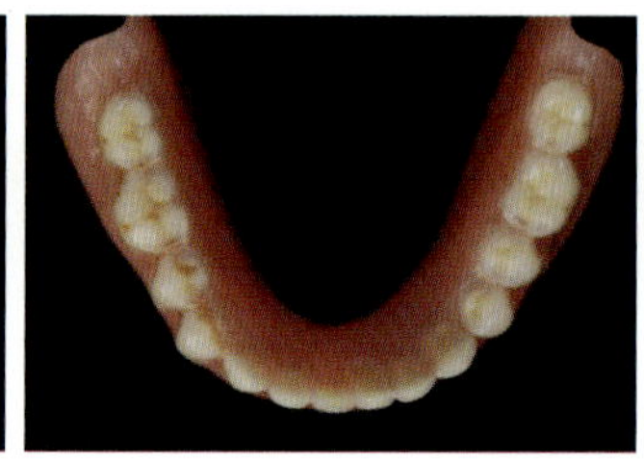

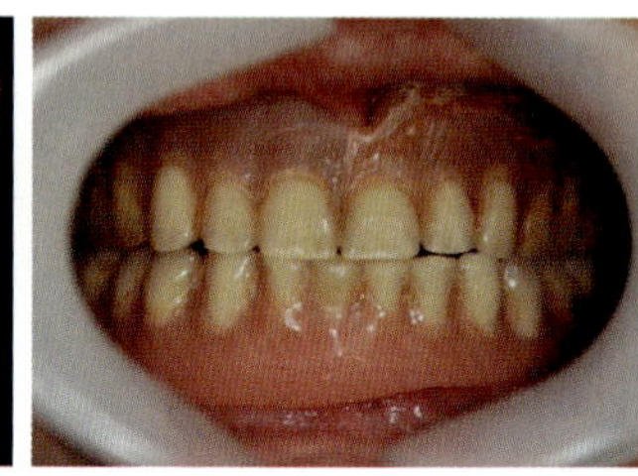

무치악 기성 트레이

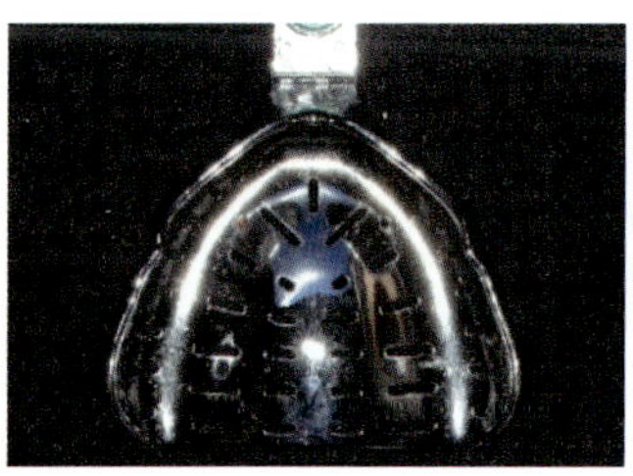

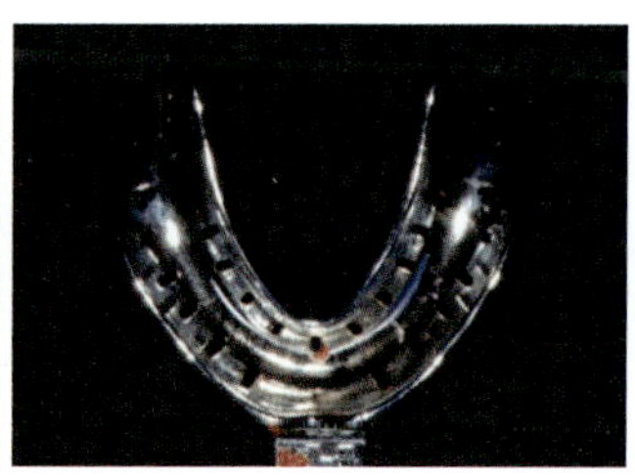

예비 인상 채득

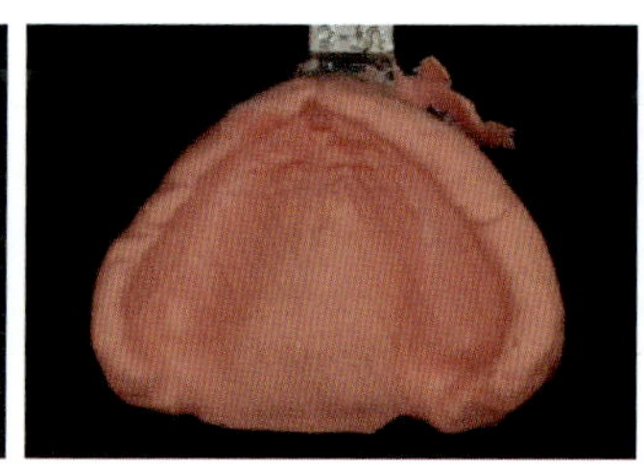

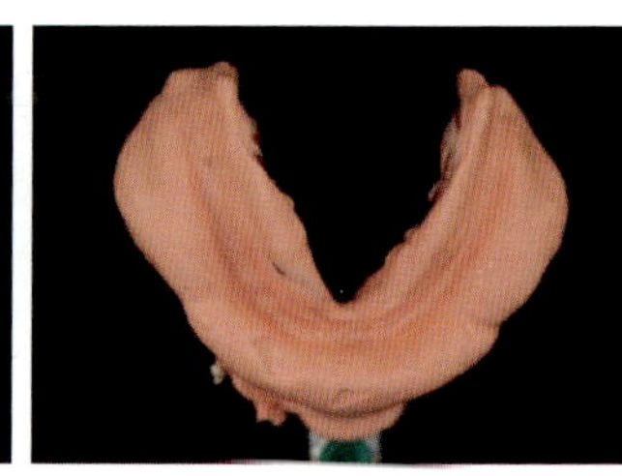

개인트레이

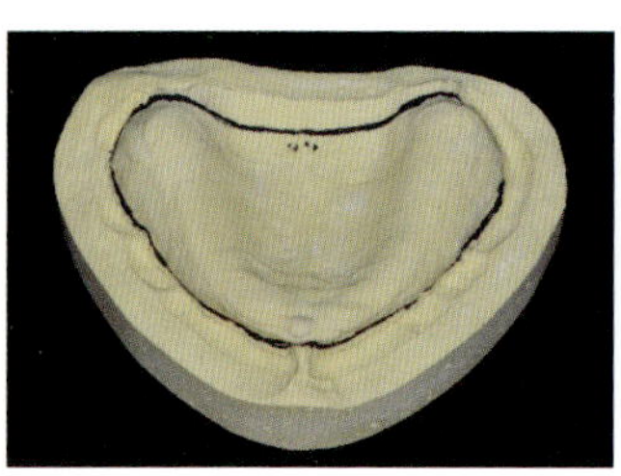

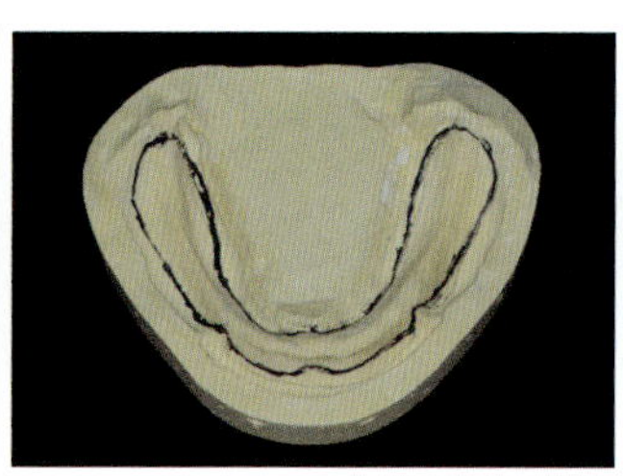

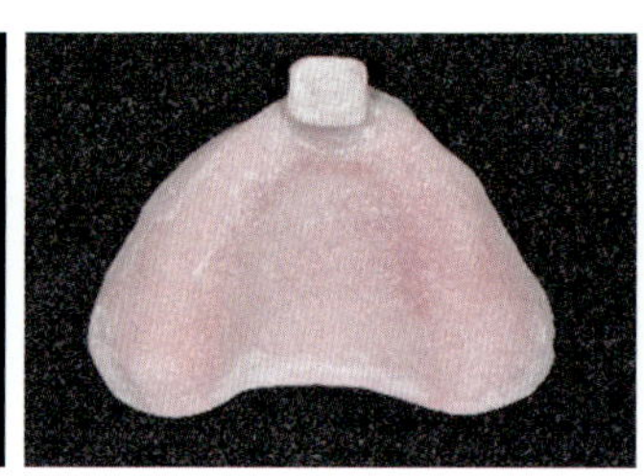

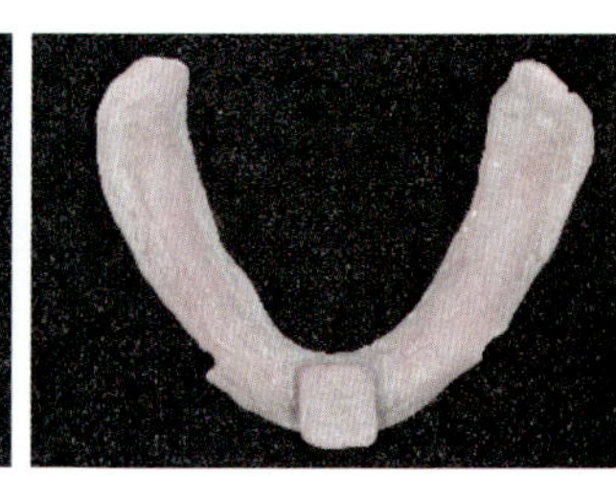

두 번째 내원

개인트레이

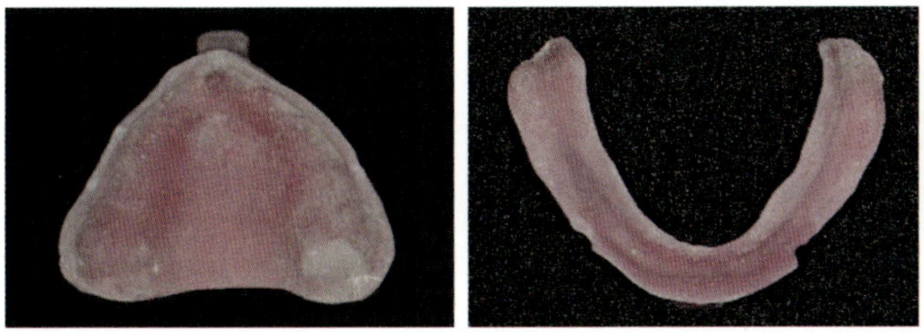

최종인상채득

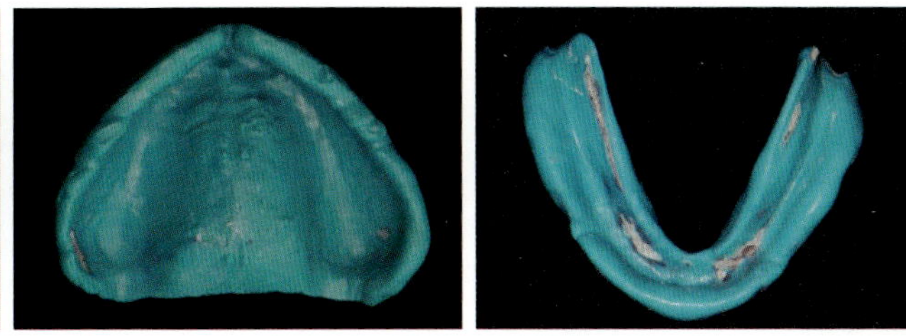

세 번째 내원

인상체 상방에 교합제 형성

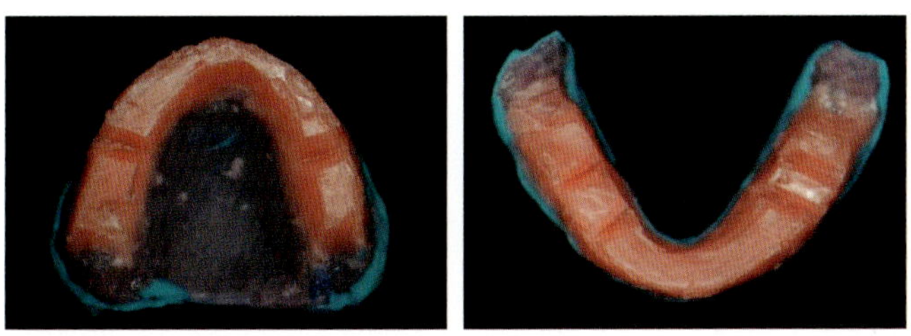

악간관계채득

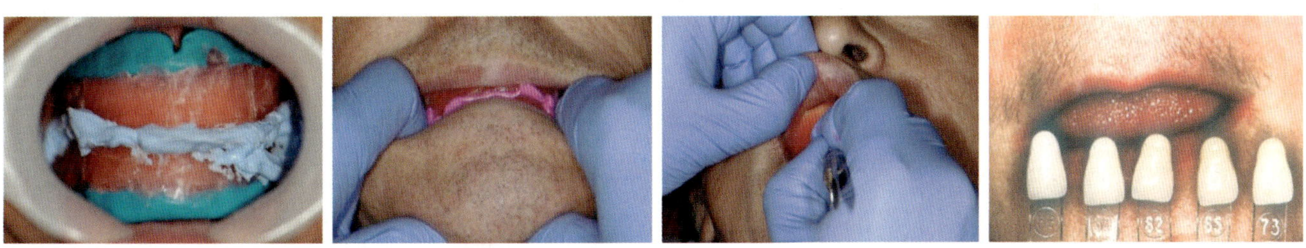

네 번째 내원

납의치

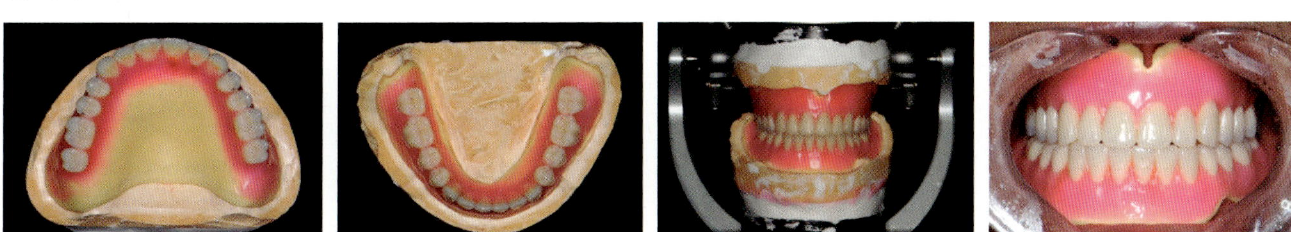

다섯 번째 내원

완성된 총의치

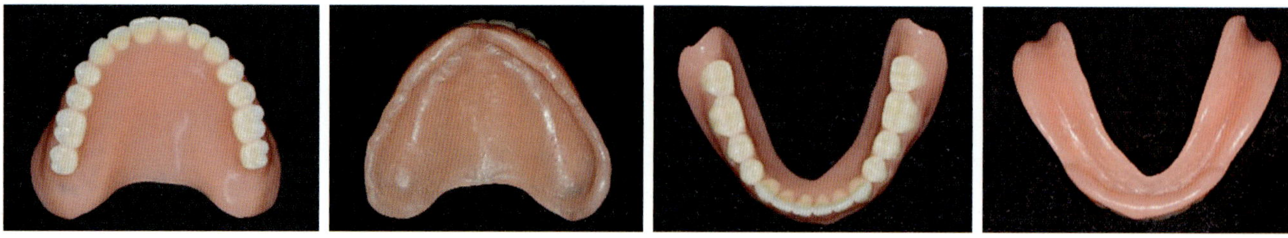

총의치 구내 시적

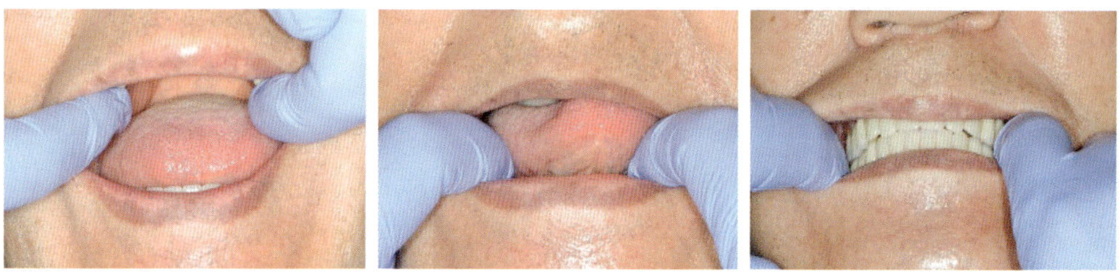

상악 총의치의 내면 조정

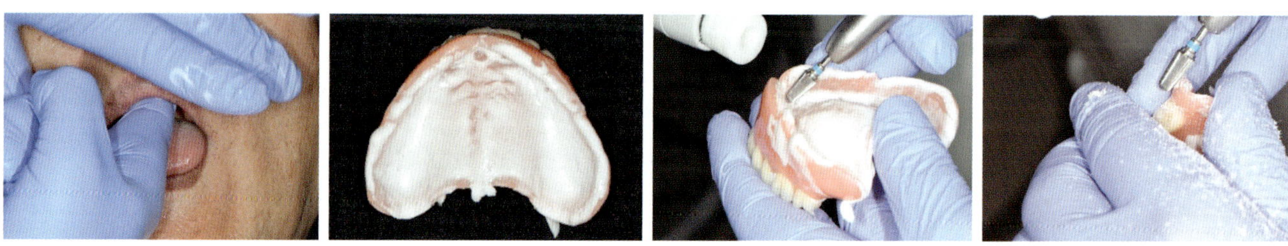

하악 총의치의 내면 조정

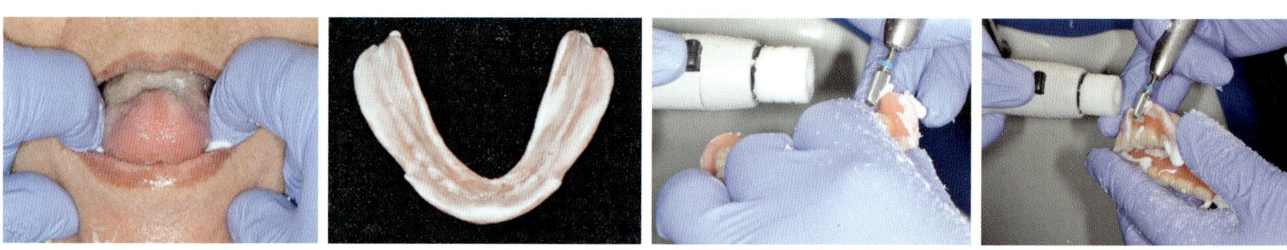

상·하악 총의치 교합 조정

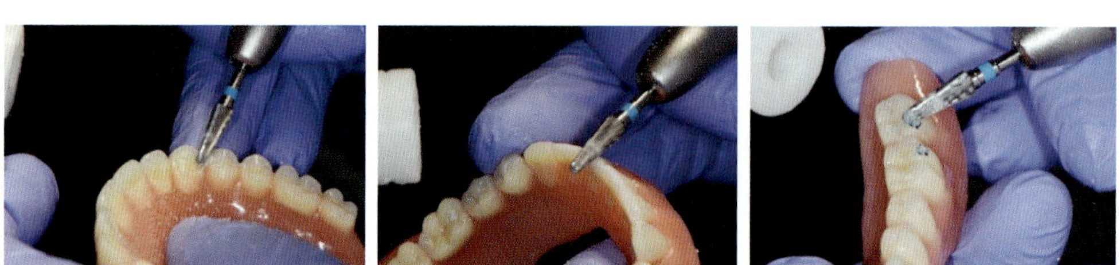

상악 총의치의 retention check

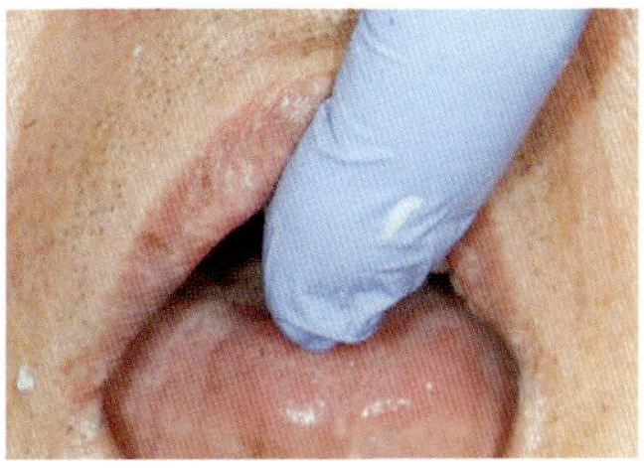

(A) Posterior border seal

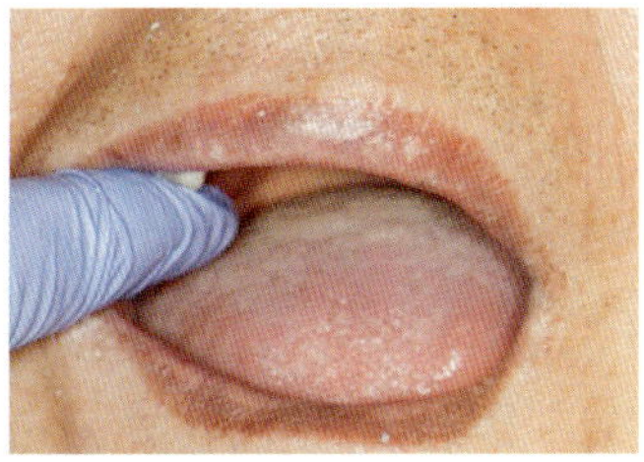

(B) Right border seal

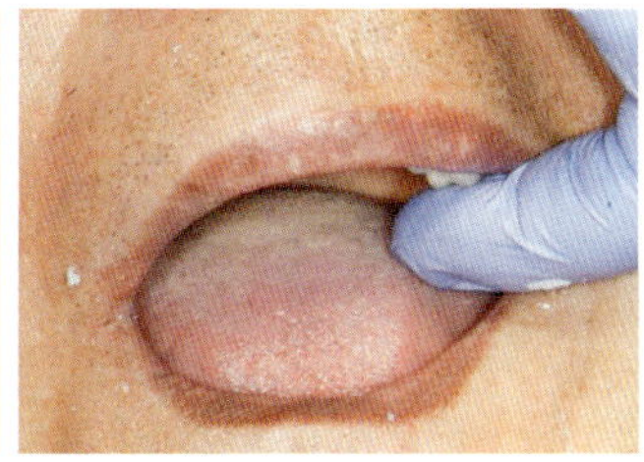

(C) Left border seal

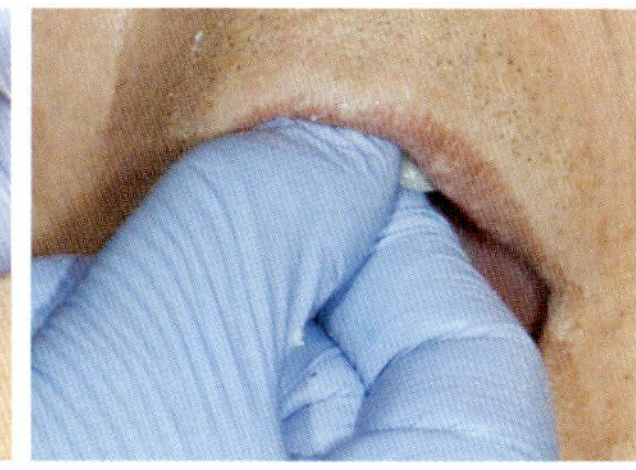

(D) Anterior border seal

하악 총의치의 retention check

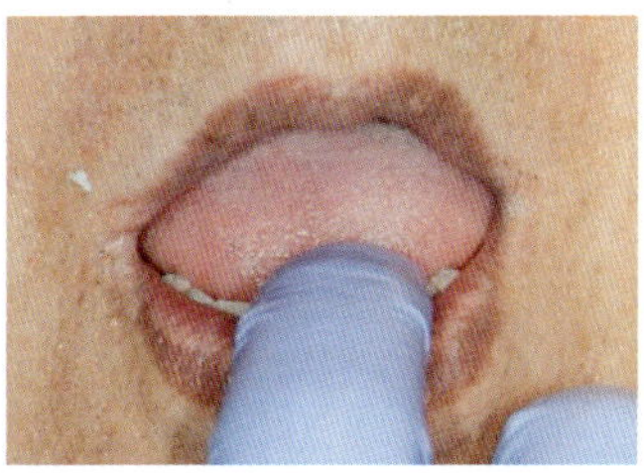

(A) Posterior border seal

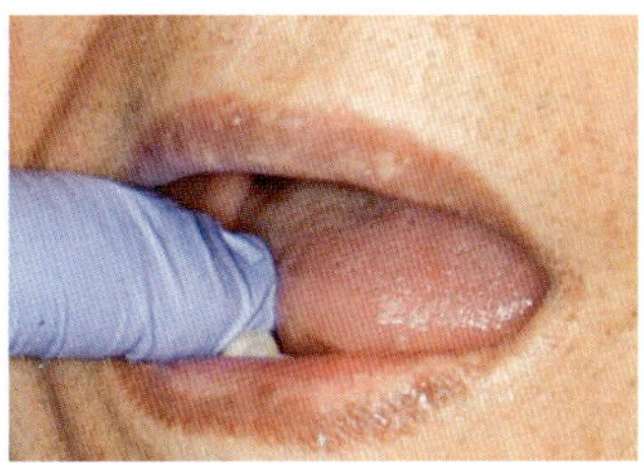

(B) Right border seal

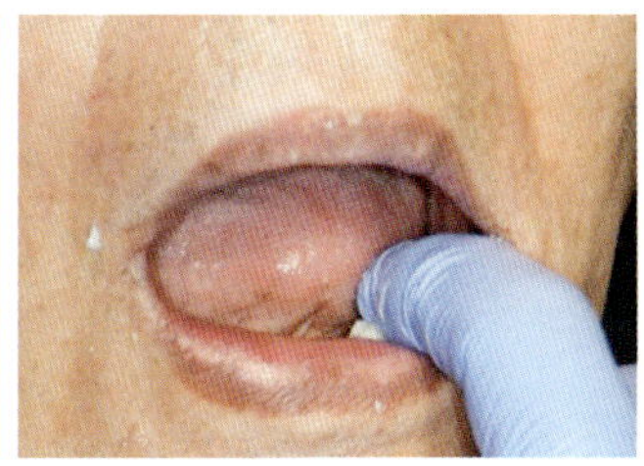

(C) Left border seal

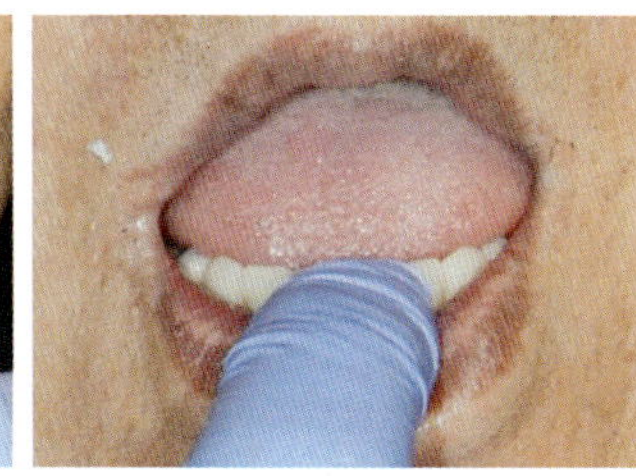

(D) Anterior border seal

총의치 최종 delivery 및 안모 사진

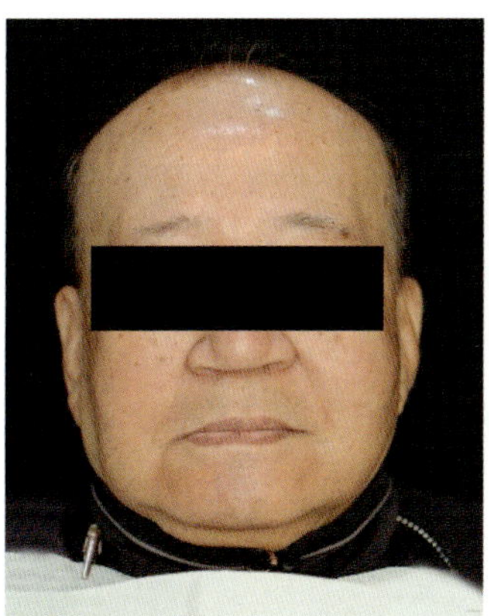

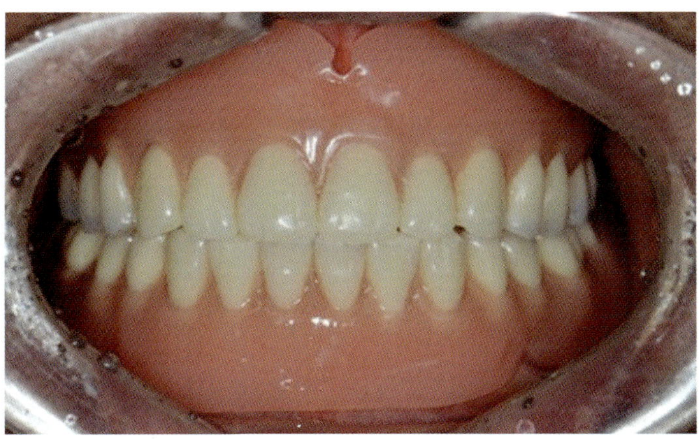

여섯 번째 내원

Delivery 48시간 후의 Recall check

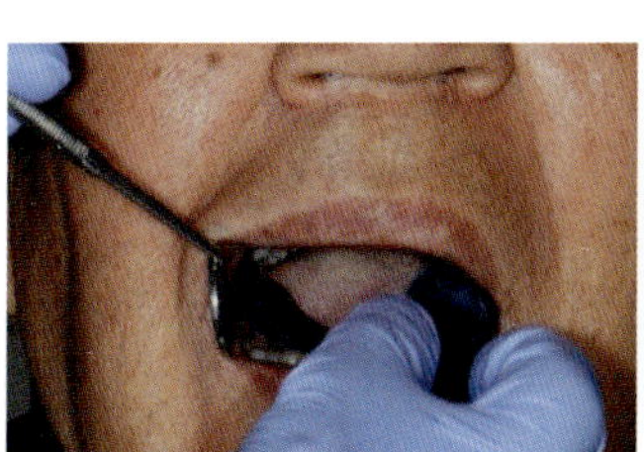

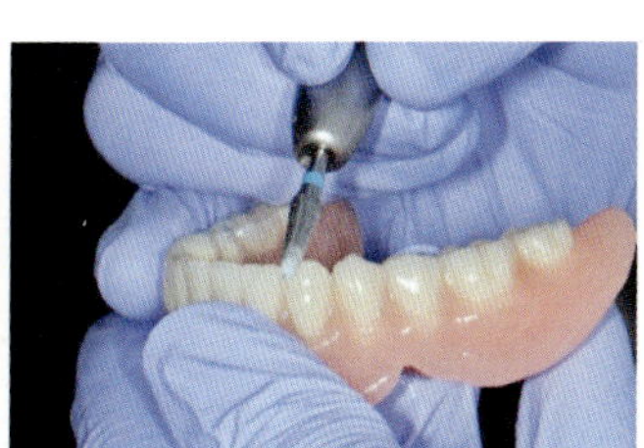

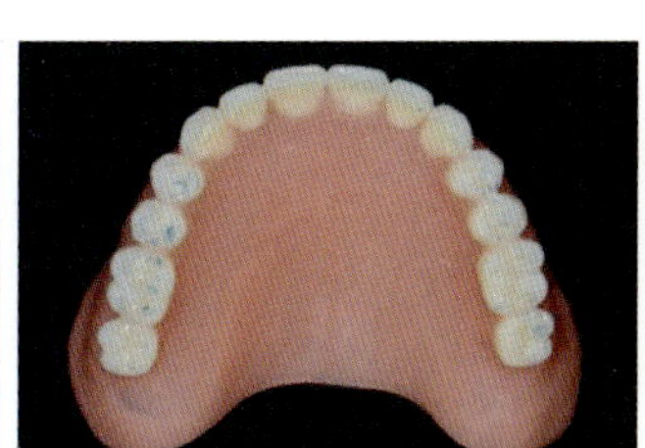

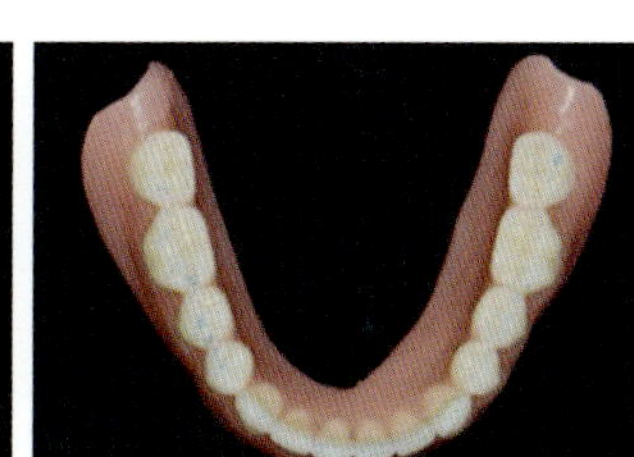

참고문헌

1. Adell R, Lekholm U, Rockler B, Brånemark PI. 15-year study of osseointegrated implants in the treatment of the edentulous jaw. Int J Oral Surg 1981;10:387-416.
2. Atwood DA. A cephalometric study of the clinical rest position of the mandible. J Prosthet Dent 1956;6(4):504-509.
3. Atwood DA. A cephalometric study of clinical rest position of the mandible. Pt II. J Prosthet Dent 1957;7(4):544-552.
4. Basker RM, Davenport JC, Tomlin HR. Prosthetic treatment of the endentulous patient. London: MacMillan, 1983.
5. Beresin VE, Schiesser FJ. The neutral zone in complete and partial dentures, 2nd ed. St. Louis: C.V. Mosby, 1978.
6. Bohannan HM. A critical analysis of the mucostatic principle. J Prosthet Dent 1954;4(2):232-241.
7. Bolender CL. The significance of vertical dimension in prosthetic dentistry. J Prosthet Dent 1956;6(2):177-182.
8. Bolender CL, Swoope CC, Smith DE. The Cornell Medical index as a prognostic aid for complete denture patients. J Prosthet Dent 1969;22:20-29.
9. Boos RH. Intermaxillary relation established by biting power. J Amer Dent Assoc 1940;27:1192.
10. Boos RH. Physiological denture technique. J Prosthet Dent 1956;6(6):726-740.
11. Brånemark PI, Hansson BO, Adell R, Breine U, Lindström J, Hallén O, Ohman A. Osseointegrated implants in the treatment of the edentulous jaw. Experience from a 10-year period. Scand J Plast Reconstr Surg Suppl 1977;16:1-132.
12. Brill N. Reflexes, registrations and prosthetic therapy. J Prosthet Dent 1957;7(3):341-360.
13. Brill N, Tryde G, Schubeler S. The role of exteroceptors in denture retention. J Prosthet Dent 1959;9(5):761-768.
14. Buckley GA. Diagnostic factors in the choice of impression materials and methods. J Prosthet Dent 1955;5(2):149-161.
15. Buser DA, Schroeder A, Sutter F, Lang NP. The new concept of ITI hollow-cylinder and hollow-screw implants: Part 2. Clinical aspects, indications, and early clinical results. Int J Oral Maxillofac Implants 1988;3(3):173-181.
16. Christiansen RL. Rationale of the face-bow in maxillary cast mounting. J Prosthet Dent 1959;9(3):388-398.
17. Cohen S. A cephalometric study of the rest position in edentulous persons: influence of variation in head position. J Prosthet Dent 1957;7(4):467-472.

18. Coulouriotes A. Free-way space. J Prosthet Dent 1955;5(2):194-199.
19. Craig RG, Berry GC, Peyton FA. Physical factors related to denture retention. J Prosthet Dent 1960;10(3):459-467.
20. Douglas WH, Wilson HJ, Bates JF. Pressures involved in taking impressions. Dent Practit 1965;15:284.
21. Faigenblum MJ. Retching, its causes and management in prosthetic practice. British Dental Journal 1968;125:485.
22. Fish EW. Principles of Full Denture Prosthetics. London: Staples, 1933.
23. Frush JP, Fisher RD. How dentogenics interprets the personality factor. J Prosthet Dent 1956;6(4):441-449.
24. Frush JP, Fisher RD. How dentogenic restorations interpret the sex factor. J Prosthet Dent 1956;6(2):160-172.
25. Frush JP, Fisher RD. The age factor in dentogenics. J Prosthet Dent 1957;7(1):5-13.
26. Heath MR. A study of the morphology of the denture space. Dent Pract Dent Rec 1970;125:109.
27. Hickey JC, Williams BH, Woelfel JB. Stability of mandibular rest position. J Prosthet Dent 1961;11(3):566-572.
28. Kapur KK, Yurkstas AA. An evaluation of centric relation records obtained by various techniques. J Prosthet Dent 1957;7(6):770-786.
29. Landa JS. Trouble shooting in complete denture prosthesis. Pt Ⅰ. Oral mucosa and border extension. J Prosthet Dent 1959;9(6):978-987.
30. Landa JS. Trouble shooting in complete denture prosthesis. Pt Ⅱ. Lesions of the oral mucosa and their correction. J Prosthet Dent 1960;10(1):42-46.
31. Lawson WA. Current concepts and practice in complete dentures. Impression: principles and practice. J Dent 1978;6:43.
32. Lee JH. Dental Aesthetics, Chap. XXVII. Bristol: Wright, 1962.
33. Lye TL. The significance of the fovea palatini in complete denture prosthodontics. J Prosthet Dent 1975;33:504-510.
34. Lytle RB. Complete denture construction based on a study of the deformation of the underlying soft tissues. J Prosthet Dent 1959;9(4):539-558.
35. Lytle RB. The management of abused oral tissues in complete denture construction. J Prosthet Dent 1957;7(1):27-42.
36. Morrow RM. Handbook of Immediate Overdentures. St Louis: C. V. Mosby, 1978.
37. Nairn RI. Maxillomandibular relations and aspects of occlusion. J Prosthet Dent 1947;31:361-368.
38. Nairn RI, Brunello DL. The relationship between denture complaints and levels of neuroticism. Dent Practit 1971;121:156.
39. Nairn RI, Cutress TW. Changes in mandibular position following removal of the remaining teeth and insertion of immediate complete dentures. British Dental Journal 1967;122:303-306.

40. Neill DJ, Kydd WL, Nairn RI, Wilson J. Functional loading of the dentition during mastication. J Prosthet Dent 1989;62:218-228.
41. Neill DJ, Nairn RI. Complete Denture Prosthetics. London: Blackwell, 1990.
42. Preiskel HW. The posterior extension of complete lower dentures. J Prosthet Dent 1968; 19:452-459.
43. Rodegerdts CR. The relationship of pressure spots in complete denture impressions with mucosal irritations. J Prosthet Dent 1964;14:1040-1049
44. Schole ML. Management of the ageing patient. J Prosthet Dent 1959;9(4):578-583.
45. Shanahan TEJ. Physiologic vertical dimension and centric relation. J Prosthet Dent 1956;6(6):741-747.
46. Sharry JJ. Complete Denture prosthodontics. New York: McGraw-Hill, 1974.
47. Shpuntoff H, Shpuntooff W. A study of physiological rest position and centric position by electromyography. J Prosthetic Dent 1956;6(5):621-628.
48. Sosin MB. Re-evaluation of posterior tooth form for complete dentures. J Prosthet Dent 1961;11(1):55-61.
49. Sutter F, Schroeder A, Buser DA. The new concept of ITI hollow-cylinder and hollow-screw implants: Part 1. Engineering and design. Int J Oral Maxillofac Implants 1988; 3(3):161-172.
50. Tallgren A. Changes in adult face height due to aging, wear, and loss of teeth and prosthetic treatment. Acta Odont Scand 1957;15(Suppl 24):1-122.
51. Timmer LH. A reproducible method for determining the vertical dimension of occlusion. J Prosthet Dent 1969;22:621-630.
52. Walker RC. A comparison of jaw relation recording methods. J Prosthet Dent 1962;12(4): 685-694.
53. Watt DM, Macgregor AR: Designing complete dentures. Philadelphia: W.B. Saunders, 1976.
54. Watt DM. Tooth positions on complete dentures. J Dent 1978;6:147.
55. Weinberg LA. Tooth position in relation to the denture base foundation. J Prosthet Dent 1958;8(3):398-405.
56. Woelfel JR, Hickey JC, Allisin ML. Effect of posterior tooth form on jaw and denture movement. J Prosthet Dent 1962;12(5):922-939.
57. Woelfel JB, Winter CM, Ishigari T. Five-year cephalometric study of Mandibular ridge resorption with different posterior occlusal forms. Pt I Denture construction and initial comparison. J Prosthet Dent 1976;36:602-623.
58. Wright PS. The success and failure of denture soft-lining materials in clinical use. J Dent 1984;12(4):319-327.
59. Zarb GA, Bolender CL, Carlsson GE: Boucher's Prosthodontic Treatment for Edentulous Patients. St. Louis: C.V. Mosby, 2000.

찾아보기

저자소개

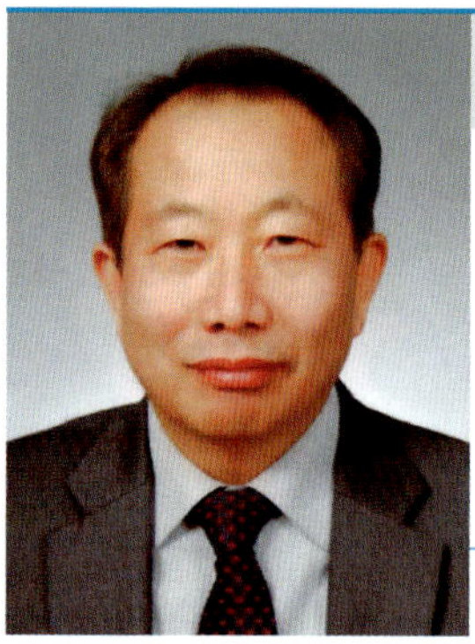

신 상 완 교수

학력 사항

1967-1970 군산고등학교 졸업
1971-1977 서울대학교 치과대학 졸업(DDS)
1978-1981 서울대학교 보건대학원 보건학석사(MPH)
1983-1989 고려대학교 의과학대학원 의학박사(PhD)
1990-1991 영국 King's College London, 치과보철학석사(MSc)

경력 사항

1977-1980 한양대학교병원 치과보철과 전공의
1983-현재 고려대학교 의과대학 전임강사, 조교수, 부교수, 교수
2000-2001 캐나다 토론토대학교 임플란트연구소/보철과, 방문교수
2000-현재 고려대학교 임상치의학대학원 고급치과보철학과 주임교수
2004-2008 고려대학교 임상치의학대학원장, 치과학교실 주임교수
2006-2006 미국 워싱턴대학교 임상치의학연구센터 방문연구원
2010-2010 캐나다 UBC 보철과(노인치과연구소) 방문교수

학회 활동

2007-2009 대한치과보철학회 회장 및 아시아치과보철학회(AAP) 회장
2009-2010 아시아임플란트학회(AAO) 공동회장
2010-2011 세계치과연구연맹(IADR) 임플란트연구분과(IRG) 회장
2010-2011 세계치과보철학회(ICP) 공동회장
2011-2012 세계치과연구연맹(IADR) 한국지부 회장

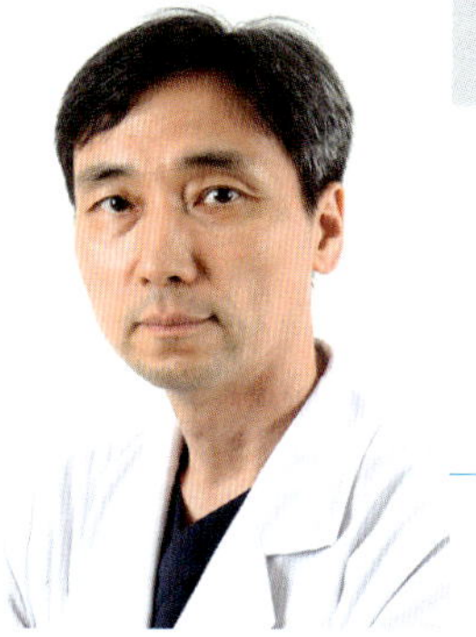

이 정 열 교수

학력 사항

1980.2. 서울 동성고등학교 졸업
1986.2. 경희대학교 치과대학 졸업
2000.2. 경희대학교 대학원 치의학 석사
2002.8. 경희대학교 대학원 치의학 박사

경력 사항

1986.3-1987.2. 고려대학교 혜화병원 인턴
1987.3-1989.2 고려대학교 혜화병원 치과 전공의
1989.2-1992.4. 육군 복무(대위: 치과 보철과 군의관)
1993.3-1995.1. 고려대학교 안암병원 치과 임상강사
1995.2-1996.2. 고려대학교 안산병원 임상강사 및 치과과장 직무대리
1996.3-2011.2. 월드치과의원 원장
2003.9.-현재 고려대학교 임상치의학대학원 시간강사 및 겸임교수
2011.3.-현재 고려대학교 구로병원 임상교수
2014.2.-현재 고려대학교 구로병원 치과 과장 직무대리

학회 활동

2002 대한치과보철학회 이사 및 전문의위원회 간사
2007-2009 대한치과보철학회 이사
2011-2013 대한노년치의학회 보험이사

틀니의
핵심 원리와 실전 노하우

발행일 2017년 5월 17일
저 자 신 상 완 · 이 정 열
발행인 최 용 원
편 집 장 순 임
표 지 김 경 옥
교 정 홍 혜 미
발행처 **대한나래출판사**
등 록 제2012-000051호(1994.6.10)

주 소 서울특별시 성동구 성수2로 147 (성수동2가 289-319번지)
아이에스비즈타워 903호
전 화 (02) 922-7080
팩 스 (02) 922-0841
이메일 nrpub@naver.com

ISBN 978-89-5741-504-7 **정가 70,000원**

www.dhpub.com